全国高等职业教育医学检验技术专业"十三五"规划教材

临床实验室管理

（供医学检验技术专业使用）

主　编　吴佳学　严家来
副主编　肖智勇　高春海　邱　冬　徐文鑫
编　者　（以姓氏笔画为序）
马玉红［山东第一医科大学（山东省医学科学院）］
严家来（安徽医学高等专科学校）
肖智勇（重庆三峡医药高等专科学校）
吴佳学（山东医学高等专科学校）
邱　冬（河南医学高等专科学校）
邹明静（菏泽医学专科学校）
张西强（山东医学高等专科学校）
周　琳（益阳医学高等专科学校）
柏　彬（永州市第一人民医院）
徐文鑫（漳州卫生职业学院）
高春海（临沂市人民医院）
曹璟宜（天津医学高等专科学校）

中国健康传媒集团
中国医药科技出版社

内容提要

本教材为"全国高等职业教育医学检验技术专业'十三五'规划教材"之一，以临床实验室全过程的管理为主线，以质量管理为重点，注重先进性、实用性，注意理论联系实际，注重培养学生规范化、标准化管理的理念，使学生掌握现代临床实验室管理的基本方法。本教材共分12章，包括临床实验室管理的定义、现状和相关法律法规，临床实验室组织和人力资源的管理，临床实验室的基本设计与总体布局，临床实验室质量管理体系，检验全过程的质量控制、检验程序的选择及性能评价等内容。本教材为书网融合教材，既有纸质教材，又有配套数字化资源（PPT、试题库、动画、微课、视频等），便于读者理解和自学。

本教材主要供高职高专院校医学检验技术专业师生使用。

图书在版编目（CIP）数据

临床实验室管理 / 吴佳学，严家来主编．—北京：中国医药科技出版社，2019.12

全国高等职业教育医学检验技术专业"十三五"规划教材

ISBN 978-7-5214-0025-0

Ⅰ.①临… Ⅱ.①吴… ②严… Ⅲ.①医学检验—实验室管理—高等职业教育—教材

Ⅳ.①R446

中国版本图书馆CIP数据核字（2019）第266774号

美术编辑 陈君杞

版式设计 易维鑫

出版 **中国健康传媒集团** | 中国医药科技出版社

地址 北京市海淀区文慧园北路甲22号

邮编 100082

电话 发行：010-62227427 邮购：010-62236938

网址 www.cmstp.com

规格 889×1194mm $^{1}/_{16}$

印张 16

字数 348千字

版次 2019年12月第1版

印次 2019年12月第1次印刷

印刷 三河市万龙印装有限公司

经销 全国各地新华书店

书号 ISBN 978-7-5214-0025-0

定价 48.00元

获取新书信息、投稿、为图书纠错，请扫码联系我们。

数字化教材编委会

主　编　严家来　吴佳学

副主编　肖智勇　高春海　邱　冬　徐文鑫

编　者　（以姓氏笔画为序）

马玉红［山东第一医科大学（山东省医学科学院）］

严家来（安徽医学高等专科学校）

肖智勇（重庆三峡医药高等专科学校）

吴佳学（山东医学高等专科学校）

邱　冬（河南医学高等专科学校）

邹明静（菏泽医学专科学校）

张西强（山东医学高等专科学校）

周　琳（益阳医学高等专科学校）

柏　彬（永州市第一人民医院）

徐文鑫（漳州卫生职业学院）

高春海（临沂市人民医院）

曹璟宜（天津医学高等专科学校）

出版说明

为深入贯彻《现代职业教育体系建设规划（2014—2020年）》以及《医药卫生中长期人才发展规划（2011—2020年）》文件的精神，满足高等职业教育医学检验技术专业培养目标和其主要职业能力的要求，不断提升人才培养水平和教育教学质量，在教育部、国家卫生健康委员会及国家药品监督管理局的领导和指导下，在全国卫生职业教育教学指导委员会医学检验技术专业委员会有关专家的大力支持和组织下，在本套教材建设指导委员会主任委员胡野教授等专家的指导和顶层设计下，中国医药科技出版社有限公司组织全国50余所高职高专院校及其附属医疗机构近150名专家、教师历时1年多精心编撰了"全国高等职业教育医学检验技术专业'十三五'规划教材"，该套教材即将付梓出版。

本套教材包括高等职业教育医学检验技术专业理论课程主干教材共计10门，主要供全国高等职业教育医学检验技术专业教学使用。

本套教材定位清晰、特色鲜明，主要体现在以下方面。

一、紧扣培养目标，满足职业标准和岗位要求

本套教材的编写，始终坚持"去学科、从目标"的指导思想，淡化学科意识，遵从高等职业教育医学检验技术专业培养目标要求，对接职业标准和岗位要求，培养具有一定的科学文化水平，良好的职业道德、工匠精神和创新精神，具有较强的就业能力、一定的创业能力和支撑终身发展的能力；掌握医学检验和临床医学的基本知识，具备医学检验工作的技术技能，面向卫生行业临床检验技师、输血技师、病理技师等职业群，能够从事人体各种标本检验及鉴定等工作的高素质技术技能人才。本套教材从理论知识的深度、广度和技术操作、技能训练等方面充分体现了上述要求，特色鲜明。

二、体现专业特色，整体优化，紧跟学科发展步伐

本套教材的编写特色体现在专业思想、专业知识、专业工作方法和技能上。同时，基础课、专业基础课教材的内容与专业课教材内容对接，专业课教材内容与岗位对接，教材内容着重强调符合基层岗位需求。教材内容真正体现检验医学工作实际，紧跟学科和临床发展步伐，内容具有科学性和先进性。强调全套教材内容整体优化，注重不同教材内容的联系与衔接，并避免遗漏和不必要的交叉重复。

三、对接考纲，满足临床医学检验技士资格考试要求

本套教材中，涉及临床医学检验技士资格考试相关课程教材的内容紧密对接《临床医学检验技士资格考试大纲》，并在教材中插入临床医学检验技士资格考试"考点提示"，有助于学生复习考试，提升考试通过率。

四、书网融合，使教与学更便捷更轻松

全套教材为书网融合教材，即纸质教材与数字教材、配套教学资源、题库系统、数字化教学服务有机融合。通过"一书一码"的强关联，为读者提供全免费增值服务。按教材封底的提示激活教材后，读者可通过PC、手机阅读电子教材和配套课程资源（PPT、微课、视频等），并可在线进行同步练习，实时反馈答案和解析。同时，读者也可以直接扫描书中二维码，阅读与教材内容关联的课程资源，从而丰富学习体验，使学习更便捷。教师可通过PC在线创建课程，与学生互动，开展在线课程内容定制、布置和批改作业、在线组织考试、讨论与答疑等教学活动，学生通过PC、手机均可实现在线作业、在线考试，提升学习效率，使教与学更轻松。此外，平台尚有数据分析、教学诊断等功能，可为教学研究与管理提供技术和数据支撑。

编写出版本套高质量教材，得到了全国知名专家的精心指导和各有关院校领导与编者的大力支持，在此一并表示衷心感谢。出版发行本套教材，希望受到广大师生欢迎，并在教学中积极使用本套教材和提出宝贵意见，以便修订完善，共同打造精品教材，为促进我国高等职业教育医学检验技术专业教育教学改革和人才培养做出积极贡献。

中国医药科技出版社

2019年11月

全国高等职业教育医学检验技术专业“十三五”规划教材

建设指导委员会

前言

Foreword

近年来，随着现代科学技术的飞速发展以及新技术、新方法在检验医学领域的广泛应用，临床实验室逐步实现了自动化、信息化、智能化，临床实验室的工作范围已不仅局限于服务临床，还扩展到健康管理、健康评估、疾病预防、疾病诊断、治疗和预后判断等领域，并在教学和科研中发挥越来越重要的作用。临床实验室管理的模式和内容也随之发生变革，传统的管理模式已经不能满足发展需求，同时一系列与临床实验室相关的法规、标准的实施，也对临床实验室管理规范化、标准化提出更高的要求。因此，必须不断学习并应用现代管理理念，推动临床实验室快速、健康、持续发展。为了适应新形势下高等职业教育的需求，培养高素质的技术技能型检验人才，不断提升临床实验室的管理水平，保证检验质量，在全国高等职业教育医学检验技术专业“十三五”规划教材建设指导委员会和中国医药科技出版社的大力支持下，我们编写了本教材。

本教材在编写过程中，以临床实验室全过程的管理为主线，以质量管理为重点，注重先进性、实用性和理论联系实际，强调培养学生规范化、标准化管理的理念，使学生掌握现代临床实验室管理的基本方法。本教材共分12章：第一章介绍临床实验室管理的定义、现状和相关法律法规；第二章与第三章介绍了临床实验室的组建，包括组织和人力资源的管理，临床实验室的基本设计与总体布局以及特殊实验室的设计要求；第四章介绍临床实验室质量管理体系的建立、运行及持续改进；第五章至第八章内容涉及检验全过程的质量控制、检验程序的选择及性能评价等知识；第九章对临床实验室仪器、试剂和耗材的质量管理进行了介绍；第十章主要论述了临床实验室安全管理的要求，并根据实际工作的需要，重点讲述了生物安全相关内容及个人防护；第十一章主要介绍临床实验室信息管理的概念、信息系统的功能需求以及对实验室信息系统的运行、维护及安全管理的要求；第十二章介绍了医学实验室认可的相关内容，还介绍了主要的认可准则及我国实验室认可情况。本教材为书网融合教材，既有纸质教材，又有数字化资源（PP.T、试题库、动画、微课、视频等），便于读者理解和自学。

在本教材编写过程中，得到各编者所在院校、附属医院的大力支持，同时在编写过程中我们也借鉴并参考了国内外有关教材、文献、法规及标准，在此一并表示衷心感谢！

由于临床实验室管理发展迅速，加之我们的经验和水平有限，书中难免存在疏漏与不足之处，敬请同行专家、广大读者批评指正，以使之修订完善。

编　者

2019年9月

目 录

Contents

第一章

临床实验室概论

学习目标

1. **掌握** 临床实验室的定义、作用和功能，临床实验室管理的定义。
2. **熟悉** 临床实验室管理的内容及实验室管理现状。
3. **了解** 临床实验室分类以及临床实验室管理的相关法律法规。
4. **学会** 临床实验室管理的基本要求。
5. **具备** 临床实验室规范化、标准化管理的意识。

扫码“学一学”

第一节 临床实验室的概念

一、临床实验室的定义

临床实验室（clinical laboratory）又称为**医学实验室（medical laboratory）**，是指以预防、诊断和治疗人体疾病以及评估人体健康状况为目的，对人体的各种样本进行检验、结果报告，并对结果进行解释和咨询的机构。它涵盖了我国目前临床实验室的所有类型，如临床血液和体液检验的实验室、临床生化检验实验室、临床微生物检验实验室、临床免疫检验实验室、临床基因扩增检验实验室等。一些仅仅收集或制备标本，或提供标本邮寄或分发，但不进行检验的机构，只是作为大型实验室网络体系的一部分，不能称之为临床实验室；如果实验结果仅用于法医鉴定、科学研究，尽管其实验对象也包括取自人体的标本，但就其检测目的而言，也不符合临床实验室的定义，所以也不属于临床实验室的范畴。

考点提示 临床实验室的定义及范畴。

临床实验室的主要作用是在受控的情况下，以科学的方式收集、处理、分析患者或健康体检者的血液、体液、分泌物、排泄物和其他组织样本，并将检验结果信息及时准确地提供给申请者，为临床诊断、筛查疾病、监测疾病发生、发展过程以及观察患者的疗效、判断预后及疾病康复等提供参考。

随着生活质量的不断改善和提高，人们对高质量、高水平医疗服务的需求也日益增加，现代化的临床实验室，已不仅仅是单纯分析患者的各种样本并提供检验信息的医疗单元，同时也是配合医院为患者提供整体医疗服务的机构之一，临床实验室的服务范围也日趋扩大，服务对象可包括医生、患者及其家属、健康人群以及感染控制部门、疾病控制中心、社会福利机构等医疗相关部门。

二、临床实验室的分类

临床实验室可有不同的分类方法。

(一)按是否具有法人资格分类

临床实验室可分为独立实验室和非独立实验室两类。非独立实验室一般设在医疗机构、采供血机构、疾病预防控制中心、卫生检疫部门、疗养院及社区服务中心等，是这些机构下设的实验室，大多不具有独立的法人资格，目前我国大多数临床实验室属于这种类型。独立实验室通常具有法人资格，该类实验室在人力、物力和信息资源等方面具有较大优势，可以实现检验样本的集中检测，不但大大节省费用，更重要的是可以提高检测效率和质量，降低错误发生率。在西方国家，独立实验室发展较早，一些大型独立实验室开展的项目多达千种以上；我国的独立实验室起步较晚，但颇具生命力和竞争力，呈现出快速发展的良好势头，虽然规模各不相同，但代表着临床实验室的重要发展方向。

(二)按是否以营利为目的分类

临床实验室可分为营利性实验室和非营利性实验室。非营利性实验室，主要由政府或慈善机构兴办，而营利性实验室一般为社会投资者兴办，独立实验室多为营利性实验室。

三、临床实验室的工作范围

临床实验室按照安全、准确、及时、有效、经济、便民和保护患者隐私的原则开展临床工作，为临床疾病的诊断、治疗、筛查和预后判断提供实验室依据。此外，随着检验医学的发展和服务范畴的扩展，临床实验室在教学、科研、健康普查和健康咨询方面也发挥着越来越重要的作用。

(一)临床诊断

为疾病的诊断提供依据是临床实验室最重要的作用之一。有些指标甚至被公认为临床诊断的“金标准”。如病原微生物、寄生虫等病原学检查、细胞形态学检查(如骨髓细胞学检查)、细胞遗传学的染色体检查等。有些指标是疾病综合诊断标准中的关键指标，如血糖浓度对糖尿病的诊断、肌钙蛋白检测对急性心肌梗死的诊断、甲胎蛋白检测对原发性肝癌的诊断、凝血因子测定对血友病的诊断等。需要注意的是，由于受到检测方法的敏感性、特异性、病原体的变异、检测项目和某种疾病的相关性程度以及样本采集方法的限制和影响，其检测结果只能作为疾病诊断的指标之一而不是唯一依据，疾病的诊断必须结合病史、临床症状和体征以及其他辅助检查，综合分析，才能做出正确的诊断。

(二)临床治疗

为疾病治疗方案的选择和更改提供依据，主要体现在两个方面：一方面是指导临床合理选用药物，如对致病菌株进行药物敏感试验，帮助临床选取敏感的抗菌药物，特别是近年来随着药物基因组学研究的不断深入，个体化治疗的广泛应用，使疗效越来越好。另一方面是判断疗效，如乙肝病毒DNA的含量可有效反映机体内乙肝病毒的含量和复制程度，其定量测定已广泛应用于乙肝治疗的疗效监测判断。

(三)预后的判断

许多检验指标对疾病的预后判断有指导意义，如肌酐测定可用于尿毒症的预后判断，肌钙蛋白检测可用于急性心肌梗死的预后判断，再如白血病治愈（或缓解）后，定期监测微小残留病变，可了解疾病预后和监测复发情况等。

（四）疾病的筛查及预防控制

进行疾病的筛查也是临床实验室的主要作用之一。随着人们生活水平的提高和健康意识的增强，进行定期的体检已成为监测自身身体状况的重要方式。如常见的肝功能检查、血糖筛查和肿瘤标志物的筛查等，对于早期发现疾病发挥重要作用。对某些疾病易感基因的筛查，甚至进行全基因组测定，以便采取积极有效的预防手段。

（五）教学和科研

随着检验医学的发展，临床实验室在教学和科研工作中也发挥着重要作用。许多临床实验室，尤其是高等医药学校附属或教学医院的临床实验室承担教学任务，如承担检验专业的专业理论课、实习带教、毕业论文指导等，还承担其他医学相关专业的实验诊断学理论和实验教学任务，承担医院同行的进修培训任务。有些实验室还是“检验医师”培训基地，负责检验医师、临床医师的培训和考核工作。

临床实验室新技术和新项目的开展依赖于科学研究，而临床实验室的技术、设备和人才也为开展科研项目提供了良好的平台。临床实验室应重点结合实际工作中的问题，积极开展科学研究，促进检验医学与临床医学的结合，促进检验医学学术水平的提高和发展，不断提升临床实验室的医疗质量。

（六）健康普查和健康咨询

通过对普通人群和“高危人群”进行定期体检、健康普查和健康宣传教育，可及早发现疾病并采取积极有效的防治措施，还可了解社会群体的卫生和健康状况，提高疾病的防治意识和水平，同时为群众提供健康咨询，宣传检验常识，以提高生活质量和健康水平，特别对优生优育、提高人口素质都有重要作用。

考点提示　临床实验室的工作范围及功能。

扫码“看一看”

第二节　临床实验室的管理

管理是组织活动的基本手段，临床实验室的管理是对临床实验室的人力、财力、物力等各种资源进行合理有效的整合，确保实验室工作有组织、有计划地进行，更好地为医疗、教学、科研和社会公共健康服务。

一、临床实验室管理的内容

临床实验室管理主要包含以下几方面的内容。

1. 组织管理　组织是为了达到一个共同的目标协同工作的人的集合体。临床实验室作为一个组织，其目标十分明确，就是准确、及时地提供检验信息，为医疗、科研和教学服务。因此，临床实验室的组织管理旨在建立合理的组织机构和良好的组织运行制度，确定阶段目标和长期目标，然后根据目标对人员进行合理分工，明确相互间的关系，然后赋予相应的权利和责任，同时根据环境的变化随时进行调整，通过职权关系把各层次、各部门结合成为一个有机的整体以保证目标的实现。

2. 质量管理 质量管理指的是确定质量方针、目标和职责，并在质量体系中通过质量策划、质量控制、质量保证和质量改进使其得到实施的管理活动。其实质就是过程控制，就是针对检验全过程中的每一个环节，找出影响检验结果的各种要素，制定相应的质量保证措施并加以控制，保证检验结果的准确可靠。具体内容主要包括：方法的选择和评价、检验程序性能评价、统计质量控制、分析前和分析后的质量保证等。质量管理的好坏直接关系到出具的检验报告的可信度，可以反映出临床实验室水平的高低，是管理的主要内容。我国的《医疗机构临床实验室管理办法》则针对质量管理从标准操作规程、检测系统校准、室内质量控制、室间质量评价和质量管理记录等方面制订了详细的规定。

3. 人力资源管理 人力资源管理是指运用现代化的科学方法，对与一定物力相结合的人力进行合理的规划、组织、培训和调配，使人力、物力保持最佳比例，同时通过制度、文化建设等对人的思想、心理和行为进行恰当的引导、控制和协调，充分发挥人员的主观能动性，使人尽其才，人事相宜，保证组织既定目标的实现。在临床实验室所拥有的资源中，人力资源是第一位的。我国大部分临床实验室不具有独立法人资格，员工的招聘、选拔和薪金报酬等不在其管辖范围之内。临床实验室管理者应与人力资源部门沟通，共同协商，建立一套适宜学科建设和发展的行之有效的人力资源管理制度，明确分工和岗位职责，并以量化的形式对人员的业务水平、工作能力及工作绩效等进行评价，以调动员工的积极性，发挥其潜能，保证员工职业生涯发展与组织目标的实现。

4. 实验室安全管理 临床实验室因接触可能含有致病微生物的标本，存在潜在的感染风险，必须按照《病原微生物实验室生物安全管理条例》的规定实施生物安全分级管理。目前我国大多数临床实验室属二级生物安全防护实验室，临床实验室应按照《病原微生物实验室生物安全管理条例》的规定，对所从事的实验活动进行风险评估，建立并严格遵守生物安全管理制度与安全操作规程，进行生物安全防护知识培训，加强人员的生物安全意识，同时配备必要的安全设备和个人防护用品，妥善处理医疗废物；进行标本的采集、运输、储存以及菌种的管理；制订生物安全事故和危险品、危险设施等发生意外事故的预防措施和应急预案。严格执行实验室安全管理不仅保护实验室人员的人身安全，而且可以维护样本和环境的安全。此外，临床实验室还应加强化学品、消防安全等的管理。

5. 信息管理 信息管理是指在整个管理过程中，人们收集、加工和输入、输出信息的总称。实验室信息系统已经成为临床实验室的重要组成部分，它对临床实验室在检验申请、样本接收和识别、样本检测、结果报告、质量控制等各个方面的数据进行管理，可大大的简化流程，减少人为的差错，不仅可以提高工作效率和质量，而且促进了实验室的科学化、规范化和标准化管理。同时信息管理还包括对信息系统的有效性、安全性及使用人员授权的管理等。

6. 仪器和试剂的管理 检验仪器设备和试剂是临床实验室正常开展检验工作的重要资源，直接影响检验工作的结果和质量。临床实验室使用的仪器、试剂盒和耗材应符合国家相关规定，应保证检测系统的完整性和有效性，要对检验仪器设备进行维护、保养并定期校准，保证检测系统维持良好的工作状态，以保证检验结果的准确、可靠、及时、有效。

7. 财务管理 除独立实验室外，我国大部分的临床实验室并非独立核算单位，但其业务收入在医疗机构中所占的比重较大，进行严格的财务管理有着重要的意义。临床实验室应从成本效益角度出发，通过做好成本核算与效益分析、保持实验室收支平衡，提高经济效益和社会效益。

8. 环境管理 临床实验室的环境应适合其所从事的工作，重点是保证环境对样本、设备、操作者和检测结果不受影响。因此，应对能源、光照、通风、供水、废弃物处置、微生物、灰尘、电磁干扰、辐射、湿度、电力供应、温度、声音和振动水平等环境因素进行有效管理，使其处于在控状态。

考点提示 临床实验室管理主要包含的内容。

二、国际临床实验室管理模式

临床实验室管理必须要有一套切实可行的法规或标准作为依据来规范实验室行为，在实验室管理模式的形成和发展过程中必然伴随着一系列相关法规和标准的出台。为了保证临床实验室的检验质量，1967年美国国会通过了专门针对实验室管理的法律《临床实验室改进法案》（Clinical Laboratory Improvement Act 1967，CLIA67），该法案主要针对独立的、商业性的大实验室，在人员资格、质控标准、室间质评以及进行现场检查等方面作出规定。在1988年又通过了CLIA 67的修正案——**《临床实验室改进法案修正案》（Clinical Laboratory Improvement Amendments 1988，CLIA' 88）**，并于1992年正式实施。CLIA' 88管理的对象扩大到所有的临床实验室，并对实验室的各个方面都做了详细的要求和规定。CLIA' 88是政府颁布的法律，具有强制性，是对临床实验室的最低要求。法国、德国、日本等国家也都相继制订了临床实验室管理的相关法规。

2003年2月，国际标准化组织颁布了专门针对临床实验室的管理标准ISO 15189：2003《医学实验室——质量和能力的专用要求》，并于2012年颁布了最新版本，中国合格评定国家认可委员会（CNAS）自2006年7月1日起统一负责对认证机构、检查机构、实验室等的认可工作。CNAS等同采用ISO 15189：2012，颁布了CNAS-CL02：2012《医学实验室质量和能力认可准则》。该标准分别在管理和技术两方面提出具体要求。

此外，临床实验室的质量管理体系模式还有**美国病理学家学会（College of American Pathologists，CAP）**计划等。CAP计划是指由CAP向实验室提供的质量改进计划，它也是国际医学领域的一种权威评价模式，我国以及一些东南亚国家均有多家独立及非独立实验室通过了CAP认可。CAP与ISO 15189质量体系相比，CAP注重实际操作的过程和检测质量的可靠性，而ISO 15189注重完整的文件体系和组织管理架构。

三、我国临床实验室管理现状

（一）成立了与临床检验相关的组织和机构，负责实验室管理

随着我国对临床检验工作的重视，从20世纪80年代后相继成立了相关机构来负责和指导全国的临床检验工作，包括实验室管理、业务水平的提高和与检验相关的科学研究，在提高临床检验的整体水平方面起了重要作用。这些机构主要包括各级临床检验中心、中华医院管理学会临床检验管理专业委员会、全国卫生标准技术委员会、临床检验标准化委员会和中华医学会检验医学分会，其中与各级实验室最密切相关的是国家卫生健康委以及各省、市的临床检验中心。

国家卫生健康委临床检验中心（原卫生部临床检验中心）成立于1982年1月，其主要任务是提供临床检验技术指导、培训技术骨干、开展科学研究、推荐检验方法、组织临床检验室间质量评价以及进行国内和国际间的学术交流等。至2019年，国家卫生健康委临床检验中心在全国范围内组织开展了临床化学、临床细菌学、临床免疫学和临床血液学等100余项室间质量评价计划，参加单位涉及医院、妇幼保健院、血站、疾病预防控制中心、独立实验室、试剂生产厂家、卫生检疫部门等多种机构。各省、市级临床检验中心积极开展地区性的质量改进活动，与国家卫生健康委临床检验中心构成了一个检验医学质量控制网络。通过培训提高了检验专业人员的业务水平，推动了方法学的改进和统一，提高了临床检验结果的可比性，促进了检验医学的标准化。

（二）制定并实施相关法律法规、行业标准、操作规程，规范实验室的管理

1991年由原卫生部临床检验中心组织编写的《全国临床检验操作规程》，是我国第一部检验医学的标准操作程序，是规范临床实验室操作的基础。2015年3月第4版已修订发布。1997年成立的国家卫生标准委员会临床检验标准专业委员会，已组织编写并经国家卫生健康委正式颁布了包括WS/T 102–1998《临床检验项目分类与代码》等在内的许多国家、行业推荐标准。

在生物安全管理方面，颁布了《病原微生物实验室安全管理条例》、《实验室生物安全通用要求》和《医疗卫生机构医疗废物管理办法》等一系列法律法规和国家标准，从风险评估、安全设施与设备要求、安全防护要求、安全操作规范、样本管理和人员管理等方面提出明确要求。通过逐步完善临床实验室的生物安全管理体系，层层宣传教育和督导检查，加强实验室人员生物安全防护知识和生物安全意识，提高安全操作行为的规范性和自觉性，防止生物安全事故和医源性感染的发生，保护实验环境和操作者的安全。2006年6月原卫生部颁布实施了《医疗机构临床实验室管理办法》，标志着我国临床实验室的管理走上了法制化、规范化的轨道，为临床实验室质量和服务水平的提高提供了制度保障。

一系列规章、规程和标准的出台，对于规范实验室的行为，提高检验质量，提高临床实验室管理的标准化水平起到了重要的作用，使临床实验室在质量管理方面有据可依。

（三）推行临床实验室认可是临床实验室管理的发展方向

实验室认可是指由国家政府授权的权威机构对实验室的管理能力和技术能力按照约定的标准进行评定，并将评价结果向社会公告以正式承认其能力的活动。《医疗机构临床实验室管理办法》对我国临床实验室管理有重要的指导作用，是对临床实验室的基本要求。实验室认可是对实验室管理较高的要求，是按照自愿原则参加的。进行实验室认可活动有助于建立质量管理体系，提高管理水平和保证检验质量，同时为临床实验室向社会证明其能力和公正性提供了有效的途径，也是进行国际合作和交流的基础，是临床实验室管理的发展方向。 ISO 15189是目前国际医学界进行医学实验室认可通用的国际标准。截至2019年6月，我国已有250余家临床实验室通过了ISO 15189医学实验室认可。此外，国内也有多家临床实验室通过了美国CAP认可，这标志着我国临床实验室管理水平正在逐步与国际接轨。随着对实验室认可的重视程度的不断提高，将会有越来越多的实验室参与到认可的活动中，这不仅有利于保证检验的质量，而且有利于提高实验室的管理水平。

第三节 临床实验室管理相关法律法规和标准

随着医疗卫生体制改革的不断深入及人们法制意识的增强，依法行医已经逐步成为我国医疗机构和医务工作者的准则。为了规范医疗行为，国家与卫生健康管理部门不断出台相应的法律、法规、标准等，这对于依法从事医疗活动、有效维护医患双方合法权益起着重要作用，更是临床实验室工作逐步走向法制化、标准化管理的必然途径。

一、临床实验室管理相关法律法规

1.《中华人民共和国传染病防治法》 本法于1989年开始实施，并在2013年进行了第二次修订。国家颁布该法是为了预防、控制和消除传染病的发生与流行，保障人民健康和公共卫生。该法明确了法定传染病的种类、传染病的预防、疫情报告、通报和公布、疫情控制、医疗救治、监督管理保障措施、法律责任等。对临床实验室的日常管理和工作具有规范性作用。如使用血液和血液制品必须遵守国家有关规定；传染病病原体检查和（或）抗体检测的实验室管理、方法学规范、病原体鉴定与保存、生物安全防护、疫情报告等是临床实验室管理的重点工作。

2.《中华人民共和国献血法》 本法于1998年实施，我国首次以法律形式实行无偿献血制度，是为了保证临床用血需要和安全，保障献血者和用血者身体健康，发扬人道主义精神，促进物质文明和精神文明建设，要求血液的采集必须严格遵守有关操作规程和制度，明确医疗机构在采供血中的责任以及对违法采血、用血的处罚等。

3.《病原微生物实验室生物安全管理条例》 国务院于2004年发布实施，2018年修订，标志着我国病原微生物实验室管理工作已进入法制化轨道。本条例规定对实验室实行分级管理，对实验室的生物安全提出了强制性的要求，并明确了实验室在感染控制中应承担的工作任务以及在发生感染时应采取的措施和程序性行为。

4.《医疗废物管理条例》 为了加强医疗废物的安全管理，防止疾病传播，保护环境和保障人体健康，国务院于2003年颁布。本条例对医疗机构包括临床实验室在日常工作中所产生医疗废物的分类、管理、集中处置、监督、法律责任等方面做了规定。临床实验室日常检测患者的血液，尿液、粪便等标本，以及采集和收集这些标本的器械和病原体的培养基、菌种、毒种保存液等高危险废物，都是各种临床病原微生物的重要污染源、传染源，应按规定集中消毒无害化处理，这也是控制医院感染的重要环节。

5.《危险化学品安全管理条例》 为加强对危险化学品的安全管理，保障人民生命财产安全，保护环境，国务院于2002年发布本条例，并于2011年进行修订，2013年修正。临床实验室在实验过程中经常会接触一些危险化学品，如剧毒或致癌的化学品（苯、苯酚、联苯胺等），应按本条例建立、健全使用危险化学品的安全管理规章制度和安全操作规程，保证危险化学品的安全使用。

二、临床实验室管理相关规范性文件

1.《医疗机构临床实验室管理办法》 为加强对临床实验室的管理，提高临床检验水平，保证医疗质量和医疗安全，由原卫生部颁布本办法，并于2006年6月1日起执行。本办法是临床检验质量保证的基础，是临床实验室必须达到的要求。凡开展临床检验活动的医疗卫生机构实验室均应根据本办法要求开展临床检验质量管理和质量控制工作。这里所指的卫生机构也包括疾病预防与控制中心、采供血机构等所属的开展临床检验服务的实验室。本办法对临床实验室提供的临床检验服务、专业技术人员、场所、设施、设备、检验报告等方面做出相关规定，同时明确要求医疗机构应当加强临床实验室质量控制和管理、临床实验室生物安全管理及临床实验室的日常监督管理。本办法具有强制性，也是最低要求，只要是本办法中规定的临床实验室都必须遵守。

本办法具有以下特点：①明确了医疗机构临床实验室的定义，实验结果仅用于科研的实验室不属于此范畴。②医疗机构实验室应当集中设置，统一管理，杜绝一个医疗机构内的一个检测项目多个实验室可发报告的现象，为资源重组提供了依据。③明确检验前质量保证要求，并由医疗机构统一组织实施；强调了医疗机构（主要指的是医院的领导层）必须加强对临床实验室的建设和管理。④对实验室的人员、项目、方法、仪器、试剂和耗材实行准入管理，明确实验室应设置检验医师岗位。⑤明确检验报告应包含的内容，强调实验室应建立检验报告发放制度。特别要保护患者的隐私权等。⑥明确临床实验室的工作不仅仅局限于提供检验报告，进行检验范围内的咨询服务也是临床实验室人员的重要工作之一。

2.《医院感染管理办法》 为了加强医院感染管理，有效预防和控制医院感染，提高医疗质量，保证医疗安全，原卫生部2006年制定本办法。医院感染管理是各级卫生行政部门、医疗机构及医务人员针对诊疗活动中存在的医院感染、医源性感染及相关的危险因素进行的预防、诊断和控制活动。本办法明确医院感染管理委员会包括临床检验部门及其他有关部门的主要负责人。

3.《全国艾滋病检测工作管理办法》 为了加强全国艾滋病（AIDS）检测工作的规范化管理，提高检测工作质量，原卫生部2006年制订本办法。中国疾病预防控制中心及各省、自治区、直辖市疾病预防控制中心承担艾滋病检测的日常管理工作。各级疾病预防控制机构、医疗机构、采供血机构等承担职责范围内的艾滋病检测工作。

4.《医疗机构临床基因扩增检验实验室管理办法》 为进一步规范临床基因扩增检验实验室管理，保障临床基因扩增检验质量和实验室生物安全，保证临床诊断科学、合理，保障患者合法权益，原卫生部2010年发布，本办法适用于开展临床基因扩增检验技术的医疗机构，使临床基因扩增检验实验室纳入法制化、规范化管理的范围。

5.《医疗卫生机构医疗废物管理办法》 原卫生部于2003年发布，本办法明确指出临床实验室有较多的高危险医疗废物，应首先按照国家规定严格消毒，临床实验室工作人员应掌握国家相关法律、法规、规章和有关规范性文件的规定，熟悉医疗废物管理的规章制度、工作流程和各项工作要求，同时也要做好个人安全防护和环境保护。

三、临床实验室管理相关标准

（一）相关国际标准

一些发达国家和国际组织制订的一些法规和标准可供我们借鉴，如临床实验室改进法案修正案（CLIA’88）、医学实验室质量和能力的要求（ISO 15189: 2012）。需强调的是ISO 15189主要强调实验室内部质量体系的建立，在此基础上建立的实验室认可制度是一种自愿行为，是实验室质量保证的较高标准；而CLIA’88则着眼于政府对临床实验室质量的外部监控，是政府对实验室强制执行的资格要求，两者存在互补性。此外，美国于1967年成立了美国国家临床实验室标准化委员会（NCCLS），并于2005年更名为临床实验室标准化协会（CLSI）。迄今为止，CLSI已为临床实验室提供了160余项标准和指南。

（二）国家标准和行业标准

为保证临床实验室检验结果的正确性，提高和确保检验结果的质量，原卫生部全国临床检验标准专业委员会已完成多项临床检验行业标准的制订与修订工作。旨在从样本采集、标识、运输、处理、检验到结果报告和解释，全面规范临床实验室的检验过程，同时，依据国际通用标准，对临床实验室的质量管理和安全管理提出标准化要求。科学化的管理和规范化的操作，对提高我国临床实验室检验结果准确性和可比性，起到极大的推动作用。

本章小结

临床实验室是指以预防、诊断和治疗人体疾病以及评估人体健康状况为目的，对取自人体的各种样本进行检测、报告检测结果并对结果进行解释和咨询的机构。临床实验室为临床疾病的诊断、治疗、筛查和预后判断提供实验室依据，并在教学、科研、健康普查和健康咨询等方面发挥重要作用。

临床实验室管理主要包括组织管理、质量管理、人力资源管理、实验室安全管理、信息管理、仪器和试剂的管理、财务管理、环境管理等。其中质量管理是临床实验室管理的核心。

国家卫生与健康管理部门出台各种法律法规和标准，对于临床实验室依法从事医疗活动、有效维护医患双方合法权益起着重要保证作用，更是临床实验室工作逐步走向法制化管理的必然途径。

习　题

扫码“练一练”

一、单项选择题

1. 我国负责临床实验室管理的专业机构是

A．中国疾病预防控制中心　　B．国家卫生健康委临床检验中心

C．卫生健康监督中心　　D．中华医学会

E．国家食品药品监督管理局

2. 我国的临床实验室认可机构是

A．国家食品药品监督管理局

B．国家卫生健康委临床检验中心

C．中国合格评定国家认可委员会（CNAS）

D．中华医学会

E．国家卫生健康标准委员会临床检验标准专业委员会

3. 临床实验室不包含

A．医学科研实验室　　B．血液检验实验室

C．微生物学实验室　　D．临床免疫检验实验室
E．临床生化检验实验室

4. 我国《医疗机构临床实验室管理办法》是何时实施的

A．2003年6月　　B．2004年6月
C．2005年6月　　D．2006年6月
E．2007年6月

5. 临床实验室根据是否具有法人资格可分为

A．独立实验室和非独立实验室　　B．营利性实验室和非独立实验室
C．营利性实验室和独立实验室　　D．营利性实验室和非营利性实验室
E．非独立实验室和非营利性实验室

6. ISO 15189是由哪个组织发布的

A．世界卫生组织　　B．国际标准化组织
C．美国病理家协会　　D．中国合格评定国家认可委员会
E．美国临床和实验室标准化协会

7. 对《病原微生物实验室生物安全管理条例》的论述不正确的是

A．标志着我国病原微生物实验室管理工作进入法制化轨道
B．由国务院于2004年发布实施
C．对实验室实行分级管理
D．综合性医院的临床实验室（检验科）属于一级生物安全实验室
E．对实验室的生物安全提出了强制性的要求

8. 临床实验室管理的内容不包括

A．组织管理　　B．质量管理
C．病案资料管理　　D．人力资源管理
E．信息管理

9. 非独立实验室一般不设立在

A．医疗机构　　B．采供血机构
C．疾病预防控制中心　　D．科研机构
E．卫生检疫部门

10. 临床实验室的主要功能特点是

A．不受控
B．服务内容不包括标本的采集和运输
C．服务对象仅针对患者
D．除提供结果外，还提供检验结果的解释和咨询
E．健康体检者的检验不属于临床实验室的范畴

二、简答题

1. 临床实验室的定义和主要功能是什么？
2. 请阐述临床实验室管理的定义及主要内容。

（吴佳学）

第二章

临床实验室组织结构与人力资源管理

学习目标

1. **掌握** 临床实验室的组织结构。
2. **熟悉** 临床实验室人员管理、临床实验室人员的职级管理、临床实验室团队建设。
3. **了解** 临床实验室的管理层次、临床实验室人员培训。
4. **学会** 临床实验室人员管理的方法。
5. **具备** 临床实验室组织及人力资源管理的能力。

随着人民生活水平的提高，人民对健康需求的日益重视，临床实验室的检测项目和服务范围（服务对象）正在逐渐扩大。临床实验室需要在人力、财力、物力等方面进行有效组织与管理，以便最大化发挥临床实验室的作用，其中人力资源管理是第一位的。每个临床实验室应根据其规模和工作特点，建立相应的组织结构，在组织内部设立相应的部门和岗位，进行分工和合作，赋予每个部门和个人相应的权力和责任，这样才能各司其职。另外，临床实验室应该建立人才培养（培训）制度，做好人才的储备，并加强人员的使用和管理工作。

扫码"学一学"

第一节　临床实验室的组织结构与管理层次

临床实验室是医院重要医技科室之一，其组织形式是以医院的规模（床位数）与承担的医疗、教学、科研任务，以及临床分科与技术力量而定的。组织原则：有利于医疗、教学、科研工作的开展，有利于科室的科学管理，有利于充分发挥人、财、物的作用，有利于提高检验质量和服务质量，有利于提高工作效率和经济效益。

一、临床实验室的组织结构

（一）组织管理结构的概念

组织管理结构是指一个组织为行使其职能，按某种方式建立的职责权限及其相互关系。临床实验室组织管理结构就是组织机构加职能，其本质是实验室员工的分工协作及其关系，目的是为实现质量方针、质量目标，内涵是实验室员工在职、责、权方面的结构体系，体现了实验室所有对质量有影响的人员的责任、权限的关系，明确了管理层次和管理范围，从整体的角度正确处理实验室上下级和同级之间的职权关系，把职权合理分配到各个层次及部门，规定不同部门、不同人员的具体职权，建立起集中统一、步调一致、协调配合的管理结构。

（二）临床实验室组织管理结构的类型

临床实验室的每一个成员应通过分工承担指定的某项具体工作。临床实验室一般分为临床生物化学检验实验室、临床血液学检验实验室、临床微生物学检验实验室、临床免疫学检验实验室、临床分子生物学检验实验室、临床细胞学检验实验室等。不同的专业实验室在工作上都有明确的分工，通过相互协作满足临床和患者的需求。

临床实验室组织管理结构是一个临床实验室的“框架”，管理结构是否合理在很大程度上决定了实验室的目标能否顺利实现。一般组织管理结构的类型有金字塔型结构、圆型结构、直线型结构、智能型结构、专业型结构、矩阵型结构。临床实验室通常采用金字塔型结构、圆型结构和直线型结构。

考点提示 临床实验室通常采用的组织管理结构类型。

1. 金字塔型组织结构

在医院院长的领导下，分管副院长负责管理，医务科具体指导，临床实验室作为一个整体负责管理医院内的一切临床检验工作，然后在实验室内再根据检验项目不同分为若干专业组（图2-1）。

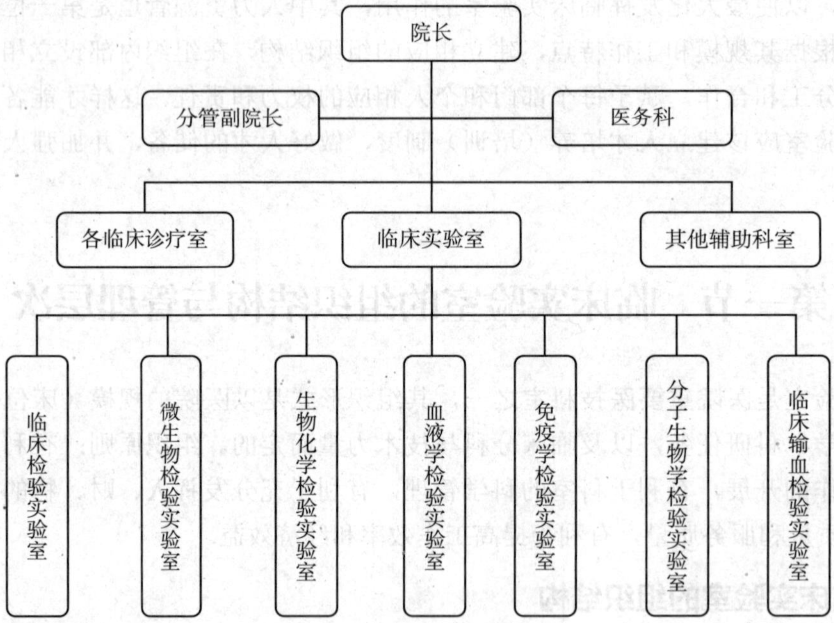

图2-1 金字塔型组织结构

2. 圆型组织结构

随着医学检验事业的发展，临床实验室的各检测项目越来越多，为了充分发挥各专业自身的作用，在部分医院中按专业分别列为科（图2-2）。

扫码“看一看”

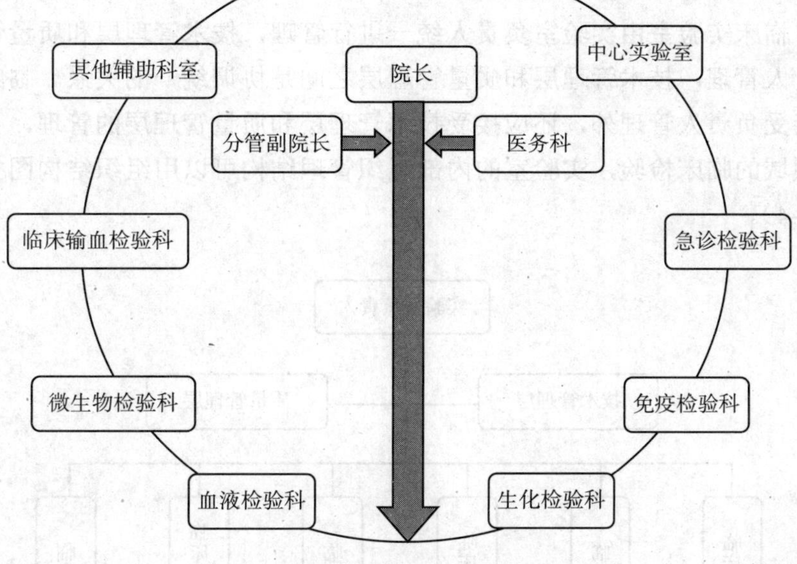

图2–2 圆型组织形式

3. 直线型组织结构

这种组织结构形式适合于中小型医院，由于医院的门诊和病房床位数有限，一般采用简单的形式，临床实验室因开展检测项目较少，所以除了门诊实验室外，另外成立一个综合实验室（图2–3）。

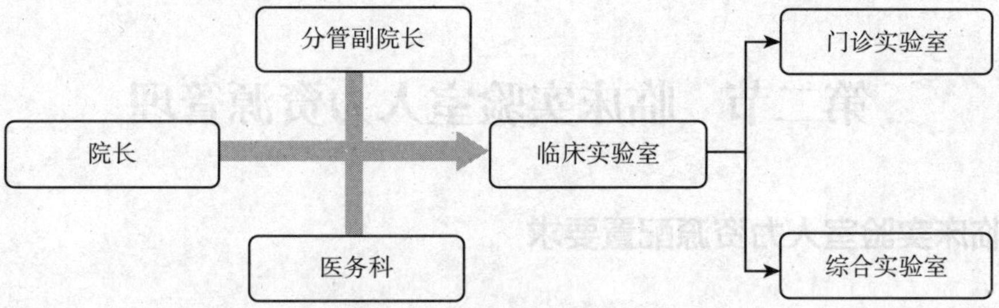

图2–3 直线型组织结构

二、临床实验室的管理结构

（一）外部组织管理结构

医院所属的临床实验室要接受医院各级职能管理部门（人事部、财务部、医务部、设备科等）的管理，同时还要接受国家卫生和健康委员会临床检验中心及省级临床检验中心、市场监督管理局、药品监督管理局、疾病预防控制中心等部门的管理和技术指导，因此这些部门就构成了临床实验室的外部组织管理结构，这种关系可以用组织管理结构图进行描述，如果组织管理结构图不能完整描述，就应辅以文字说明。无论采用何种方式，均应做到对指挥链或责任链一目了然，组织成员明白自己由谁管理，自己部门跟其他部门之间的关系。

（二）内部组织管理结构

临床实验室的内部组织管理结构由实验室负责人、技术管理层、质量管理层及各临床专业组构成。临床实验室由实验室负责人统一进行管理，技术管理层和质量管理层，隶属于实验室负责人管理，技术管理层和质量管理层之间是协调统一的关系。临床实验室内的各专业组除接受负责人管理外，还应接受技术管理层和质量管理层的管理，各个专业组负责各自专业领域的临床检验，实验室的内部组织管理结构可以用组织结构图并辅以文字进行说明（图2-4）。

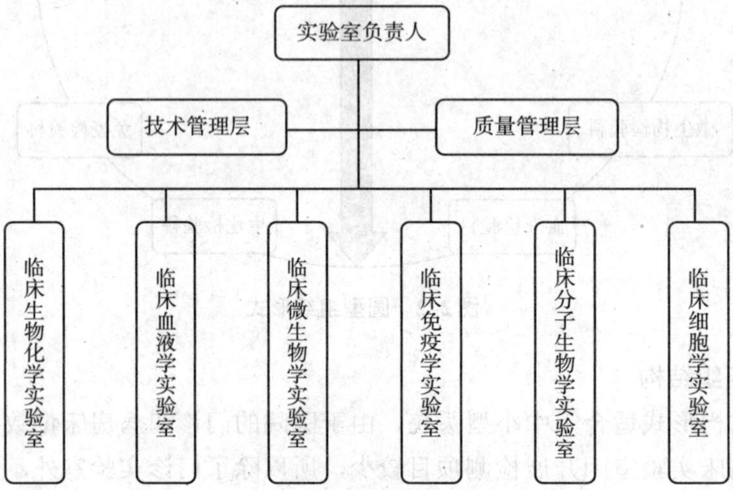

图2-4　内部组织管理结构

第二节　临床实验室人力资源管理

一、临床实验室人力资源配置要求

考点提示　临床实验室人力资源配置的要求。

（一）要与服务临床相适应

从“医学检验”到“检验医学”的转变，要求临床实验室工作除了保证及时、准确发出检验报告外，还应更多地参与临床工作，为临床提供其检验范围内的咨询服务，包括检验结果的解释和为进一步适当的检查提供建议等，是临床实验室工作的重要内容，因此检验医学应是集多学科于一体的综合学科。临床实验室工作人员配置应涉及多个领域，大型医院的临床实验室队伍应由从事检验医学、临床医学、医学工程学、仪器学及信息网络的人员共同构成。还应根据不同工作岗位需求，合理配置不同学历和职称的工作人员，如主任（医）技师、副主任（医）技师、主管（医）技师、（医）技师等高、中、初级职称人员，并将不同能力和学历的人员安排至适合的岗位，能力互补、资源互补，共同完成科室的任务。

（二）要与医疗、教学、科研相适应

合理处理医疗、教学、科研的关系是临床实验室持续发展的重要因素之一，特别是医学院校教学医院的临床实验室，除承担大量的医学检验任务之外，还要承担繁重的教学任务和科研任务，如何合理、科学设置岗位，合理处理医疗、教学、科研三者的关系，充分发挥部门每个工作人员的主动性、能动性、积极性是非常重要的。因此，临床实验室应合理安排教学与科研工作，培养和配备一定数量的人员承担教学与科研工作，将医疗、教学与科研三者有机结合，使从事常规检验工作人员有机会参与教学、科研工作；教学工作人员有一定时间参加临床检验实践和科研工作，丰富自己的教学内容；科研工作人员能从临床检验工作的实际出发、在检验实践中选题，着手解决临床医疗中急需解决的问题。

（三）要有称职的管理人才

现代化的临床实验室管理人才是实验室质量管理和技术管理的推动者和执行者。为人才设立相关岗位，发挥人才的主观能动性是临床实验室人力资源管理的核心。一个合格的管理者应是本学科的带头人，具有扎实的理论知识和实践经验，有相应的医学背景，副高级以上的技术职称等。同时还应具备敏锐的观察能力、综合分析能力、开拓求实的创新能力、思维决断能力、管理协调能力、凝聚互补能力及人格魅力，以获得员工的信任，充分激发员工的积极性，将实验室打造成为优秀的团队。

（四）要与实验室发展相适应

临床实验室依据医院可持续发展的战略目标，对临床实验室人力资源的总量、素质和结构进行规划、系统配置，并确定实验室所有人员的资格和责任。确保有足够人员满足所开展工作的需求及履行质量管理体系相关职责。在制定人员的资格要求、权利、义务、任用和奖惩制度时，能因岗设人，知人善任。通过人员的优化，使人力资源的使用效率最大化。

二、临床实验室人员管理

临床实验室是医院组成的一部分，人员管理是医院工作优先考虑和统筹安排的内容，人员的素质和结构应与医院的可持续发展策略相适应。临床实验室应首先制定文件化管理程序，对人员进行管理并保持所有人员记录。规定每个岗位的人员资质要求，该资质应能反映其适当的教育、培训经历和所需的技能证明，并且与所承担的工作相适应。对所有人员的岗位进行描述，包括职责、权限和任务。实验室还应建立员工工作能力的评估标准。依据所建立的评估标准，定期评估每一位员工执行所指派的管理或技术工作的能力，必要时应进行再培训。除能力评估外，还应对员工的工作表现进行评估。在评估表现时，应考虑实验室和服务个体的需求，以保持和改进对用户的服务质量，激励员工的工作信心。有效的人员管理是促进实验室业务工作全面发展的基石。

（一）临床实验室人员的组成

临床实验室人员的组成是实验室各项工作顺利开展的前提，各级临床实验室开展的工作多种多样，专业性质各不相同。根据工作性质的不同，临床实验室人员可分为以下三大类。

1. 管理人员 即负责各种管理工作的管理人员。主要包括实验室主任、技术主管、质

量主管、生物安全主管和专业组组长等；有教学和科研任务的临床实验室还需设立教学主管和科研主管；对于独立实验室来说，可设立财务主管和部门经理等。

2. 技术人员 承担各类临床实验工作的实验技术人员。主要有主任技师、副主任技师、主管技师、技师、技士等。

3. 其他人员 即提供各种服务的人员和物资供应的后勤保障人员，主要有临床医师（或检验医师）、护士（或护师）和工人。

临床实验室对人力资源的需求应根据工作任务的特点、数量及实验的特点，通过评估临床实验室人力资源的现状及发展趋势并进行系统的全面的分析来确定，保障能够提供一定数量和质量的人员，以满足各个岗位的需要。

（二）临床实验室人员的结构

临床实验室人员的结构是实验室建设与管理的基础，也是临床实验室人力资源管理的重要组成部分，它不仅决定着临床实验室人才群体的功能、成果和贡献的多少，更决定着临床实验室活力的大小。临床实验室人员的结构包括职称结构、学历结构、专业结构及年龄结构。

1. 职称结构 临床实验室人员的职称结构是指不同知识和能力级别的人员比例，是影响临床实验室队伍质量和效能的一个重要的因素。合理的职称结构应由不同知识水平和能力水平的人员，按一定的比例构成。在临床实验室团队中，高、中、低级人才要合理配套，形成梯队。团队中需要有高级职称人员做学术带头人和指挥人员，中级人员可作为高级人员的助手，初级职称人员可在中级技术人员指导下完成一般性的技术工作。职称结构合理，各级人员就能各司其职、各展其能、各负其责、相互配合、彼此协作，形成高效能的团队，就能胜任各种复杂的检验任务，克服工作中遇到的各种难题。反之，就会导致人才的浪费。合理的临床实验室职称结构应该根据临床实验室工作的性质、工作量及其发展等综合考虑。对于现存的不合理的职称结构应有计划、有步骤地逐步改善，建立起一支完善的技术人员梯队。

2. 学历结构 学历结构是指临床实验室人员具有不同学历的人员的比例，反映临床实验室人才队伍受教育的程度，以及专业队伍的基本素质水平。医疗机构临床实验室专业技术人员应具有相应的专业学历，并取得相应专业技术职务任职资格。

3. 专业结构 专业结构是指在实验室技术队伍中具有的各种学科和专业知识的人员，以及他们之间的合理比例，即一个临床实验室系统内，相关专业比例构成及其相互关系。当代科学技术相互渗透、相互促进，各种技术设备的综合性越来越强，则要求临床实验室人员所具备的知识不但要有一定的深度，还要有一定的广度。

4. 年龄结构 年龄结构是指一个临床实验室内，人员年龄比例构成及人员平均年龄等。年龄结构与临床实验室队伍整体的质量、创造力和生命力及队伍科研、技术开发的整体活力和潜力密切相关。青年人创新能力强、精力旺盛、记忆力强；年龄较大的工作人员经验丰富、判断力强、情绪稳定。所以，合理的年龄结构可更好地发挥临床实验室的能力，建立合理的年龄梯队，实现人员的新老交替，提高临床实验室的技术水平和科研能力。

（三）临床实验室人员的资质

医学实验室的管理应体现依法、科学、规范，对实验室不同角色人员的资质管理就是其中重要内容之一。

实验室负责人是对实验室负有责任并拥有权力的一人或多人。一些大型医学实验室，如临床检验科、中心实验室的负责人通常称为检验科/实验室主任；各专业实验室负责人通常称为组长或部门主管。

资质也被称为胜任力、胜任特征、素质等。概括讲就是个体所具有的知识、能力和态度等多种因素的组合。通常以学历证书、学位证书、执业证书、专业技术职称证书或工作经历和年限、特殊岗位上岗培训证书或培训经历等方式来体现。

1. 实验室负责人资质要求　目前我国尚无针对医学实验室人员任职资质要求的专门文件，但在《医疗机构临床实验室管理办法》、医院等级评审、医学实验室认证认可文件中，都提到了医学实验室主任和专业岗位人员的资质要求，其中对实验室主任资质要求如下。第一教育背景：获得的学历、学位证书。第二专业准入：执业证书、特殊岗位上岗培训证书。第三工作经历（从事本专业年限）。第四技术能力积累：专业技术职称证书。第五培训经历：接受所承担相应岗位培训情况的记录或证书。其他：个人研究业绩（承担相关研究课题、发表论文、编写著作、获成果等）；专业影响力（承担专业学术任职）等。各医疗机构医学实验室主任资质要求，可根据当地卫生和健康管理部门要求，结合医疗机构医学实验室自身开展的业务量和实际情况而定。如一些小型实验室只需要有医学检验专业背景或检验相关专业背景，经过培训，熟悉实验室检验技术和质量管理人员担任即可。

如果实验室要通过认证认可和医院等级评审，通常二级和二级以上医疗机构医学实验室负责人资质需符合以下要求。

（1）检验科主任（检验中心主任）资质　①执业医师，医学实验室工作经历或培训2年以上；②或医学实验室相关专业高级技术职称；③或检验、生物化学、化学、生物科学等主修专业博士，医学实验室工作经历或培训2年以上；④或检验、生物化学、化学、生物科学等主修专业硕士，医学实验室工作经历或培训4年以上；⑤或检验、生物化学、化学、生物科学等主修专业学士，医学实验室工作经历或培训8年以上；⑥二级及以上医疗机构检验科主任，应经省级以上卫生行政部门组织进行相关培训。

（2）专业实验室负责人（组长或部门主管）资质　①临床化学实验室负责人：中级技术职称，医学检验专业背景，或相关专业背景经过医学检验培训，2年以上临床化学工作经验；②临床免疫学实验室负责人：中级技术职称，医学检验专业背景，或相关专业背景经过医学检验培训，2年临床免疫工作经验。从事特殊检验项目的实验室还应符合相关规范的要求；③临床血液学检验实验室负责人：中级及以上技术职称，医学检验专业背景，从事血液学检验至少3年；④体液学检验实验室负责人：中级及以上技术职称，从事体液学检验至少3年；⑤临床微生物学实验室负责人：中级及以上技术职称，临床医学、医学检验专业背景，或相关专业背景经过医学检验培训，3年临床微生物学检验工作经验；⑥分子诊断实验室负责人：至少具有中级专业技术职称、从事分子生物学诊断检验工作3年以上；持有分子生物学培训上岗合格证；⑦输血科负责人：中级及以上技术职称，或相关专业背景经过医学检验培训，从事相关工作至少3年。

2. 实验室技术人员的资质要求　实验室技术人员的资质要求是依据所承担岗位情况而定，不同岗位应有相应的资质要求。岗位人员除应满足国家法律法规通用要求内容外，还应满足具体岗位和工作内容的特殊要求，医疗机构和医学实验室可根据各自实际情况，对具体岗位和实施条件制订不同的资质要求。

以下是医学实验室常见岗位人员的资质要求范例。

（1）质量负责人　有医学或检验专业背景，或检验相关专业背景，经过医学检验专业培训；专业理论扎实，工作经验丰富，且熟悉本实验室质量体系。

（2）技术负责人　有医学或检验专业背景，或检验相关专业背景，经过医学检验专业培训；具有丰富的专业理论知识，熟悉本实验室质量体系，有能力对本实验室专业技术进行指导和培训。

（3）专业岗位技术人员　有医学或检验专业背景，或检验相关专业背景，取得执业医师资格证和（或）检验专业技术职称证书的任职资质，经专业岗位培训考核合格并有授权。

3. 医学实验室特殊岗位资质要求　除医学实验室专业技术人员通用资质要求外，还应具备如下要求。

（1）临床分子生物学检测、HIV初筛、产前筛查、新生儿疾病筛查等技术人员，应取得管理部门指定培训机构颁发的上岗合格证。

（2）涉及血液学、体液学、微生物学、组织病理学、骨髓形态学、免疫荧光镜检等读片专业岗位人员应有颜色视觉辨色正常的报告；独立出具组织病理报告的医师，应当具有中级及以上病理学专业技术职务任职资格，并有5年以上病理诊断经历。

（3）出具诊断性检验报告人员，应有执业医师资格证。乡、镇医疗机构医学实验室的诊断性检验报告可由执业助理医师出具。

（4）特种设备操作人员，如高压压力容器操作人员，应有专门机构培训合格证书和医疗机构或实验室授权操作文件。

4. 检验咨询人员岗位资质要求　医学检验咨询人员通常由检验医师担任，如果无检验医师的实验室也可由检验技师担任，但都应满足相应资质要求：检验医师应持有执业医师资格证；检验技师应持有检验专业技术职称证书；同时专业能力需满足：熟悉检验科工作流程、检验程序、质量控制、检验结果临床应用等相关知识；能解释检验结果的影响因素，熟悉检验方法的局限性，检验结果的专业解释判断；为临床提供疾病所需的相关检验项目检查建议等。检验咨询人员需具备医学检验和临床医师的双重能力。

（四）岗位描述与应用分析

1. 岗位描述要点　岗位是指机构（团体）给予员工的职责、权限和任务的统一体。其描述要点可包括：

（1）岗位名称和标识　所从事的岗位是什么；所属部门、岗位编号等。

（2）岗位所需职位人数　定岗定员。

（3）岗位活动的内容和程序　包括工作职责及工作任务、完成工作所需要的资源。如工作资料文件、仪器设备与材料、工作流程、工作中与其他工作人员的联系、上下级关系等。

（4）岗位任职资格　岗位所需学历、技术职称、专业经历背景，工作年限，任职者必备的知识、经验和技能等。

（5）职业条件　职业条件说明了工作的各方面特点：工作时间安排、绩效考核奖励与处罚、培训需求（进修和培训）；必要时可进一步说明岗位的责、权、利。

（6）岗位与相关部门的联系　本岗位与本专业组以及其他专业组岗位的关联性（需密切联系和配合的岗位或部门）。

（7）岗位安全风险的评估 包括安全应急事件的处理及防护措施等。

（8）岗位授权的要求。

2. 岗位描述应用分析 医学实验室岗位类别与设置如下。

（1）专业技术职称岗位（如检验技师/检验医师、主管检验技师/主管检验医师/副主任检验技师/副主任检验医师等）。

（2）检验科管理岗位（如科主任、专业组长、质量和技术负责人等）。

（3）专业组检验技术岗位（如常规生化检测岗、特殊免疫检测岗、分子生物学检测岗等）。

（4）检验辅助岗位（如标本采集、运输岗位）；特种设备操作岗位（如高压灭菌消毒岗位）。

（五）能力评估与应用分析

人员能力评估是指通过对个人承担岗位所需的资质条件、岗位知识和技能水平、职业道德素养、行为特征等进行系统而客观的评价，确定人员的履职能力状况。对医学实验室人员而言，就是对实验室人员完成指定工作岗位的能力进行评估。评估的目的是将合适的人员安排在合适的岗位，同时也为实验室人员的培训、绩效考核和员工职业生涯发展等提供技术支撑。因此，实施人员能力评估的基本原则是针对每个岗位具体情况，结合不同层次人员情况进行评估；不同岗位和不同人员应有不同要求。

1. 能力评估 能力评估应有相关制度和流程，说明评估的内容、方法、频次和评估标准等。能力评估报告内容如下。

（1）能力评估的计划、授权实施评估的人 ①科室和专业组根据岗位和人员清单分别制订《员工年度能力考核与评估计划表》，说明什么时间或什么情况下实施，评估的频次等，计划应覆盖所有人员和岗位；②由科主任授权实施考核评估的人员。

（2）确定能力评估内容 由于不同岗位所要求的能力不同，在人员能力评估时应以岗位要求内容为基础进行评估，不同岗位制订相应的能力评估表，经评估后表明某个员工能力是否满足所承担岗位的要求；给予很好胜任某岗位、胜任某岗位、基本胜任某岗位、不能胜任某岗位的评价。评估内容可包括如下内容。①专业资质证：专业学历、学位证书；专业技术职称证书；特殊岗位培训上岗证。②岗位培训情况：人员培训计划中要求培训的所有记录，如新员工岗前培训中要求的医院和科室层面培训、专业组岗位培训等；老员工质量安全管理体系文件培训、专业组质量控制培训、外出培训等；管理岗位科内和外出培训计划的完成情况等。③岗位经历：从事被评估岗位的工作年限，工作调动情况等。④岗位职责熟悉和执行情况。⑤基本知识：专业岗位涉及的理论知识考核情况。⑥基本操作：岗位中的项目检测、仪器设备操作与维护、质控检测等考核结果。⑦检测结果的准确性：盲样标本比对、留样标本再测、室间质评标本检测等结果情况。⑧检验报告质量：岗位人员报告质量检查评价结果。⑨质量缺陷或投诉情况。

（3）建立能力评估的方法 ①评估人根据能力评估表中内容逐项进行确认或验证。②查看验证文件：人员相关证书，如学历、学位证、专业职称证、特殊岗位上岗培训合格证，公共培训计划（医院和科室组织）考核情况。③理论考试：包括岗位相关检验基本知识、岗位SOP及岗位职责等。④专业岗位培训考核情况：直接观察常规操作，实际操作正确率>90%；检查日常工作执行情况，如日常质量和技术记录，室内质控检测结果及失控处理记录，室间质评检测结果及分析报告等；检测结果考核：盲样标本比对、留样标本重测、室间质评结果比对等，偏差小于本实验室允许误差；解决疑难问题的能力：模拟岗位中相关案例考核。⑤按评估表中说明给出评估结论或建议，评估人和被评估人签字确认。⑥能力评估结果归入员工个人档案。

（4）能力评估的频次与时机　可根据实际情况制订能力评估的频次与时机。以下是认可实验室能力评估频次与时机的要求：①老员工能力评估通常应一年进行一次。②新员工能力评估在最初6个月内应进行两次。③职责变更时，或离岗6个月以上再上岗，程序、技术有变更时，应接受再培训和再评估。④能力评估未达岗位要求时的再培训和再评估。

（5）能力评估结果判断标准　实验室管理层应针对岗位的每项评估内容需达到的要求制定相应标准，在最终结论的标准中，可依据项目的重要性给出权重系数或等级（如A、B、C等），可规定一票否决的项目。

（6）人员综合能力评估　除岗位能力评估外，检验科管理层必要时对科室员工的综合能力进行评估。可从医德医风、临床岗位履职能力、管理能力、个人素质、教学能力、科研能力、学习能力和进修经历、沟通能力、团队协作等方面进行评价。对综合能力评估强的员工，管理层要注意把握这些员工的发展意向，并将这些人员作为各个层面后备梯队进行重点培养，为他们搭建一个良好的发展平台。

2. 能力评估应用分析　实验室能力评估是针对岗位的不同人员适宜性评估，对临床实验室而言，目前岗位大致可分为以下几大类：检验科管理岗位；专业组检测技术岗位；临床咨询岗位；检验辅助岗位；特种设备操作岗位等。各类岗位中又包含具体岗位，每个员工承担的所有具体岗位都应进行能力考核评估，即员工承担了多少岗位就应评估多少个岗位的能力胜任情况。

（1）科室管理人员的能力评估　检验科管理岗位是根据科室管理组织结构需要而设置，除科主任和副主任由医院任命外，其他管理人员可由科主任任命，其能力评估也多由科主任完成，通常一年进行一次评估。为方便能力评估的实施，可制订相应岗位能力评估表，列出需考评的内容和事项，如专业组组长能力评估表，可包括：专业技术职称、岗位工作年限、培训情况、岗位职责完成情况、业务量增长情况、管理能力、工作责任心、沟通能力、团队协作、个人业绩、医德医风、科室员工意见等方面内容。考核表内容和形式应根据岗位描述内容的改变而修订。

（2）专业组岗位人员的能力评估　专业组岗位通常由专业组组长组织培训考核和评估，评估频率按科室人员培训考核制度要求进行。由于专业组各个岗位职责和任务要求不同，能力评估表内容也不同，因此每个岗位都应制订一个能力评估表模板，同一岗位人员可共用，评估表中列出本岗位考评内容和事项，如专业组检测项目岗位能力评估表，可包括专业技术职称、岗位工作年限、基础知识掌握情况，培训情况、操作结果、检测结果、报告质量、有效投诉、岗位职责完成情况、医德医风等方面内容。考核表内容和形式应根据岗位描述内容的改变而修订。

（3）人员能力评估总结　科室和专业组在完成能力评估后，需将此次能力评估情况进行总结。总结中可根据每个员工考评具体情况进行评价，通常可分为以下四种情况：①很好胜任岗位，能指导培训本岗位其他人员；②胜任本岗位，可继续授权；③基本胜任本岗位，注意部分知识和技能的强化，可继续授权；④不能胜任本岗位，需重新培训考核评估合格后才能授权。将评估结果通报给被评估人员，让被评估人员知晓评估结果，必要时可在评估报告上双方签字确认；若被评估人员对评估结果存在异议可提出诉求，经科主任批准后必要时进行重新评估。

三、临床实验室人员的职级管理

由于临床实验室人员知识结构、学历层次、工作经历的不同，承担的责任也有差异，因此必须分级管理。实验室一般执行三级管理，依次为主（副主）任技（医）师、主管技（主治医）师、技（医）师或技士，各级行使相应的岗位职责。实行等级管理应根据医院的规范、实验室的大小和承担的任务和技术人员素质等实际情况而定。一般在三级医院和较大的二级医院实行三级管理，较小医院实验室可实行二级管理。各级人员的职责没有固定的模式，要根据本实验室的具体情况，建立岗位责任的内容，使其既能达到严格管理，又能具有可操作性。

四、临床实验室人员的职责

如前所述，临床实验室人员可分为三大类：负责各种管理工作的管理人员、承担各类临床实验室工作的实验技术人员、提供各种服务的人员和物资供应的后勤保障人员。每类人员在临床实验室中需要履行相应的职责。

不论是什么性质的临床实验室，其主要工作是以实验技术为主，因此其主体是实验技术人员，其主要职责是对患者或者健康体检者的血液、体液、分泌物、排泄物和其他组织标本等进行标本采集、运送和保存，标本的准确检验、检验报告的发出等。

检验医师的主要职责是与临床医护人员进行有效的沟通，参与确定项目的开展和项目的组合，对结果进行专业判断和解释等，必要时参与临床会诊；护士的主要工作有静脉采血、标本收集和报告的查询；工人则参与标本的运送、实验室的洗涤与清洁工作等。

实验室主任是实验室的管理者。实验室主任的个人行为和管理行为对实验室的建设和发展、科室文化的形成起着决定性作用。ISO 15189：2012《医学实验室质量和能力的要求》描述了实验室负责人的主要职责：实验室负责人或指定人员的职责应包括专业、学术、顾问或咨询、组织、管理及教育事务，这些事务应与该实验室所提供的服务相关。

为了做好质量管理工作，临床实验室主任还应指定一名质量主管，赋予其职责和权力以监督实验室所有活动遵守质量管理体系的要求。质量主管应直接向对实验室政策和资源做决策的实验室管理层报告工作。

技术主管全面负责技术运行，并提供资源以满足实验室程序规定的质量要求，可以一名或多名，在许多实验室，他们同时也是各专业组组长，工作职责：确保本部门职工能按质量标准并在规定时间内成检验任务；制订并改进实验室的制度和程序并报经检验科主任批准后执行；保证本部门工作遵守相关法律法规和国家或行业标准的规定；安排本部门职工的培训并评价职工的工作等。

实验室主任还可任命一些技术人员兼职帮助主任做好科室技术工作以外的一些事务，如科室预算、核算、日常采购、报表、统计和资料管理等。临床实验室主任还应任命一名生物安全技术负责人，负责生物安全手册的建立、生物安全知识的培训、自查和持续改进等。同时，为了使临床实验室的一些关键工作或关键职能能够很好地受控运行，实验室主任还可根据需要任命专项工作的授权代理人和（或）授权签字人（图2-5）。

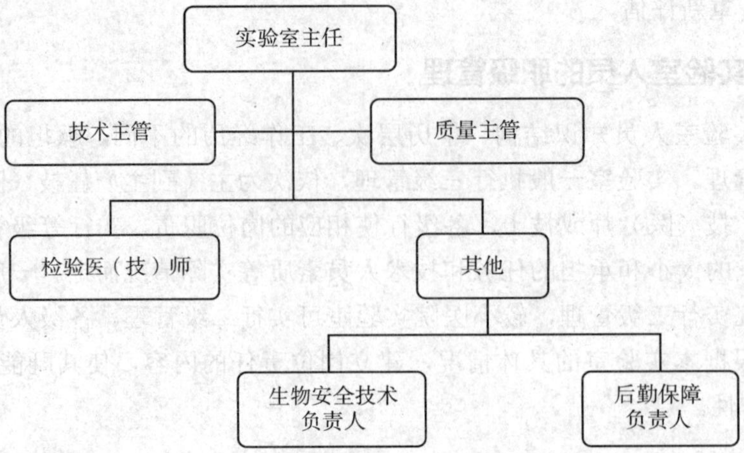

图2-5　临床实验室人员的职级管理

五、临床实验室团队建设

临床实验室有无团队意识决定着一个实验室能否齐心协力，朝着既定目标前进。培养临床实验室人员整体配合的团队默契，是增进团队精神的关键。要建立一支有效率的优秀团队，帮助团队内每位成员都明白建立团队观念的重要性；临床实验室负责人应该融入团队之中，和成员打成一片，并且包容、欣赏、尊重成员的个体差异性，在公平的基础上分派任务，分配报酬，有功劳共享，有责难一人担当；尽量让团队成员们共同参与，设定共同的目标，让团队成员一起参与讨论重大问题的解决方法，不断培养和提高团体成员的综合素质。

（一）团队建设的意义

临床实验室团队建设就是要创造一个良好的氛围和环境，使整个临床实验室团队都为实现共同的目标而努力奋斗。

1. 使团队成员树立起明确的共同目标，增强吸引力、感召力和战斗力。

2. 做到合理分工与协作，使每位成员明确自己的角色、权力、任务和职责，以及和其他成员间的相互关系。

3. 建立高度的凝聚力，使团队成员积极热情地为临床实验室日常运行与建设付出时间和努力。

4. 加强团队成员间的相互信任，促使成员间相互关心，彼此认同。

5. 实现成员间的有效沟通，形成开放、坦诚的沟通氛围。

（二）建立有效的团队目标

团队目标是团队成员的共同愿望在客观环境中的具体化，是团队的灵魂和核心。它能够为团队成员指明方向，是团队运行的核心动力，是团队成败得失的关键。因此，一个团队在设定目标时必须坚持以下原则：第一，明确原则。每个成员必须明确本团队的目标和指导方针；第二，激励原则。团队的目标必须能够激励每一位成员，使每位团队成员都愿意努力去实现它；第三，切实可行原则。团队的目标应该根据团队及其临床实验室现有内外环境资源及市场机会理性分析和综合评判，并建立在团队确实能做到基础之上进行设定，目标不能定得太高，也不应太低；第四，共识原则。团队目标应该是团队成员利益的集中体现，不仅要合乎社会规范，具有时代性，而且还要与团队成员的价值取向相统一。

（三）提高团队领导者的管理能力

要想充分提高团队领导者的管理能力，就必须在领导的自身素质上下功夫。在提高团队领导的才能的同时培养领导的道德修养与诚信品质，通过领导自身的优秀品质和表率作用对团队成员进行潜移默化的影响，最大限度地调动团队成员的情感因素。总体来说，提高团队领导者的管理能力从以下四个方面入手：第一，人事方面。即如何管人、用人、育人、激励人；第二，运筹方面。科学地制定团队的发展规划和重大决策；第三，非职务影响力方面。通过领导自身的品德修养建立信誉和树立威信，领导者必须律己宽容。加强领导的个人人格魅力和感召力，在团队内部营造和谐的工作氛围，最大限度地开发团队成员的能力；第四，自我否定方面。领导者要突破经验的束缚，不断开拓创新。

（四）组建团队核心层

团队建设的重点是培养团队的核心成员。团队领导人是团队的建设者，应通过组建“智囊团”或“执行团”，形成团队的核心层，充分发挥核心成员的作用，使团队的目标变成行动计划。团队核心层成员应具备领导者的基本素质和能力，不仅要知道团队发展的规划，还要参与团队目标的制定与实施，使团队成员既了解团队发展的方向，又能在行动上与团队发展方向保持一致。

（五）训练团队精英

训练团队精英的工作是团队建设中非常重要的一个环节。建立一支训练有素的职工队伍，能给团队带来很多益处，提升团队成员个人能力、提高团队整体素质。训练团队精英的重点在于：建立学习型组织，让每一个人认识学习的重要性，尽力为他们创造学习机会，提供学习场地，并通过内部及外部培训的方式，使团队成员在不断学习与实践中成为精英。其次是搭建成长平台，团队精英的产生和成长与他们所在的平台有直接关系，一个好的平台，能够营造良好的成长环境、提供更多的锻炼和施展个人才华的机会。

（六）培养团队精神

团队精神是指团队的成员为了实现团队的利益和目标而相互协作、尽心尽力的意愿和作风，它包括团队的凝聚力、合作意识及士气。团队精神强调的是团队成员的紧密合作。要培育这种精神，团队领导人首先要以身作则，做一个团队精神极强的楷模；其次，在团队培训中加强团队精神的理念教育；最重要的，要将这种理念落实到团队工作的实践中去。

（七）建立健全有效的管理制度和激励机制

健全的管理制度和有效的激励机制是团队精神形成与维系的内在动力。一个高效的团队必须建立合理、有利于组织的规范，并且促使团队成员认同规范，遵守规范。合理管理制度与激励机制建设主要包括：第一，团队纪律。只有严格的纪律约束，才能取得优异的成绩；第二，上级对下级的合理授权。这样就能明确责任和义务，充分调动各方面的积极性和创造性；第三，有效的激励约束机制。在设计激励制度时应该充分考虑团队成员的所有社会需求，应该了解团队成员的心理动态。在实施激励时，要充分考虑团队成员需求的多样性，将物质激励和精神激励有效结合，对团队成员进行激励，才能取得事半功倍的效果。

（八）建立良好沟通体系

良好的沟通就是一个团队灵敏有效的神经系统，又是整个团队正常有序运行的润滑剂，良好的沟通是建立高效团队的基本条件。加强团队的沟通可以采用以下几种方法：第一，要建立合理完善的团队机制。要对团队内各成员的分工、合作以及监督等职责进行相应的合理划分和规定，给每位团队成员都确定一个合理的“团队身份”，无论是临床实验室负责人还是团队成员，都可以找到自己在整个临床实验室日常运行和建设中的坐标，使每个团队成员各司其职，减少工作冲突；第二，建立团队内部良好融洽的人际关系。在团队内部形成上下级互相尊重，同级人员相互信任，全体员工关系融洽的工作氛围；第三，团队内部应该通过举办各种活动，来加强团队成员的良性沟通，使各成员之间能够尽量多的彼此了解，从而使成员真正融入团队中，不分彼此，共同努力。

知识经济的兴起，人本管理思想的建立，临床实验室每个人都应该认真、实实在在地学习人文文化的内涵和原则，用先进的科学文化打造优秀的团队，促进临床实验室的发展。

六、临床实验室人员培训

（一）人员培训的概念

人员培训是指实验室提供有计划、有组织的教育与学习，宗旨是改进工作人员的思想觉悟、培养全局观念、团结合作、廉洁奉公、谦虚谨慎、热情待人及知识技能、工作态度和行为，从而使其发挥更大的潜力以提高实验室的工作质量，最终实现良好组织效能的活动。

（二）人员培训的必要性

随着临床实验室开展的项目越来越多、服务对象越来越广、检验仪器设备越来越先进，社会对临床实验室的要求和期望也越来越高。临床实验室要想在发展和竞争中取胜，就必须要聚集人才、增加凝聚力。而人才是临床实验室发展的基础和动力，是取胜的关键。培训是临床实验室帮助员工专业成长和提高综合素质，吸引、凝聚人才，提高检验水平的重要手段。临床实验室不仅要为员工提供必备的工作条件，还应积极为员工提供培训的机会。

（三）人员培训的原则

1. 理论与实践相结合 检验医学是一门理论与实践相结合的科学，理论是实践的先导，学习理论的目的是解决临床检验工作中存在的问题，围绕为临床和患者服务制定培训内容。

2. 分类培训、因材施教、学以致用 实验室培训应针对不同岗位、不同职称的人员进行不同的专业知识和管理知识培训。

3. 近期培训与长远目标相结合 实验室对员工的近期培训是为了解决目前的需要，在安排培训时必须考虑到实验室的长远发展，既要确保实验室近期工作有序进行，又要保证长远目标的实现。

4. 内部培训和岗位培训相互结合 实验室工作是一个医疗任务繁杂、面向人群服务的机构，它必须通过医疗服务创造社会效益和经济效益，因此不可能安排很多人同时参加培训，而只能以内部培训和在岗培训为主。

5. 检验与临床相结合　临床检验的发展要求实验室工作要密切结合临床，实验室的任务不仅仅是发出准确的报告，而且还要为临床如何选择检验项目，如何准确地分析检验报告，如何正确地为检验结果运用于患者的诊断、治疗提供支持。因此，工作人员既要有扎实的实验技术功底，还要有丰富的临床知识，所以，加强这两方面的培训尤为重要。

（四）培训的类型及途径

1. 培训的类型

（1）岗前培训　分为新录用人员上岗前培训和本实验室人员从事新岗位时培训两种。新录用人员上岗前培训内容涉及医院和实验室基本情况介绍、岗位规范学习以及专业要求等。本实验室人员到新的技术岗位时也要进行培训，包括实验方法学、质量控制措施、影响实验结果的各种因素及临床应用等，培训并经考核合格，主管人员书面授权方可进行本岗位工作。

（2）在岗培训　又称不脱产培训，即在实验室边工作边学习。

（3）离岗培训　又称脱产培训，包括外派进修学习、参加脱产培训学习班、保留公职参加学历教育等。

2. 培训时间　分为长期培训和短期培训。长期培训一般指6个月及以上的培训，短期培训则时间相当灵活，可以是几小时、几天、几个月。

3. 培训途径

（1）内部培训　系指在医院内部进行的培训，如住院医师规范化培训、院内各科室学术讲座、科内各种新技术训练等。内部培训是培训的最主要途径，其优点是培训面可大可小，对象和条件可以灵活掌握，投入少、简便易行、方便管理。

（2）外部培训　一般是指组织派出本实验室人员到外单位学习，由本院支付培训费，或由医院与学习者个人共同支付费用，或者相关单位、组织赞助经费。派出学习是一种组织行为，培训结束后，被培训者应当返回本单位工作。

（五）培训的组织实施

1. 需求分析　组织者分析实验室人员现状，找出人员现状与实验室目标所需人才之间的差距，了解实验室人员对培训的需求，围绕开展什么样的培训有利于实验室和员工的发展，确定培训的必要性。

2. 制订培训计划　一般应包括实施策略、培训政策、培训对象、培训内容、培训方式、培训师资、培训时间等。

3. 组织实施

（1）师资要求　培训教师承担着传授知识和技能的任务，是培训成败的关键，要求培训教师必须具备丰富的教学和实践经验。

（2）记录　要有培训记录，包括每次培训内容、参加人数、教员及教学质量、学员对教学的反馈意见及学员成绩考评的记录。

4. 培训评估

（1）全面评估　临床实验室在某一培训项目（培训班）结束后，应对培训从开始计划、设计到项目完成一系列过程进行全面评估。

（2）单项评估　临床实验室还应对培训工作的某个方面、某个环节进行评估，如培训计划评估、培训成果评估、教学评估、培训管理评估、教学设计评估等。

（六）新上岗人员的培训

新上岗人员是指新参加工作的人员、轮转学习人员、外单位或外科室调入检验科的工作人员、实习生、进修生和研究生等。

1. 岗前培训 新员工岗前培训可分为以下几种。

（1）医院组织的培训 由医院人事部门、医务处或医务科等组织的培训，内容包括：医院院史、医院基本情况、医院文化、规章制度、相关法律法规、医德医风、服务理念、信息体系、技术体系、业务体系、服务体系等内容，培训结束后由医院人事部门负责考核记录。

（2）检验科组织的培训 由科室组织的相关培训，内容一般包括：实验室安全知识，检验科的组织管理，检验科各部门、工作区域、员工设施等介绍，健康和安全管理教育，科室文化、科室相关规章制度，质量管理体系介绍等。

（3）各专业组组织的专业技能岗前培训 按科室培训总计划要求，由各专业组长制订本专业各岗位培训的计划，内容主要包括：专业组工作的环境介绍、专业组人员组织结构管理、岗位设置、岗位职责、生物安全风险和防护、安全意外应急处理流程、各岗位涉及的检测项目作业指导书和设备作业指导书、岗位相关检验技术知识、专业组质量和安全管理文件等。

2. 专业培训 新进人员的专业培训，首先应建立相应培训制度和计划，保证独立上岗人员是经考核和能力评估合格的人员；专业培训通常由各专业组完成。

（1）专业岗位培训计划 岗位人员培训计划应详细说明不同人员接受培训的内容、采用的培训材料、组织者、培训方式、培训学时、培训对象、培训时机、培训效果考核评估方式等。

（2）专业岗位培训计划的实施 ①制订具体培训内容：可包括岗位职责、基本知识、基本技能和操作规范、科室质量管理体系文件学习（质量手册、程序文件、标本采集手册、生物安全手册、规章制度等）、全程质量控制、仪器设备操作、岗位检测项目和仪器标准操作程序、检验结果复检、危急值报告管理等。②培训方式：第一种，通用方式。自学、专题讲座、示范练习和专业组讨论。第二种，重点岗位或急需岗位培训。对这类岗位可制订专人培训计划，可采取一对一老师带教培训，使培训者能快速完成岗位培训考核授权。第三种，特殊岗位上岗资格培训。此类培训由管理部门指定机构进行培训，经考核合格后颁发上岗证书。如分子生物学、大型分析仪器操作、HIV初筛、产前筛查、新生儿疾病筛查等检验技术人员。第四种，形态学岗位培训。涉及血液学、体液学、微生物学、组织病理学、骨髓形态学、免疫荧光镜检读片等专业岗位人员的培训，除通用培训内容外，更强调专门技能的培训和考核，须有一定实际工作经历者才能单独上岗。③培训与考核记录：建立员工个人技术档案，完整记录员工的教育培训经历，记录内容可包括：学历、学位、职称、特殊岗位上岗培训等的有效证件；培训内容、培训时间、培训教师，考核评估结果（考核评估方式，如笔试、现场提问、操作考核、盲样标本比对、留样标本再测、室间质评标本检测等）；外出学习培训和工作经历记录；岗位培训和能力评估汇总表；个人业绩表现：获奖情况、论文发表情况、履职考核评级、奖罚情况等；与岗位要求相关的健康状况。

（3）培训效果评估 ①专业组长/质量监督员/其他授权人，不定期检查培训内容执行情况；②评估检查检验报告合格率；③统计分析发生质量缺陷投诉的情况。

（4）专业岗位准入 ①完成医院、科室和专业组岗前教育及安全培训，并考核合格。②经临床实验室专业岗位培训考核合格。③具备相关专业教育经历，相应的专业技术知识，取得专业技术资格证书；掌握自己工作范围的技术标准、检验方法、标准操作规程和设备技术性能。④上岗前持有与岗位要求相关的体检合格报告。⑤特殊岗位，如分子生物学、大型分析仪器操作、HIV初筛、产前筛查、新生儿疾病筛查等技术人员应取得指定机构培训的上岗证。

考点提示 新员工的培训要求。

七、实验室人员的使用与管理

在具有合理配备的人员结构、良好的人员素质的基础上，应建立一套切实可行的人力资源管理制度，以保障实验室人员的能力得到充分的体现。应该遵循的基本原则如下。

（一）任人唯贤的原则

在临床实验室管理中任人唯贤是根据每个临床实验室人员的不同才能，安排适合岗位，做到适才适用、人事相配、职能相称、人尽其才、才尽其用。这是人力资源管理的一个重要原则。工作人员的才能是有差异的，在用人时，要善于发现人才，并根据其能力，安排好相应工作，给予适当的位置及充分的尊重和信任。坚持任人唯贤的原则，就能够充分发挥各种人才的积极性和创造性，使临床实验室人员的各种能力得到最大限度的发挥。

（二）注重实际业绩的原则

工作实际业绩是工作人员通过投入脑力劳动和体力劳动创造出来，体现在敬业精神、专业技术能力等方面。思想政治觉悟高，对工作认真负责，专业能力强，就能提高劳动效率，工作实际业绩就突出。因此，评价临床实验室人员工作的好坏和能力高低，应以其工作的实际业绩为根据。

（三）激励的原则

在人力资源管理中运用激励机制就是采取各种办法来激发人的欲望，使其产生某种工作动机，并通过适时地给予适当的满足或限制的办法，来影响其工作动机，以达到调动工作人员工作积极性和创造性的目的。因此，临床实验室管理者应根据各自实验室的实际情况，在大量调查研究的基础上，制订出符合本单位特点的激励措施。

（四）竞争的原则

临床实验室在选人、用人、个人成长通道、待遇等各方面建立竞争机制，充分发挥每个人的主观能动性。在各层次工作人员的录用上，要坚持公平、公正、公开的竞争原则，通过面试、考试（考核）等方式择优任用；坚持竞争原则，在用人方面和提拔上必须坚持德才兼备，能者上，不称职者下；工作人员的职务升降要以实际业绩为主要依据。

临床实验室人才的使用与管理还需要考虑精干原则、民主监督原则、岗位责任制原则等，使实验室人员能力得以充分体现和发挥。

临床实验室的管理者要牢固树立以人为本的理念，通过建立科学合理的用人机制，增强人才的紧迫感和压力感；通过强化人才激励与保障措施，增强人才的价值感、安全感及人才的归属感和荣誉感，营造一个和谐的临床实验室工作和科研环境。

本章小结

临床实验室是健康服务体系中不可或缺的一个部门，在现代社会发挥着越来越大的作用。在临床实验室的组成部分中，人员是最关键的因素。要组建一支良好、高效的临床实验室团队，需要考虑人员的素质、组成和结构、能力等方面因素，并且要通过各种途径、方式对实验室人员进行培训，提高实验室人员的素质和业务水平。

临床实验室的管理者是领头羊，应高屋建瓴，带好团队，合理选人、用人，营造良好、和谐的工作氛围；临床实验室工作人员应分工合作，各尽所长，共同完成科室的任务。

扫码“练一练”

习　题

一、选择题

1. 一个良好的临床实验室组织层次框架应该是

A．类似“葡萄藤”结构　　B．类似“金字塔”结构

C．类似“倒三角”结构　　D．类似“立方体”结构

E．类似“圆盘型”结构

2. 以下哪项不是临床实验室人力资源配置的要求

A．人力资源配置要与服务临床相适应

B．要与医疗、教学、科研相适应

C．要有称职的管理人才

D．要与实验室发展相适应

E．要与实验室经济利益相适应

3. 临床实验室的内部组织管理结构不包括以下哪项

A．实验室负责人　　B．技术管理层

C．质量管理层　　D．设备科

E．各临床专业组

4. 根据工作性质的不同，临床实验室人员可分为几类

A．2　　B．3　　C．4　　D．5　　E．6

5. 临床实验室人员的结构不包括以下哪项

A．性别结构　　B．职称结构

C．学历结构　　D．年龄结构

E．专业结构

6. 岗位描述要点不包括以下哪项

A．岗位名称和标识　　B．岗位任职资格

C．岗位的工资待遇　　D．岗位活动的内容和程序

E．岗位所需职位人数

7. 新员工在工作最初6个月内应接受（　）次能力评估

A．2　　B．3　　C．4　　D．5　　E．6

8. 一般在三级医院和较大的二级医院实行（　）级职级管理

A．二 B．三 C．四 D．五 E．六

9. 以下哪项不是临床实验室团队在设定目标时必须坚持的原则

A．明确原则 B．效益优先原则

C．激励原则 D．切实可行原则

E．共识原则

10. 以下哪项不是实验室人员使用与管理应遵循的基本原则

A．任人唯贤的原则 B．注重实际业绩的原则

C．激励原则 D．竞争的原则

E．个人发展优先原则

二、简答题

1. 如何进行临床实验室团队建设？
2. 如何进行新上岗人员的培训？

（肖智勇）

第三章

临床实验室设计与布局

学习目标

1. **掌握** 临床实验室设计和建设中必须考虑的基本因素，以及基因扩增检验实验室的分区设置。
2. **熟悉** 临床实验室的总体布局原则。
3. **了解** 特殊实验室设置与要求。
4. **学会** 临床实验室总体设置要求与布局原则。
5. **具备** 生物安全意识，能对临床基因扩增实验室进行分区设计。

临床实验室的建设是一个复杂的系统工程，是医院总体规划的重要组成部分，随着检验医学新技术的开展应用，极大地推动了检验医学的现代化进程，特别是大量高精尖设备和自动化流水线的应用使临床实验室的设计与布局有了更严格的要求。临床实验室设计与布局应遵守《生物安全实验室建筑技术规范》(GB 50346–2011)、《病原微生物实验室生物安全环境管理办法》(国家环保总局2006) 和《检验检测实验室技术要求验收规范》(GB/T 37140–2018) 等相关标准与法规，并应符合国家和地方的规划、环境保护、卫生与建筑主管部门的规定和要求。同时为了生物安全的特殊要求必须考虑临床实验室防火设计，应于不同区域设置烟感报警器、火灾自动报警装置和有效的消防器材。临床实验室应具有一系列的生物安全防护，并确保实验人员的安全和实验室周围环境的安全，在临床实验室设计上以安全、实用、高效为原则。因此，本章着重介绍临床实验室建设的环境、供水、供电、通风、工作台面、储存空间等基础设施和基本条件。

扫码“学一学”

第一节　临床实验室设计的主要内容

临床实验室设计要为临床诊断工作提供快速检测、避免污染、自动化程度高、环境舒适的现代医学检验工作场所，并且将考虑整个医院临床实验室乃至各专业组5~10年内的发展，一个先进临床实验室设计与布局研究内容较广，大致从以下几个方面设计考虑。

一、临床实验室环境设计

临床实验室环境的设计应综合考虑多种因素，如工作人员数量、检测专业范围等，实验室设计时应以发展的眼光合理分配实验室布局，既让工作人员感到舒适，又不产生空间上的浪费。实验室面积有相应规定的要求，一般建议三级综合性医院的临床实验室面积在

1200m²以上，二级综合性医院的临床实验室面积800㎡以上。并且必须保证对生物、化学、物理和辐射等危险源的防护水平控制在经过评估的可接受程度，为关联的办公区和邻近的公共空间提供安全的工作环境，以防止环境危害。

临床实验室环境设计应考虑以下几个方面要求：节能、环保及舒适性要求，符合职业卫生要求和人类工效学要求。

每个临床实验室有各自的工作性质和特殊要求。通常情况下，临床实验室应重点关注以下几个主要安全因素：①实验室一级屏障、二级屏障和紧急逃生路线等设计；②实验室的通风系统设计和足够的换气次数；③上水供应和下水排放及防漏措施设计；④保证实验室温度、电力供应和下水排放以及防漏措施等控制要求；⑤空气消毒、局部区域消毒方式确认和设计；⑥感染性医疗废物高压灭菌的位置和排放通道设计；⑦实验室内部和外部紧急报警、用对讲机、监控等设计；⑧临床实验室其他应急预案设计。

临床实验室设计必须有安全保卫措施，评估生物材料、样本、药物、化学品和机密资料等被误用或被不正当使用的风险，采取相应的物理防范措施。应专门设计确保储存、转运、处理和处置危险物料的安全路径。

临床实验室内环境设计要符合工作要求和卫生等相关部门审核要求，要从照明度、温度、湿度、洁净度和噪声等室内环境参数进行考虑。

二、临床实验室用水设计

临床实验室的日常工作，如仪器、玻璃器皿的洗涤，冻干品的复溶、样本的稀释、试剂的配制、仪器的运行以及生活当中都需要用到水。近年来随着临床实验室管理的不断完善，实验室用水的规范也越来越为人们所重视。因此，临床实验室设计也要充分考虑用水的设计。

（一）实验室给水系统

给水系统设置按实验室规模、设备、实验过程对水质、水量、水压和水温等要求，并结合室外给水系统情况，经技术、经济上的比较，综合考虑而定。实验用水按照GB/T6682—2008《分析实验室用水规格和试验方法》的要求使用。一般试验用水为三级水：pH范围（25℃）为5.0~7.5、电导率（25℃，mS/m）不超过0.50、可氧化物质含量（以O计，mg/L）不超过0.4、蒸发残渣含量（105℃±2℃，mg/L）不超过2.0。

（1）临床生物安全实验室供水管道应设置管道倒流防止器或其他有效防止倒流污染的装置，并应设置在办公区。

（2）临床生物安全实验室的防护区和辅助工作区给水管路的用水点处应设止回阀。

（3）临床生物安全实验室应设洗手装置，洗手装置应设在防护区和辅助工作区的出口处，对于用水的洗手装置的供水应采用非手动开关（感应水龙头或脚踏式洗手池）。

（4）临床生物安全实验室应设紧急冲眼装置。

（5）临床实验室内给水管材宜采用不锈钢管、铜管或无毒塑料管。管道宜采用焊接或快速接口连接。

（6）临床实验室可选用不同级别的试剂用水，要符合临床实验室试剂用水规定。临床实验室纯水的制备（详见第九章第三节），如要用蒸馏法、离子交换法、电渗法、活性炭吸附法、反渗透法、超过滤法、纯水器系统等仪器设备的摆放进行合理化设计。

（7）临床实验室要配置相应的消防设备的给水系统，水量、水压和水质都要保证足够。

（二）实验室排水系统

临床实验室设计时，应设置专用排污管道。实验废液和污水须通过专用排污管道排至污水处理池，统一处理。生物安全实验室的排水管应采用不锈钢或其他合适的管材、管件，排水管材、管件应满足强度、温度、耐腐蚀等性能要求。

实验室根据废液成分不同处理方法也有所不同，一般采用物理法、化学法、生物法等进行处理。物理法主要利用物理作用以分离废液中的悬浮物，化学法主要利用化学反应的作用来处理废液中的溶解物质或胶体物质，生物法是利用微生物的作用去除废液中的有机物质。实验室污水按污水性质、成分及污染程度设置不同的排水系统。一般或经稀释后无害的污水可直接排入医院的污水管网集中处理后排放。

三、临床实验室用电设计

临床实验室用电包括动力电、照明电和弱电三大部分。电力系统设计要科学计算负载及相匹配的电网线、开关、插座，否则有严重的用电安全隐患。临床实验室用电还必须配备应急电源系统。

临床实验室必须保证用电的可靠性。实验室应按一级负荷供电，当按一级负荷供电有困难时，应设不间断电源，不间断电源应能保证实验室主要设备30分钟的电力供应，主要设备包括各种检验设备、生物安全柜、排风机、自动报警监测系统等。此外，实验室内设置不间断电源系统（UPS），它是一种以逆变器为主要组成部分的恒压恒频的不间断电源设备，保障任何情况下供电稳定和连续性的重要储电装置（备用电源设备）。

电源布局应对实验室所需电源做充分的考虑和分析。

1. 实验室所有仪器设备所需电量和电插座（三孔或二孔） 数量布局合理，保证使用方便和安全。

2. 实验室所需照明设备的数量 由工作的类型、工作台面的颜色、工作室内天花板和墙壁的颜色、固定照明与工作台面之间的距离（如安装紫外线灯固定在抛光天花板上，距地面的距离不得超过2.1m）、需要照明空间的大小而决定。

3. 照明设备安装的位置 照明设备应安装成与工作台面呈垂直或对角线，可消除物体遮挡产生的阴影。

4. 特殊照明设备 微生物学和分子生物学实验区域，应能有效地保护工作人员和标本免受污染，紫外灯是最常用的消毒设备，虽不属于照明设备，但在电力系统设计时必须考虑。在设计电源时除考虑满足现在使用需要外，还要有足够多的扩展量以满足实验室的未来发展需要。

弱电是指直流电路，电压在32V以内，主要有音频及视频线路、网络线路、电话线路等。实验室的弱电系统是医院智能化系统的重要组成部分，若实验室实现信息化、网络化，将很大程度上提高实验室的管理质量和工作效率，并在实验室设计时周密设计通信线路，除充分满足目前的需要外，还应有额外的容量适应仪器的增加和移动，同时又要满足先进性、实用性、稳定可靠、高效实时、完整及可扩展等需要。

实验室用电总的安全原则：要有合理的用电回路；要设置切断电源的总闸刀和电源安全保护；要满足设备对电源电压的要求；要有防雷及接地系统；要配备应急电源系统。

案例

【案例经过】

某临床实验室离心机运行过程中，因插座短路或短路打火，控制器失控，电机增速带动离心机的转速增大，离心力成倍增加，出现离心机伤人事件。

【案例分析】

以上案例说明，实验室应定期进行水电和各种仪器设备的安全检查，以避免电源线路故障出现事故。如果能够在实验室设计时考虑到配置UPS电源或其他短路保护装置并注意定期检查，则可能会避免伤人事件。

四、临床实验室通风设计

临床实验室通风设计的目的：及时排出各种有毒的、有腐蚀性的、刺激性的物质或具有生物危害的气溶胶，保护人、环境和设施。

（一）一般要求

1. 实验室根据操作对象的危害程度、平面布置等情况设计出符合平面工艺要求的实验室整体气流设计，采取有效措施避免污染和交叉污染。

2. 实验室空调净化系统的设计应充分考虑生物安全柜、离心机、高压灭菌器、培养箱、冰箱、检测仪器等设备的冷、热、湿和污染负荷。

3. 实验室送、排风系统的设计应考虑所用生物安全柜等设备的使用条件。

4. 实验室可以采用带循环风的空气净化系统；如果涉及化学溶剂、感染性材料的操作，则应采用全新风系统。

5. 实验室污染区宜临近空调机房，使送风、排风管道最短。

6. 空调通风系统的风机应选用风压变化大时风量变化较小的类型。

（二）送风系统

1. 空气净化系统应设置粗、中、高三级空气过滤。

第一级是粗效过滤器，对于带回风的空调系统，粗效过滤宜设置在新风口或紧靠新风口处。新风系统的粗效过滤器可设在空调箱内。

第二级是中效过滤器，宜设置在空气处理机组的正压段。

第三级是高效过滤器，设置在系统的末端或紧靠末端，不得设在空调箱内。

2. 送风系统新风口的设置应符合下列要求：①新风口处应采取有效的防雨措施；②新风口处应安装防鼠、防昆虫、阻挡绒毛等的保护网，且易于拆装；③新风口应高于室外地面2.5m，同时应尽可能远离污染源。特别是微生物实验室应严禁安装、使用电扇送风。

（三）排风系统

1. 检测区重点污染区域要强化实验室内部的负压梯度，设置专业负压通风装置，保证污染空气不会蔓延至其他区域而污染环境。

排风系统的设置应符合以下规定：①操作过程中可能产生污染的设备必须设置局部负

压排风装置，并带高效空气过滤器；②排风与送风必须连锁，排风先于送风开启，后于送风关闭；③Ⅱ级B1型、B2型和Ⅲ级生物安全柜的排风必须与排风系统密闭相连；④排风机应设平衡基座，并采取有效的减振降噪措施。

2. 对实验室的排风量必须进行详细的设计计算。总排风量应包括围护结构漏风量、生物安全柜、离心机和真空泵等设备的排风量等。

3. 实验室内气流设计（如生物安全实验室内各区之间的气流方向）应保证由办公区流向辅助工作区，由辅助工作区流向防护区。

4. 实验室内送排风应采用上送下排方式。室内送风口和排风口布置应使室内气流停滞的空间降到最低程度。

5. 在实验室内要注意生物安全柜操作面或其他有气溶胶操作地点的上方附近不得设置送风口。

6. 高效过滤器排风口下边沿离地面不宜低于0.1m，且不应高于0.15m，上边沿高度不应超过地面之上0.6m。排风口排风速度不宜大于1m/s。应设在室内被污染风险最高的区域，单侧布置，不得有障碍。

7. 在一般实验室内空气交换次数每小时不少于3~4次，使用蒸汽和生化危险试剂的区域，空气交换每小时12次，从事微生物检验区域空气交换每小时16次。特殊实验室在满足其一般检测区要求的前提下，各室之间的空气不能有交叉。

总之，实验室通风系统应考虑检测区域的通风系统尽量避免与中央空调回风管道系统连接，避免交叉污染；另外一个容易被忽略的问题是仅考虑检测区域有整体中央空调就可以满足所有检测设备的需要，而没有考虑到季节变更期间可能检测区域温度不能满足设备条件需要而造成检测设备报警，甚至停止工作的情况发生，应根据地域气候条件变化调节实验室温湿度，夏季温度为18~28℃，冬季温度为16~20℃。湿度为30%~70%，冬季大于30%，夏季小于70%。而对精密仪器室的温、湿度要求更高，夏季温度为26℃，冬季温度为20℃。夏季湿度为50%，冬季湿度为50%。中央空调运行规定时限，为检测区域设计独立控制的空调通风设施。

五、实验室工作台设计

临床实验室工作台和附属设备的质量、类型和布局影响着实验室的安全性、工作质量和舒适性。因此实验室工作台的设计应最大限度满足实验室的功能，工作台一般根据标准制造，可以预订和直接向厂家购买。最好选用可拆卸、能随意重新设置或重新组装的工作台。在选择工作台时，应根据不同专业组的工作特点，征求工作人员意见和要求。

选择工作台的原则：具有良好的使用功能（表3-1）、操作的舒适性和安全性以及简洁适用的外观和色彩。在选择工作台和附属设施时，需注意以下几点。

1. 外观 一个实验室在考虑工作台外形美观外，还应考虑实验室空间设置和摆放，合理的占有实验室有效空间。工作台占据的空间是以所有分析仪器和工作台上净工作空间的长度之和，乘以总工作台宽度和通道宽度之和。还应注意附属设备占有的空间，如冰箱、打印机和特殊工作区。

2. 实用性和功能性 工作人员应注重设施（备）的实用性和功能性。实验室工作人员应参与工作台设施的设计。

3. 实验室的门　一般的实验室大门宽度是1.2m，各室门宽一般为0.91m。将工作台设计为单元式的灵活样式，可以方便搬运。

4. 工作台的高度　供坐着操作的工作台一般高度为76.5cm；供站着操作的工作台一般高度为91.4cm；工作台的椅子和桌子一般前后深度为76.2cm，电脑键盘高度一般为66.0~68.5cm，超过180cm工作人员，可通过调节电脑抽屉的高度来满足需要。从污染控制角度讲，实验台不宜设置抽屉或箱柜。

5. 工作台的类型　工作台按照其结构和用途可分为以下几种。

（1）固定式工作台　固定式工作台的材料可选用钢材、木料或塑料薄板。可从类型、面料和构造等方面选择设计。

（2）模块式工作台　与固定式工作台不同之处，在于模块式工作台的高度、抽屉和高架台储存区均可以重新组装、具有容量大和耐久性。当选择模块式工作台时，重要的是了解单元式结构如何与支持系统相连接。

（3）可移动工作台　旋转可移动工作台可以支撑重的台式仪器，以便调整仪器的摆放，改善实验室工作效率和环境。

（4）拼装工作台　拼装工作台又称组合式工作台，适合经常有暂时变动的实验室，如每隔几个月就要调动工作，每个实验室均可由以上类型工作台组成（比例为固定式60%：模块式30%：组合式10%）。

6. 根据实验室的工作类型选择材料　对热、酸碱、染液、有机溶剂、冲击的抵抗力和承受力是选用工作台材料的重要因素。另外，生物安全实验室还应选用一些特殊材料的台面，如不能选用微生物容易滋生的台面。下面提供一种可靠方法：从供应商处取一块0.4m×0.76m的工作台面，把台面放入水中浸泡过夜，次日取出看是否容易清洗干净并用以上所列的重要因素对其进行实验，检查工作台表面损伤程度，同时应注意工作台面拐角处的设计，以免对物或人造成伤害。

表3-1　临床实验室工作台及设施标准

项目	最低标准	推荐标准
可调转椅（S）、高度（H）、靠背（B）	SH	SHB
椅子上下调节范围	12.7cm	15.2cm
人坐下膝周空间高度	68.6cm	71.1cm
抽屉负重	20kg	20kg
工作台宽度	0.76m	0.76m
两工作台间通道宽度	1.5m	1.5~1.8m
工作台与墙的距离	1.2m	1.5m

六、实验室信息系统设计

实验室信息系统已成为临床实验室一个重要组成部分，它可对整个检验流程中的各个环节，如检验申请、样本采集、样本的运送、样本接收和识别、样本检测、结果报告、质量控制等各个方面的数据进行管理，可大大的简化流程、减少人为的差错、提高工作效率。在设计实验室信息系统时应遵循开放性、实用性、先进性、可靠性、扩展性和安全性原则，注意贯穿分析前、中、后的各个环节和关键点，并与医院信息系统（HIS）对接。同时，还需考虑服务器的存放位置，做好布线工作。

临床实验室信息系统设计安全系统是有必要的，临床一般不需要很复杂的自动控制系统，但需要比较全面的建筑智能化系统，以便安全管理，如安全监控系统、对讲仪、广播系统、消防报警系统，实验室内部局域网系统和一些简单的温度自动控制系统、消毒定时控制系统等；当出现紧急情况时，所有设置互锁功能的门都必须能处于可开启状态。

七、实验室储存空间设计

由于实验室有不同性质的工作，在决定储存空间（冷藏和非冷藏）的大小和种类时，应做相应计划。不同性质的工作包括实验类型、实验的数量、实验室总的有效空间、工作人员的数量、工作流程等都会影响储存空间。

（一）设计储存空间应考虑的因素

1. 每个专业的平均年工作量，估计因技术或服务内容改变，相应的工作量增加或改变情况（增加或减少）。

2. 每年一次性耗材、试剂和化学药品的用量以及订购和使用周期。

3. 实验材料的储存寿命和温度要求（储存室配置壁挂式温湿度传感器）。

4. 各种资料、材料保存的年限和数量。

5. 使用危险品、菌株的量和特性。

6. 是否需要冷藏，以及是否需要配置冷库或冰箱。

（二）有效使用储存管理系统

有效使用基本材料储存管理系统能明显降低定购材料的数量，降低在实验室储存的数量。基本材料储存即在能保证满足材料使用的前提下的最小储存量，可利用计算机进行管理，根据以上所有因素，编制各种材料（或试剂）最低储存限，当某一种材料（或试剂）储存量低于此限时，计算机就可通过报警功能或其他方式提示管理者购买所需材料。

危险物储存需要特殊的储存室，并注意通风。一般来讲，适当的储存空间应占实验室净面积的12%~17%。

（三）储存的温度和湿度

冰箱和冷冻柜的温度必须调节到满足厂商推荐的物品储存要求。低于20%的湿度水平增加静电产生的概率。高于50%湿度水平可发生全凝。若厂商指明产品储存温度为室温，则温度为18~26℃，温度在2~8℃应是用冰箱储存。冷冻是指-20℃或更低温度储存，必须储存数月的物品，通常储存于低于-30℃温度。由于冷冻柜、冰箱和其他储存设备可产生大量的热，在通风和空气循环方面，必须考虑放置这些设备的房间大小和设备的数量。装配温度监控器时，实验室冰箱和冰冻柜应装配带有警铃的独立的温度监控系统。警铃的电源与监控装置的电源是分开的。可使用小电池电能系统或远程监控系统，这样的监控系统可同时监控数台冰箱或冷冻柜。如果温度超过设置温度，监控系统可自动报警，并且根据要求打印温度记录图。

案例

【案例经过】

2007年7月，某临床实验室因为血液常规分析仪出现故障，当天未检测的EDTA-K_2抗凝样本被放入0℃冰箱中，4个小时后仪器故障修复，发现经过冷藏的未检测样本轻微溶血。

【案例分析】

以上案例说明，实验室工作人员因疏忽，不按标本存放条件存放标本，导致血液标本溶血，EDTA-K_2抗凝血液标本短期应存放在室温。另外，从质量管理方面分析，不同标本应该按照不同的保存条件妥善保存，在设计实验室时就应该考虑到不同标本的保存要求并配置相应的保存条件或区域，同时制订样本的保存程序，工作人员遵照执行。

（四）储存的可延展性

新建储存室应考虑临床实验室的长远发展需要。

扫码"看一看"

第二节　临床实验室的总体布局

临床实验室应划分功能区，在满足各种基础设施和基本条件的基础上，合理布局，优化工作流程、提高工作效率和促进可持续发展。

一、临床实验室的总体布局原则

总体布局应符合安全性、灵活性、适应性和可拓展性的原则，并充分考虑临床实验室工作流程设计和文化建设。

考点提示　临床实验室总体布局的原则，人流和物流通道如何设计。

（一）应将安全性放在首位

临床实验室在总体布局方面是可设计多种功能不同的房间，有些房间需要进一步限制非授权人员的进入；此外，要告知实验室工作人员实验室风险，并告诫遵守本科室生物安全管理规定，保障自身安全，如实验期间在不同工作状态时需要临时限制人员的进入。实验室应根据需求和风险评估，必须严格遵循法规和《病原微生物实验室生物安全管理条例》《微生物和生物医学实验室生物安全通用准则》《医疗机构临床实验室管理办法》等的要求，强调生物安全防护，采取适当的警示和进入限制措施，如警示牌、警示灯、警示线、门禁等。实验室内部工作间入口应有工作状态的文字或灯光讯号显示。尤其生物安全实验室应设紧急发光疏散指示标志，实验室的所有疏散出口都应有消防疏散指示标志和消防应急照明措施。

案例

【案例经过】

2008年12月，美国某大学有机化学实验室一名研究助理在通风柜内用塑料注射器将2盎司叔丁基锂戊烷溶液从一个封闭的容器转移到另一个溶液时，因注射器滑出导致溶液喷溅到其手和身上，引燃穿戴的化纤类针织套衫和橡皮手套，并且未能在第一时间接触应急淋浴装置。最终导致其全身43%的体表面积Ⅱ～Ⅲ度烧伤，在医院经过18天抢救后不幸身亡。

【案例分析】

以上案例说明，当事人使用塑料注射器转移叔丁基锂戊烷类自燃溶液，存在较大安全隐患。叔丁基锂戊烷遇空气会立即燃烧，操作人员安全意识不足，佩戴不防火的橡皮手套、穿着易燃的化纤类针织套衫，没有穿实验室工作服而直接进行操作。另外，其对实验室中消防逃生通道与应急喷淋装置的位置不熟悉，跑错方向。而且没有正确使用通风柜，没有利用其相应的保护功能。实验室安全管理欠缺，如没有及时整改安全隐患、未对操作人员进行安全相关培训或培训记录缺失。实验室应制订各种安全管理制度以保证危险品的合理使用，按照国家消防相关安全要求设计消防逃生通道并明确标示，定期组织消防演练。

（二）适应性

实验室的空间设计必须满足每一空间对实际工作的需要，在制订空间分配计划前，应对仪器设备的数量和工作原则、家具的数量、工作人员数量、工作量、实验方法以及实验室的供给和流向等因素作全面分析，在仔细分析各种因素后，对空间标准的要求进行评估，根据其功能和活动情况不同决定其分配空间的不同，以适应临床工作。目前，临床实验室（二级生物安全实验室）对通道的设计应考虑实验室区域分配时，对工作人员、病人流动和样本的转运等流向合理，并做到人流、物流分开，污染物品与洁净物品彼此无交叉污染。实验室的各种通道不是完全由硬隔断组成的专用通道构成，而是由少量的硬隔断结合大量的分区与流程等软性管理的限制来构建的完整体系。

1. 样本流向和通道 样本可按以下流程进行检测：样本采集室⟶样本接受和处理区⟶急诊检测区⟶常规检测区⟶特殊检测区（PCR实验室、结核实验室、荧光显微镜室）⟶样本储存室（库）⟶无害化处理区⟶实验室污物出口。临床实验室的样本流向设计为单向性，可通过人员或其他自动化系统进行传输，样本流向和通道体现了实验室内各个检测区之间的比邻或布局关系。

2. 人员流向和通道 为防止工作人员将病原体带入或带出实验室，避免交叉污染，工作人员进出实验室前须进行更衣、手消毒处理。具体流程：实验室外工作人员通道⟶工作人员上班（或外来人员进入实验室）入口⟶男女更衣室⟶工作人员下班（或外来人员离开实验室）出口⟶实验室外来人员通道。原则上人员上班流向和下班流向为同一个通道，只是方向相反。

3. 物资流向和通道 实验室所有供应品和设备设施进入储存室通道，或无须储存的物资直接进入实验室的通道，以及供应品和设备设施使用后离开实验室的通道。前者等同于人员进入实验室的通道，后者一般等同于污物通道。进入实验室通道宽度和门的宽度设计要能保证大型仪器的进出方便。

4. 安全通道 临床实验室应设置门禁管理系统，贴有警告标志及生物性危险标志，只限于预先被告知危险性、经过特殊培训的人员及支援人员能够进出。安全通道包括清洁通道、污染通道和消防通道。

（1）清洁通道 清洁物品流向的区域，如实验室外工作人员通道、工作人员上下班出入口、生活区和实验室辅助用房，如弱电间、强电间、空调机房、水机房、不间断电源房等。

（2）污物通道 各个检测区标本⟶样本储存室⟶无害化处理区（洗涤室或污物储存间）⟶污物出口通道。

（3）消防通道 临床实验室规划设计中更应考虑对安全逃生通道的特别设计必须将人员消防逃生通道标志和示意图设置在实验室醒目位置。消防通道的设置应考虑通道的位置、数量、宽度。消防设施包括消防门、喷淋、消火栓的数量和位置。假设一个800平方米的实验室，安全出口数量应保证不少于4个，之间最近距离不小于5米，总疏散净宽度应保证不小于2米，同时安全出口、疏散走道、房间门最小净宽度应满足消防规范最小要求，并需要根据规范计算大小。对整个实验室的每一具体区域的作周密布局。

案例

【案例经过】

2010年，国内某一实验室突然发生爆炸，事故原因系工作人员不小心将装有石油醚的玻璃瓶打翻，导致石油醚自燃，引燃了旁边的木制柜子。随后，火势迅速蔓延，并引燃了与之相邻的仓库，幸好工作人员熟悉逃生通道，并及时撤离，未造成人员伤亡。

【案例分析】

以上案例说明，实验室存放易燃易爆的化学物质，需要考虑这些化学品的安装储存和使用问题，另外实验室中的消防逃生通道的设置、使用和相关培训对于避免实验室消防安全事故的发生至关重要。实验室应制订各种安全管理制度以保证工作人员人身安全，按照国家消防相关安全设计消防逃生通道并明确标示，定期组织消防演练和培训。

（三）灵活性

可使用灵活性强的工作台，以便减少开支和适应未来的发展；还应考虑相同工作原理或流程的仪器及其相应的附属设施、耗材等的合并与拆分能力；机械方面的灵活性还包括：空气处理系统的类型和容量、泵的使用和各种输送管路的维修与重建等。

（四）可拓展性

在根据现实工作需要决定空间的合理化分配的同时，应从发展角度来确定实验室空间大小，以便在较长时间内能容纳新添置的仪器和设备，保证高效、安全完成临床工作，满足未来工作量增长的需要。

（五）提高工作效率与服务质量

设计布局时不仅要进行有效的功能分区，合理的资源配置，减少繁琐的工作步骤，使内部工作流程合理、通畅、高效，还应考虑结合实验室和医院的相对地理位置，优化外部服务流程，特别是窗口的设计，要有利于患者样本的采集、送检、等候、报告、咨询和投诉等，还应有利于保持实验室与患者和医护人员的良好沟通。

（六）注重文化建设，提高团队凝聚力

实验室的设计除了保证工作的有效进行外，还应注重色彩、感官等人文因素，并能促进科主任和员工、员工与员工之间的沟通协作，营造舒适、温暖的氛围，根据科室需要可配备资料室、学习室（会议室）等，充分体现现代实验室的以人为本的宗旨，提高团队的凝聚力。

二、临床实验室功能分区

实验室设计最重要的部分是空间布局，需要从发展的角度来确定实验室大小，根据放置或新添置仪器和设备的需要合理分配空间，并在有效的空间中进行功能分区。临床实验室常可划分为清洁区、缓冲区、半污染区以及污染区，区与区之间可以是线形、L形或夹角形方式排列。通过几种布局呈现完整的实验室功能链。

考点提示 临床实验室功能分区。

1. 清洁区 临床实验室的清洁区是指正常情况下没有被致病因子污染的区域，又称生活区，指工作人员更衣、休息、学习、听讲座等的区域，如男女更衣室、办公室、会议室、清洁物资库房、文件室等。此区域应集中设置，远离工作区、洗涤区、样本储存区等污染区，与实验室的其他功能用房分开设置。

2. 缓冲区 临床实验室的缓冲区是指有相应洁净度的区域，如物品储存区、供给区等。储存区包括工作台下、高架上、冷藏区和冷冻区。

3. 半污染区 临床实验室的半污染区是指有被致病因子轻微污染风险的区域，是清洁区和污染区之间的过渡区，如实验室内的走廊、过道。

4. 污染区 临床实验室的污染区是指致病因子污染风险最高的区域，如工作区、洗涤区、样本储存区等。

三、临床实验室的布局模式

临床实验室根据各个专业的特点，采用封闭和开放式相结合的布局。

早期的临床实验室由于开展的项目少，手工操作的项目多，主要以专业为区分较为独立的完成相应的工作。因此，每个专业实验室在设置时通常都是采用封闭式的，相当多的临床实验室一直沿用至今，封闭式的优点是工作相对独立，人员、噪声、温湿度和电磁等因素相互干扰少，也不容易产生交叉污染，但也存在着工作沟通协调困难、公用资源浪费等缺点。随着工作量的不断增加、自动化仪器和实验室信息系统的发展，特别是自动化流水线和前处理的应用，很多临床实验室已经采用开放式的大操作间布局模式，开放式的优点是可以优化工作流程、合理使用配置、人员集中调配，在实验室的扩展方面也更具灵活性，但容易产生人员、噪声、温湿度和电磁的相互干扰，交叉污染的风险也较高。因此，现在更趋向根据各个专业的特点，采用封闭式和开放式相结合的布局（图3–1），对于一些操作模式相似、可共同使用资源（包括电、水、废液的处理和标本的共用等）、仪器间相互干扰少、不

容易产生交叉污染的项目（如生化、免疫和血液的大部分项目）可以放在相对开放的空间进行，但要注意防噪声的措施，并保证温湿度的均衡等；而微生物、聚合酶链式反应（PCR）及一些免疫的手工项目，则应严格地进行功能性区域划分，并符合国家或行业的相应法规和标准，采用封闭式的模式，同时应注意开放式和封闭式区域之间通道的合理衔接，做到协调统一。

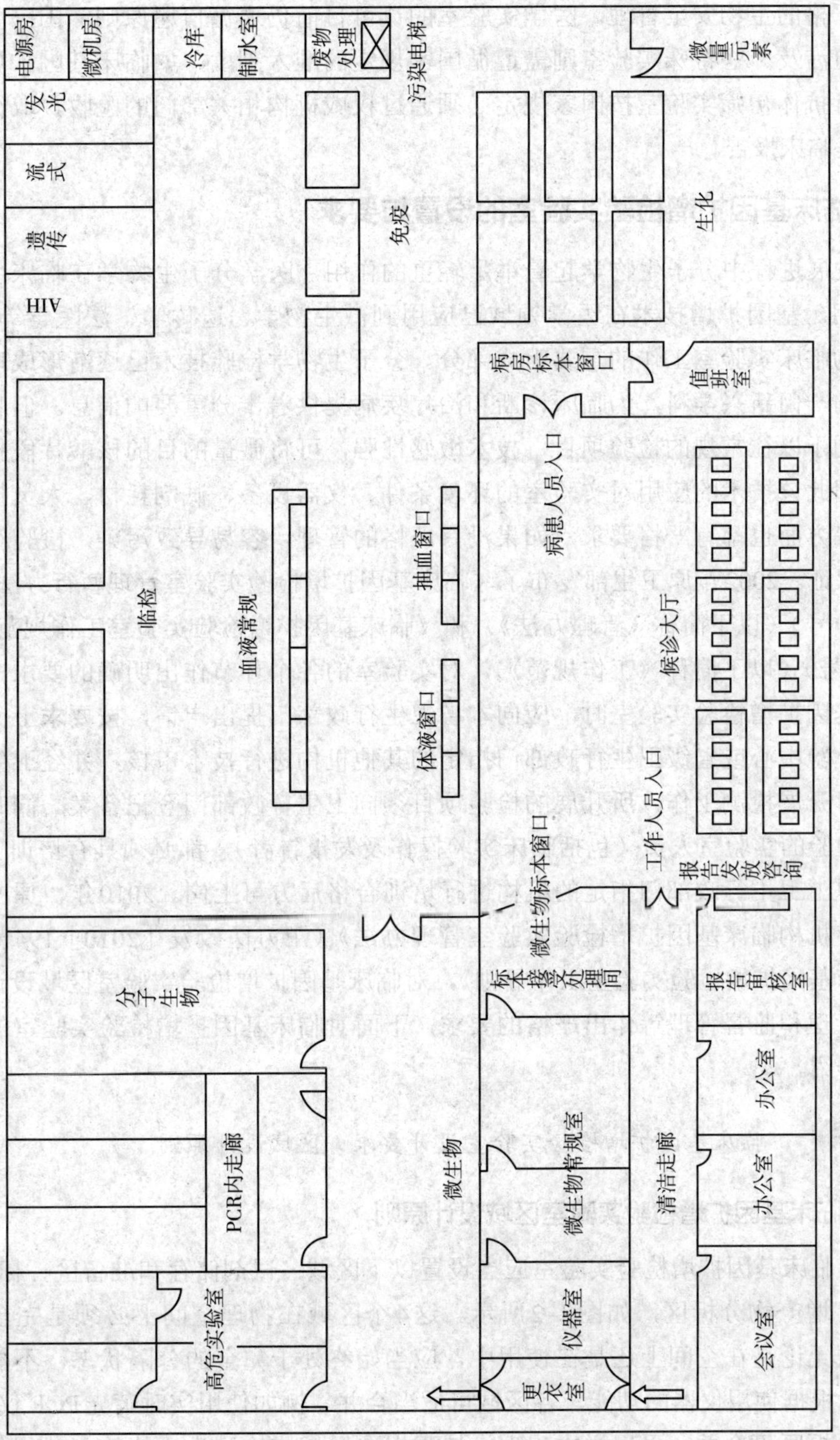

图3-1　某综合医院临床实验室平面布局图

第三节　特殊实验室设计

随着科学技术的发展和社会对医学检验的需求增加，临床实验室不断的引进和开展新技术、新项目，以满足临床的需要，在这些检查项目中，有的涉及技术水平层次的高要求，有的需要严格的生物安全管理。医学实验室的认可目前仍遵循自愿原则，国家并未采取强制手段，但涉及一些特殊实验室则需遵循国家规定的准入制度，如临床基因扩增实验室和艾滋病病毒抗体初筛实验室按国家规定必须通过权威机构相关部门的验收，取得相应资格后才能出具临床报告。

一、临床基因扩增检验实验室的设置与要求

医学发展进程中分子生物学起着举足轻重的作用，医学分子生物学在临床上日益成熟和广泛应用。基因扩增技术在医学领域已应用到微生物学、遗传学、法医学等多个学科，并正在成为临床实验室工作的重要组成部分。分子生物学检验技术已逐渐形成现代检验医学领域中的一门新兴学科，为临床诊断和治疗疾病提供着十分重要的信息。但临床基因扩增检验不同于以往常规的检验项目，技术敏感性强，可将微量的目的核酸片段扩增一百万倍以上，因此该技术的应用对实验室的环境条件、仪器设备、试剂耗材、人员技术能力和质量控制等方面也都有严格要求，如果没有严格的管理，容易导致污染，检验结果的质量不能得到保证。2002年原卫生部发布了《临床基因扩增检验实验室管理暂行办法》（卫医发［2002］10号）（以下简称《管理办法》）和《临床基因扩增检验实验室工作规范》（卫检字［2002］8号）（以下简称《工作规范》），对实验室的各个环节作出明确的要求，规定医疗机构设置基因扩增检验实验室时，应向本省卫生行政部门提出申请，按要求上交材料。由省级临床检验中心或省级卫生行政部门指定的其他机构进行技术审核，并经卫生行政部门批准后方可开展检测工作，所开展的检验项目须向卫生行政部门登记备案。同时从事临床基因扩增检验的实验室人员（包括临床实验操作及发报告者），都必须具有培训上岗证，应当经省级以上卫生行政部门指定的机构进行培训合格后方可上岗。2010年，原卫生部又发布了《医疗机构临床基因扩增检验实验室管理办法》（卫办医改发［2010］194号）及《医疗机构临床基因扩增检验实验室工作导则》，对临床基因扩增检验实验室区域设计原则、审核、质量管理和监督管理等作出严格的要求，下面对临床基因扩增检验实验室的设计和配置做简要介绍。

考点提示　临床基因扩增检验实验室设计要求、区域设计原则。

（一）临床基因扩增检验实验室区域设计原则

原则上临床基因扩增检验实验室应当设置以下区域：试剂储存和准备区、标本制备区、扩增区、扩增产物分析区，如图3-2所示。这4个区域在物理空间上必须是完全相互独立的，各区域无论是在空间上还是在使用中，应当始终处于完全的分隔状态，不能有空气的直接相通。根据使用仪器的功能，各区域可适当合并。例如使用实时荧光PCR仪，扩增区、扩增产物分析区可合并；采用样本处理、核酸提取及扩增检测为一体的自动化分析仪，则标本制备区、扩增产物分析区可合并。按其功能及工作要求分以下几个设计区域。

1. 试剂储存和准备区　在该区进行储存试剂的制备、试剂的分装和主反应混合液的制备。储存试剂和用于标本制备的材料应直接运送至试剂储存和准备区，不能经过产物分析区。试剂原材料必须储存在本区内，并在本区内制备成所需的储存试剂。

2. 标本制备区　在该区进行临床标本的保存，核酸（RNA、DNA）提取、储存及其加入至扩增反应管和测定RNA时cDNA的合成。由于在加样操作中可能会发生气溶胶所致的污染，所以应避免在本区内不必要的走动。可通过在本区内设立正压条件避免从邻近区进入本区的气溶胶污染。待测RNA的cDNA拷贝须保存在标本制备区，不得在本区对样本进行PCR扩增。

3. 扩增区　在本区内进行DNA或cDNA扩增。此外，已制备的DNA模板和合成的cDNA（来自样本制备区）的加入和主反应混合液（来自试剂贮存和制备区）制备成反应混合液等也可在本区内进行。在巢式PCR测定中，通常在第一轮扩增后必须打开反应管，因此巢式扩增有较高的污染危险性，第二次加样必须在本区内进行。不能从本区再进入任何“上游”区域，可降低本区的气压以避免气溶胶从本区漏出。为避免气溶胶所致的污染，应尽量减少在本区内的走动。如有加样则应在超净台内进行。

4. 扩增产物分析区　在本区内进行扩增片段的测定。本区是最主要的扩增产物污染来源，因此必须注意避免通过本区的物品及工作服将扩增产物带出。

由于本区有可能会用到某些可致基因突变或有毒物质如溴化乙锭、丙烯酰胺、甲醛或放射性核素等，故应注意实验人员的安全防护。本区如采用负压条件或减压情况下可减少扩增产物从本区扩散至前面区域的可能性。

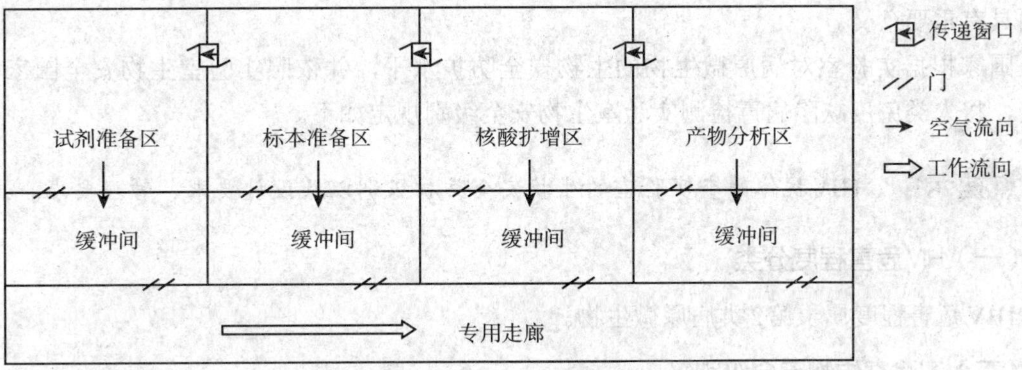

图3-2　临床基因扩增实验室平面图

（二）临床基因扩增检验实验室的空气流向分布路径

临床基因扩增检验实验室的空气流向可按照试剂储存和准备区⟶标本制备区⟶扩增区⟶扩增产物分析区进行，防止扩增产物顺空气气流进入扩增前的区域。可按照从试剂储存和准备区⟶标本制备区⟶扩增区⟶扩增产物分析区方向空气压力递减的方式进行。可通过安装排风扇、负压排风装置或其他可行方式实现。同时，工作人员进入各工作区域也必须严格按照单一方向进行，即试剂储存和准备区⟶标本制备区⟶扩增区⟶扩增产物分析区，不可逆向行走。在门上还应贴上生物安全和行走方向的警示标识。

（三）临床基因扩增检验实验室的清洁流程路径

全部工作结束后，必须立即对PCR实验室工作区进行清洁处理，应以试剂储存和准备区⟶标本制备区⟶扩增区⟶扩增产物分析区的方向进行清洁。不同的实验区域应有其各自的清洁用具以防止交叉污染。工作区的实验台面应当用次氯酸钠消毒清洁，然后再通过紫外线照射处理。由于紫外线照射的距离和能量对于去污染的效果非常关键，因可使用可移动紫外线灯，在工作完成后调至实验台上60~90cm内照射。由于扩增产物仅几百或几十碱基对，对紫外线损伤不敏感，最好是延长紫外线照射时间或过夜照射以分解扩增片段。

二、人类免疫缺陷病毒检测实验室的设置与管理

按原卫生部《人间传染的病原微生物名录》（2006年）（简称《名录》），人类免疫缺陷病毒（HIV）列为危害程度第2类病原微生物，根据国务院2004年颁布的424号令《病原微生物实验室生物安全管理条例》，HIV属于高致病性病原微生物。HIV以血液传播为主，通过共用针头吸毒、使用被污染的血制品及血液是我国获得性免疫缺陷综合征（AIDS）流行的主要传播途径。国内在广西、云南等地区是艾滋病高发区，国外临床医护人员和实验室工作人员由于职业暴露引起的感染多有报道，HIV抗体检测实验室以检测血液样本为主，为加强实验室生物安全，防止实验室交叉感染。HIV抗体检测不同于其他病原微生物检测，任何错误的结果，如假阳性或假阴性结果都对被检者和社会带来一定影响。因此2006年6月原卫生部颁布的《全国艾滋病检测工作管理办法》、2015年12月中国疾病预防控制中心制订的《全国艾滋病检测技术规范》对人类免疫缺陷病毒检测实验室的设置、验收、工作要求、质量管理和监督管理作出明确的要求，对加强人类免疫缺陷病毒检测工作的规范管理和质量控制，确保检测结果的准确性和可靠性，并对保证人类免疫缺陷病毒检测实验室安全等方面具有重要意义。

国家根据实验室对病原微生物的生物安全防护水平，并依照实验室生物安全国家标准规定，将人类免疫缺陷病毒检测实验室生物安全级别规定如下。

考点提示 HIV抗体筛查实验室的生物安全防护级别以及设计要求、管理要求。

（一）HIV危害程度分类

HIV危害程度属于第2类病原微生物。

（二）实验室生物安全级别

1. HIV抗体检测 HIV抗体检测属于非病毒培养的实验，仅为血清学检测，按《名录》要求，应在符合Ⅱ级生物安全实验室（BSL-2）要求的HIV抗体检测实验室中操作。

2. HIV分离、研究 HIV分离、细胞培养及研究工作按《名录》要求，应在Ⅲ级生物安全实验室（BSL-3）中进行。

（三）实验室要求

HIV抗体检测实验室应按国家标准《实验室生物安全通用要求》（GB19489—2008）及《全国艾滋病检测技术规范》（2015年修订版）、《全国艾滋病检测工作管理办法》（2006年）要求设置。HIV实验室有以下必备条件。

1. 人员条件 确认实验室要求有5名以上的技术人员。其中高级卫生技术职称人员1名以上、中级卫生技术职称人员2名以上。担任确认实验的操作人员，需从事病毒血清学检

测技术工作5年以上，HIV筛查工作3年以上，接受过国家或省级HIV检测确认中心举办的HIV确认试验学习班培训，并获得合格证书。艾滋病筛选实验室人员至少由3名医技人员组成，具有中级卫生技术职称人员至少1名。负责筛查试验的技术人员需具有2年以上从事病毒性疾病血清学检测工作经验，接受过确认中心实验室的技术培训，并获得合格证书。直接接待检测对象的实验室需配置咨询人员，咨询人员须接受国家级或省级咨询培训。

2. 实验室样本采集室的布局设计　样本采集室主要是指血液样本的采集区。样本采集室的位置和空间影响检验结果的准确性。样本采集室空间设置应充分合理，应有足够的空间和不同的区域，通常用玻璃挡板把工作人员和患者分隔在不同的房间，玻璃挡板粘贴有不同抽血提示，玻璃挡板下面设置有足够的空间，方便工作人员与患者交流。样本采集台面高低和宽度适宜，工作人员旁边应放置有检验手册、采血器材托盘、时间记录器、耐穿刺处理容器（锐器盒）、采暖装置和紧急呼叫设施等。采血托盘可放置各种采血器材，如一次性乳胶手套、采血针、采血管、无菌注射器、静脉血液收集管、止血带、70%乙醇、棉签、纱布等，样本采集室内设置有供检验人员洗手的设施和物品，如洗手池、洗手液等。样本采集室的选址要合理，选择一个独立、干净、安静、明亮的专用的环境进行穿刺。充分考虑到患者的舒适性和安全性（如舒适坐椅等）。采集样本流向：采集合格的样本通过标本运输通道，如工作人员或其他自动化系统，传输到样本检测室分类进行各自的检测。采集样本人员流向：样本采集室多为污染区或半污染，采样人员完成当天工作后用洗手液充分洗手，然后用2%煤酚皂液将手浸泡2分钟后才入洁净区。样本采集室的风险控制：如遇有血液标本洒落或打碎采血管时，应用浸润5%石炭酸的抹布包裹后，并用浸润有5%石炭酸的抹布擦拭台面和地面，用酒精棉球擦拭手后再继续操作。另外，样本采集室应配备有灭火设备，以免火灾发生。

3. 实验室设置和设备　确认实验室需有独立的实验用房并设置清洁区、半污染区和污染区3个区域，如条件许可在每个区都应该有自来水管和水池，至少在清洁区和污染区应有自来水管和水池。实验室主要配置设备有：专用的冰箱、恒温水浴箱、酶标分析仪、全自动洗板机、离心机、振荡器、精密移液器、洗眼装置（如冲眼器）、生物安全柜。其中，生物安全柜应放置在没有气流明显流动的地方，避免生物安全柜在工作时受到外界气流而影响了正常的内部层流。

（四）HIV检测实验室生物安全管理

1. 实验室危害评估　对新建或已建的HIV抗体检测实验室必须做一次实验活动危害评估，评估内容应根据各实验室情况、条件、人员以及具体实验活动等诸多因素综合考虑。

2. 健全实验室管理制度　各类生物安全管理制度应包括：样本的处置与保存管理、仪器的安全使用、消毒隔离措施、应急事故处理、实验废弃物处理、人员健康定期医学监护制度、职业暴露处理等。

3. 个人防护　实验室工作人员所用的个人防护装备均应符合国家有关标准的要求。使用前应仔细检查，不使用标志不清或破损的防护用品。同时应根据本实验活动的特点，选择适当的个人防护用品，并要正确使用。一次性的用品不可反复使用。

（五）样品采集管理

HIV抗体检测主要采集血液样品，样品采集的工作人员应掌握相关专业知识和操作技能，能有效防止病原微生物扩散和感染。样品采集过程中，工作人员必须清楚意识到待检样品的潜在感染性，操作时须戴手套（如果采集已知的HIV感染者或患者的样本时，应戴双层手套），提倡使用真空采血器，若使用普通的注射器，采血后，不得用手摘取针头，不得给注射器重新“戴帽”，避免刺伤手。针筒内的血要小心缓慢地沿管壁注入试管内，防止血液外溅。盛有血液的试管必须及时加盖，并放置于稳妥的试管架上，防止倾侧。试管在注入血液前应认真检查试管底、管壁有否裂纹和破损。使用后的真空采血器或普通注射器及止血棉球都含有待检样本的血液，必须立即放入含有消毒液的容器内，按有关要求消毒一定期限后，作为医疗废弃物处理，或放置于生物废弃袋中，在密封的情况下送去作高压灭菌处理。如果是因流行病学调查及疾病监测需要，在现场采集样本时必须注意如下几项。

1. 大面积采血时，尽可能不污染采血现场，工作台面应采用一次性的台布铺垫。

2. 受检人员较多时，可能出现较混乱场面，应有工作人员维持工作秩序，防止人员弄翻已采好的血液样本。

3. 必须备足消毒液，以便对被污染的环境及时有效地进行消毒处理。

4. 工作完毕，应该将所有的样本采集的残余物质用一次性台布包裹，集中放置于生物废物袋（注意：针头等锐器应放置于耐扎的容器内），带回单位高压灭菌后做无害化处理。

5. 离开现场前，对现场进行一次彻底的消毒处理。

6. 采集的血液样本要按照有关规定运输回本单位。

（六）样品转移管理

1. 单位内部运输 采好的样本放在规定的容器内送到实验室，不得徒手拿到实验室内。

2. 实验室间远程运输 需利用车、船、飞机等交通工具运输的样品，应采用世界卫生组织（WHO）提出的三级包装系统，根据原卫生部2005年第45号令《可感染人类的高致病性病原微生物菌（毒）种或样本运输管理规定》的要求，高致病性病原微生物事先应进行规范合适的包装和标记，办妥必要的运输申请手续，方可实施运输。

（七）样品接收、开启管理

实验室接收样本应在生物安全柜内开启包装件，并检查盛装样品的试管有无破损或渗出的情况，如发现溢漏应立即将存留的样品移出，对被污染的试管、试管架和盛器均需进行严格消毒。

（八）样品分离管理

1. 离心机分离血清样品 在离心前，最好在实验室自然放置1~2h。在离心时，最好使用带有密封离心桶（安全杯）或者密封转头的离心机分离血清，离心后，应在生物安全柜里开启试管盖。在生物安全柜内分离血清，操作时，尽量避免产生气溶胶，工作人员的手臂动作幅度不能太大，以免影响安全柜内的空气层流。如果是无盖的试管，应在离心完毕后，静止30min后，再开启离心机盖，如发生试管破损，要对离心机进行严格的消毒。

2. 废弃物处理 血清分离器械的处理操作完毕后，所有的吸管、Tip吸头、含血细胞的试管等废弃物应置于规定的已含适当消毒液的容器内，小心的移出生物安全柜，高压和（或）焚烧。如使用滤纸片作为载体收集的样本，在实验室内使用缓冲液浸泡、离心收集样本的操作，亦参照上述要求处理。要求工作人员将所有实验操作移至生物安全柜中间进行，安全柜内工作台面由左到右分别为相对清洁和污染区域。

3. 消毒 应备有合适的消毒液，以随时清除溅出物及溢出物。

本章小结

临床实验室的建设是医院总体规划中的重要组成部分，它是一个复杂的系统工程，随着对外交流和现代化装备的引进，国外先进的管理理念的借鉴和推广，优化的环境、合理的使用面积、人性化的设计逐渐成为建设临床实验室的基本要求。临床实验室是临床实验技术人员根据临床工作的要求和任务来建设的，所以临床实验室建设中，也应充分考虑到临床实验室各专业工作的特殊性。此外，现代临床实验室还应兼顾环境舒适、自动化程度高、快速检测、避免污染、符合国家规范、有利于改善服务流程、融入医院和科室文化、有利于未来发展等因素。临床实验室设计时应考虑的基本因素包含实验室空间分区和布局、用水、用电、通风、工作台、信息系统、储存空间以及特殊实验室的设计等，总的来说，临床实验室总体布局应符合安全性、适应性、灵活性和可拓展性的原则，并充分考虑流程设计和文化建设。

扫码"练一练"

习　题

一、单项选择题

1. 下述关于实验室布局叙述，哪项是错误的

A．临床实验室的布局应根据专业特点采用开放和分隔式相结合的模式

B．开放式的实验室交叉污染的风险比分隔式的实验室低

C．开放式实验室可以优化工作流程、合理使用配置、人员集中调配

D．开放式的实验室交叉污染的风险比分隔式的实验室高

E．分隔式实验室工作相对独立，人员、噪音、温度、湿度和电磁等因素相互干扰少

2. 关于实验室的位置，下列哪项描述是错误的

A．为了减少交叉感染，临床实验室应独成一体，并远离居民区

B．实验室的位置应充分考虑到服务流程、有利于样本采集和运送

C．临床实验室应设置在较高的楼层

D．在实验室周围环境中不允许有嘈杂、吵闹声，尽可能避免噪声

E．应与门诊和病房之间保持合适的距离

3. 下列实验室宜采用分隔式布局的是

A．生化室　　B．免疫室　　C．临检室

D．PCR室　　E．微检室

4. 大多数实验室广泛采用的排风模式是

A．全室通风　　B．通风管　　C．排气罩

D．机械通风　　E．局部排风

5. 我国实验室的噪声一般以多少分贝为宜

A．20~30　　B．30~40　　C．40~50

D．45~55　　E．50~60

6. 关于临床实验室用电的描述哪项是错误的

A．电压必须稳定在220V　　B．应充分考虑计算机所需插座

C．要有合理的用电回路　　D．要有防雷及接地系统

E．要配备应急电源系统

7. 关于UPS，下列哪项是正确的

A．单机UPS的供电容量有限，且扩展能力较强

B．选配UPS电源的功率必须略小于负载的实际功率

C．在选择UPS时，应根据负载对电力的要求程度及负载的重要性不同，选取不同类型和输出功率的UPS

D．单机UPS安装简便，控制和转换方便，但一台UPS单机的故障会影响其他UPS的正常供电

E．以上均是

8. 关于临床实验室用水分级正确的是

A．一级水用于一般化学分析实验

B．一级水用于高压液相色谱分析

C．二级水由离子交换制备而成，用于配制微生物培养基

D．二级水由多次蒸馏制备而成，用于自动化分析仪器的清洗

E．三级水适合较灵敏的无机痕量分析试验

9. 关于临床实验室天花板上的固定紫外灯距地面的距离不要超过（　）米

A．2.1m　　B．2.3m　　C．2.4m

D．2.5m　　E．1.9m

10. 生物安全实验室分区的主要依据是

A．流动人员的多少　　B．房间面积的大小

C．含有病原体的多少　　D．房间的通风

E．受生物因子污染概率的大小

11. 样本采集室的空间和物品要求正确的是

A．样本采集室内无须设置洗手的设施和物品，因为有消毒使用的75%的乙醇

B．采集标本时必须用5英寸×5英寸的纱布垫

C．样本采集室设置充分考虑到患者的舒服性和安全性

D．应有足够的空间和不同的区域，空间密闭并独立设置

E．成人与儿童患者必须在不同的房间中采集标本

12. 下述不是临床实验室用电总的安全原则的是

A．要有合理的用电回路　　B．要设置切断电源的总闸刀

C．应充分考虑计算机所需插座　　D．要配备应急电源系统

E．电压必须稳定在250V

13. 对实验室生物安全的设计要求叙述正确的是

A．工作人员和患者都可进入实验室

B．标本采集室无须设置洗手池

C．实验室应贴有警告标志及生物性危险标志

D．实验室不能放置危险品

E．距离危险化学试剂或高风险操作区域50m内，应设有紧急洗眼处和紧急喷淋装置

14. 关于实验室废液和污水的处理，下列哪些是正确的

A. 废液成分均需经化学法处理后才能排放

B. 实验室废液和污水排入排水系统时，经洁净区排出

C. 消毒杀菌装置应设置在水池处，使于检查和维修

D. 被化学污染，对人体有害有毒物质的污水应设置独立的排水管道，经局部处理或回收利用才能排入室外排水管网

E. 污水经稀释后可直接排入医院的污水管网

15. 临床PCR实验室的空气定向气流方向为

A. 标本制备区⟶试剂储存和准备区⟶扩增产物分析区⟶扩增区

B. 标本制备区⟶试剂储存和准备区⟶扩增区⟶扩增产物分析区

C. 试剂储存和准备区⟶标本制备区⟶扩增区⟶扩增产物分析区

D. 试剂储存和准备区⟶扩增区一标本制备区⟶扩增产物分析区

E. 试剂储存和准备区⟶标本制备区⟶扩增产物分析区⟶扩增区

16. 工作人员进入临床PCR实验室必须严格按照（　）方向进行

A. 试剂储存和准备区⟶标本制备区⟶扩增区⟶扩增产物分析区

B. 试剂储存和准备区⟶扩增区⟶标本制备区⟶扩增产物分析区

C. 试剂储存和准备区⟶标本制备区⟶扩增产物分析区⟶扩增区

D. 标本制备区⟶试剂储存和准备区⟶扩增产物分析区⟶扩增区

E. 标本制备区⟶试剂储存和准备区⟶扩增区⟶扩增产物分析区

17. 实验室的半污染区是

A. 会议室　　B. 样本储存区

C. 实验室内的走廊或过道　　D. 洗涤区

E. 冷藏区

18. 下述是实验室洁净区的是

A. 会议室　　B. 样本储存区

C. 实验室内的走廊或过道　　D. 洗涤区

E. 冷冻区

19. 下述是实验室缓冲区的是

A. 会议室　　B. 样本储存区　　C. 洗涤区

D. 冷藏区或冷冻区　　E. 实验室内的走廊或过道

20. 下述不属于实验室局部通风排风的设备是

A. 通风柜　　B. 空调扇　　C. 生物安全柜

D. 排气扇　　E. 以上均都不是

二、简答题

1. 临床实验室总体布局的原则是什么？

2. 临床实验室如何进行功能分区？

3. PCR实验室的设计和空间利用应考虑哪些因素？

（周　琳）

第四章

临床实验室质量管理体系

学习目标

1. **掌握** 质量管理体系的概念及构成，临床检验操作规程的内容要求。
2. **熟悉** 质量管理体系的运行。
3. **了解** 质量管理体系的持续改进。
4. **学会** 质量管理体系的构成、标准操作规程（SOP）文件的编写。
5. **具备** 运用质量管理体系逻辑思维解决质量问题的能力。

扫码“学一学”

第一节 临床实验室管理体系概述

现代临床实验室管理体系包括人力资源管理、质量控制管理、信息资料管理、仪器设备管理、试剂管理、财务管理、组织管理和安全管理等，这与以往所注重的“质量控制管理”在内涵及范围上有很大的差别。由于我国不同临床实验室的质量管理水平还存在较大差距，为了保证实验室的有效运行和检验质量，不同实验室应依据相应的国际标准、国家标准或国家和地方政府的法律法规，建立、完善适合实验室现状的质量管理体系。

一、质量管理体系的概念与构成

（一）质量管理体系的概念

在《质量管理体系要求》（GB/T19001—2008）中对质量管理体系的定义是：“在质量方面指挥和控制组织的管理体系。”它对管理体系的定义是：“建立方针和目标并实现这些目标的体系。”它对体系的定义是：“相互关联或相互作用的一组要素。”综合起来，临床实验室质量管理体系是指挥和控制实验室建立质量方针和质量目标并实现质量目标的相互关联或相互作用的一组要素。《检测和校准实验室能力的通用要求》（GB/T 27025—2008）对质量体系进行了定义：“为实施质量管理所需的组织结构、程序、过程和资源”。对临床实验室而言，两者的含义是一致的，前者着重于质量管理体系的精确含义，而后者更侧重于质量管理体系的组成。临床实验室主要工作是为临床诊断和治疗提供实验数据，最终成果主要体现在检验报告上，因此，能否向临床提供高质量（准确、可靠、及时）的检验报告，得到患者和临床的信赖与认可，以满足患者和临床的要求，始终是临床实验室质量管理体系的核心问题。

（二）质量管理体系的构成

依据《检测和校准实验室能力的通用要求》（GB/T 27025—2008）对质量管理体系的定义，质量管理体系由以下四部分组成。

1. 组织结构　组织结构是指一个组织为行使其职能，按某种方式建立的职责权限及其相互关系。对实验室而言，其本质是实验室人员分工协作关系，其内涵是实验室全体成员为实现组织目标，进行分工协作时，在职务范围、责任、权利等方面所形成的机构体系。组织结构从整体的角度正确处理实验室人员的上下级和同级的职权关系，把质量职权合理分配各个层次及部门，建立起集中统一、步调一致、配合协调的质量职权结构。

2. 程序　为进行某项活动所规定的途径称之为程序。实验室为了保证组织结构能按预定要求正常运行，制订程序或设计标准管理也是十分重要的。程序文件是实验室工作人员的行为准则和规范。程序文件规定从事的对应工作应由哪个部门去做，由谁去做，怎样做，何时何地做。程序性文件作为客观工作的反应，对实验室所有人员都有约束力，任何涉及某一工作领域的人员均不能违反相应的程序，使各项质量活动（过程）规范标准。程序还可分为管理性程序和技术性程序。程序性文件一般都是指管理性的、多为各项规章制度、各级人员职责、岗位职责等。

3. 过程　将输入转化为输出的一组彼此相关的资源和活动。从过程的定义可以理解为，任何一个过程都有输入和输出，输入是实施过程的依据或基础，输出是完成过程的结果，完成过程必须投入适当的资源和活动。过程是一个重要的概念，有关实验室认可的标准都是建立在“所有工作是通过过程来完成的”这样一种认识的基础之上的。

4. 资源　资源包括人员、设备、设施、资金、技术和方法。衡量一个实验室的资源保障主要反映在是否具有满足检验工作所需的各种仪器、设备、设施和一批具有丰富经验、有资历的技术人员和管理人员，这是保证具有高质量检验报告的必要条件。检验科为了维持、发展和提高学术素质与技术水平必须做好六个方面的工作，即全面管理、人才培养、仪器装备、全面质量保证、创新和特色建设及临床意识（即不断地将实验室与临床工作相结合）。

考点提示　质量管理体系的构成。

综上所述，构成质量管理体系的组织结构、程序、过程和资源四个方面存在彼此间相互独立又相互作用的内在关系。组织结构是实验室按照目标分解职能并确定管理层次和管理幅度，以实现科学合理的分权和授权的具体和相对固定的组织框架，为实验室工作提供了组织上的保障。程序是组织结构的继续和细化，也是职权的进一步补充，可使组织结构更加规范，起到巩固和稳定组织结构的作用。程序和过程密切相关，有了质量保证的各种程序性文件和规范的实验操作手册才能保证检验过程高质量完成。质量管理是通过对过程的管理来实现的，过程的质量又取决于所投入的资源与活动，而活动的质量则是通过实施该项活动所采用的方法（或途径），予以确保控制活动的有效途径和方法是制定书面或文件化程序。

二、质量管理体系组织结构的确定和资源配置

（一）组织结构的确定

1. 内部结构　临床实验室或其所在机构必须是经国家许可，有明确的法律地位的组织。

实验室应明确各个组成部分（部门），并对各个部分（部门）的隶属、管理关系进行清晰描述。例如，某临床实验室由若干个专业实验室构成，各个专业实验室负责各自专业领域的检验；实验室还设有技术管理层和质量管理层，各个专业实验室应接受这两个管理层的管理；技术管理层和质量管理层也存在协调统一的关系等。实验室上述组织结构可以用结构图并辅以文字说明来描述。在图中，可用方框表示各种管理职务或相应部门，用箭头表示权利的指向，通过箭头线将各方框连接，可标明各种管理职务或部门在组织结构中的地位以及它们之间的关系，下级（箭头指向）必须服从上级（箭头发出）领导。实验室的组织结构应能满足服务全过程的需要，也就是说从样本采集前到检验结果报告发出后的全过程，以及相关的技术管理、质量管理、器材采购、培训再教育等过程，均应有相应的机构对之负责。

2. 外部机构 实验室与外部的组织机构还会有纵向和横向的联系。例如，医院所属的实验室，要接受所在医院人事、财务、器材等部门的管理。这种关系也可以用结构图来进行描述。要求结构图能确定实验室在母体组织（如医院）中的地位，清楚描述实验室与母体组织中各个机构的关系。除此之外，临床实验室还可能与其他机构发生关系，例如，国家或地方规定的实验室质量控制部门、计量校准部门，如实验室与这些机构发生关系，就应对这种关系进行明确规定。

3. 负责人与质量管理层 实验室负责人应具有一定的学历和资历及相应的能力，质量管理层是实验室进行质量管理的核心，在实验室负责人的领导下，由质量主管（或质量负责人）通过质量管理层，全面负责实验室的质量管理，并有适当的程序保证质量管理层规范的开展工作。质量主管应有明确的职责和权利，拥有一定的实验室资源，以保证能监督实验室整个质量管理体系的有效运行；质量主管直接对实验室管理层（者）负责，其工作不受实验室内其他机构和个人的干扰。

4. 岗位描述 实验室应对所有人员进行岗位描述并作为档案保存。这种描述层次可从上至下进行，如先描述质量主管，然后再描述质量管理小组各成员；先描述专业实验室组长，再描述专业实验室成员。各岗位职责描述，要求简单明确地指出该岗位工作内容、职责和权利、与组织中其他部门和职务的关系。这里要着重指出的是，岗位不能漏人，即实验室设立了该岗位，却没有相应的人员设置。当然，一个人可同时负责多个岗位。实验室应该规定各岗位的任职条件，如岗位要求的基本素质、技术知识、工作经验等条件。并对成员的资质进行评定，没有一定的资质就不能委任相应的职务。

（二）资源配置

资源是实验室建立质量管理体系的物质基础和必要条件，资源包括人员、设备、设施、资金、技术和方法等。资源配置应本着经济、高效、协调并满足要求，适当留有发展空间和避免重复浪费的原则进行，其配置是否合理将会对实验室产生重大影响。

第二节　临床实验室质量管理体系的建立

临床实验室建立质量管理体系首先应是一种自我认识、自我评价的过程，然后才是引进国际先进管理经验，提高管理水平，不断发展完善的过程。一般经历策划准备、文件编写、试运行和审核、评审四个阶段，每个阶段又分为若干具体步骤。体系的建立应立足于“自身条件”和“发展需求”，依据相应的国际标准、国家标准、国家和地方政府法律法规制定切实可行的质量方针和质量目标，然后精心策划与准备，建立符合实验室现状的质量管理体系。

一、质量管理体系建立的依据及基本要求

（一）质量管理体系建立的依据

临床实验室质量管理体系建立的依据是相应的国家或国际标准。我国国家标准（GB/T 22576.1—2018）《医学实验室质量和能力的要求 第1部分：通用要求》和中国合格评定国家认可委员会（CNAS）颁布的CNAS-CL02：2012《医学实验室质量和能力的认可准则》均等同于ISO 15189：2012《医学实验室质量和能力的要求》，对管理要求和技术要求均做出了详细的规定；2006年2月发布的《医疗机构临床实验室管理办法》也对临床实验室的管理作出明确和具体规定，临床实验室可遵照执行。

扫码“看一看”

（二）建立质量管理体系应符合的要求

1. 注重质量策划　策划是一个实验室对今后工作的构思和安排。有效的质量管理体系不是一蹴而就的，往往需要经过精心的策划和周密的安排，并在实践中不断积累修正，才能逐步完善。实验室在制定质量方针和质量目标后，根据这个目的设定重要的要素和过程，配置相应的资源确定职责、明确分工，制定详细的计划，并落实对计划实施情况的检查，待进行周密的帷幄之后再实施。事实上，质量管理体系的任何一项活动，要取得成功，第一步就是要做好质量策划。

2. 注重整体优化　质量管理体系是一种体系，是相互关联或相互作用的一组要素组成的整体。研究体系的方法是系统工程，系统工程的核心是整体优化。实验室在建立、运行和改进质量管理体系的各个阶段，包括质量管理体系的策划、质量管理体系文件的编制、协调各部门和各要素质量活动之间的接口，都必须树立总体优化的思想。

3. 强调预防为主　预防为主，就是将质量管理的重点从管理“结果”向管理“因素”转移，不是等出现不符合才去采取措施，而是恰当地使用来自各方面的信息，分析潜在的不符合因素，将不符合消灭在形成过程中，做到防患于未然，强化预防措施，可以有效地降低工作失误的风险及其所带来的损失。

4. 一切以满足患者和临床医护部门的要求为中心　满足患者和临床医护部门的要求是临床实验室建立质量管理体系的核心，所建立的质量管理体系是否有效，最终应体现在能否满足患者和临床医护部门的要求上。

5. 强调过程概念　实验室的每项检测都涉及一个或多个过程，每个过程都可能存在影响质量的因素。质量管理体系是通过一系列过程来实现的，因此通过识别、分析、监测和管理过程是质量管理体系的一项重要工作。

6. 强调持续的质量改进　质量管理是个动态过程，为了保证质量管理体系的有效性和实用性，实验室管理者应根据国家或国际标准，结合实验室的实际，持续改进质量管理体系。

7. 重视质量和效益的统一　质量是实验室生存的保证，效益是实验室生存的基础。一个有效的临床实验室质量管理体系，既要能满足患者和临床医护部门的要求，也要能充分实现实验室本身的利益。实验室应在考虑利益、成本和风险的基础上使质量最佳化。

8. 强调全员参与 全体员工是临床实验室工作的基础。实验室的质量管理不仅需要管理者的正确领导，而且还有赖于全员的参与。在质量管理体系中，要特别强调团队精神。

二、质量管理体系的策划与准备

质量管理体系的策划与准备是成功建立质量管理体系的关键，但质量管理体系对大多数临床实验室来说是新事物，从管理层到一般工作人员对质量管理体系的概念、依据、方法甚至目的都缺乏了解，更没有建立质量管理体系的经验，所以医学实验室质量体系建立过程中的策划与准备显得尤为重要。

（一）实验室现状分析

不同的临床实验室在建立质量管理体系的过程中，要立足于自身的条件和状况，建立符合实验室的质量管理体系。每个实验室的规模、任务、面对的客户、上级组织的要求和质量管理基础等方面千差万别。因此，实验室管理者必须对本实验室现状进行深入的调查和分析，如实验室的管理水平、人员素质、管理机构的设置、实验室现有资源和即将获得的资源、基础工作等。

（二）全员培训，统一认识

首先要对实验室全员进行教育培训。让每个成员对质量管理体系的概念、目的、方法、所依据的原理和国际标准都有充分的认识，同时要让他们认识到实验室的质量管理现状和与先进管理模式之间的差异，认识到建立先进质量管理体系的意义。对决策层，要在对有关质量管理体系国际标准的充分认识上，明确建立、完善质量体系的迫切性和重要性，明确决策层在质量体系建设中的关键地位和主导作用；对管理层，要让他们全面了解质量管理体系的内容；对于执行层，主要培训与本岗位质量活动有关的内容。

（三）制定质量方针和质量目标

考点提示 质量方针和质量目标定义、区别和联系。

1. 质量方针（quality policy） 质量方针是由实验室的最高管理者正式发布的该实验室总的质量宗旨和质量方向，它是指引实验室开展质量管理的大纲，是建立质量管理体系的出发点。质量方针是实验室质量管理文件中必不可少的部分。质量方针是纲领性文件，通常表述较为抽象，使用便于宣传、易于记忆的词汇表述，如准确、公正、科学、及时、优质、规范等。为了便于员工理解，可以在质量手册中加以适度的解释说明。标准规定，质量方针应涵盖以下内容：实验室计划提供的服务范围，如检验、咨询等；实验室管理层制定的服务标准以及相应的向服务对象的承诺；质量管理体系的中长期目标，一般为3~5年（年度目标属短期目标，可不在质量手册中出现，而在年度计划中出现）；所有的实验室成员熟悉并遵守该实验室质量管理体系文件规定的承诺；实验室保证具有良好的职业规范、合格的检验质量以及所有活动符合质量管理体系规定的承诺等。所有实验室成员必须熟记质量方针，并落实到自己的本职岗位上。

2. 质量目标（quality objective） 质量目标是在质量方针和实验室战略策划的框架下，在质量方面所追求的目标，其特点是可实现、可量化和可考核。实验室制定的质量目标既要满足规范要求，又要切实可行。在制定质量目标时应结合实验室的现状制定长期和近期目标。如危急值报告率；室间质评PT合格率；急诊TAT；样本合格率；患者满意度等。

3. 质量指标（quality indicator） 质量指标是一组内在特征满足要求的程度的度量。能对检验全过程差错进行定量评估，帮助实验室改进服务质量，达到质量目标，如临床生物化学检验常规项目分析质量指标（WS/T403—2012）、临床血液学检验常规项目分析质量指标（WS/T406—2012）、临床实验室质量指标（WS/T 496—2017）。

质量管理体系都有其方针和目标，但每个实验室的具体情况不同，质量方针和目标也不同。质量目标要符合实验室的实际情况，不可过高或过低，是实验室预期能达到的，且能反应实验室的能力。依据国际标准建立的质量管理体系最终受益的将是三方：实验室本身、服务对象及资源供应方。不同的临床实验室，应根据自己的具体情况，也就是根据与自己相关的以上三方的具体情况，来制定质量管理体系。

质量管理体系方针和目标的制定应考虑以下四个方面的内容。

（1）实验室的服务对象和任务　以检测为主，还是以校准为主；以服务临床患者为主，还是科研为主；综合性医院的实验室还是专科医院实验室；是否服务疑难危重患者；是否服务特殊患者等。一般而言，科研的临床实验室要求实验结果的准确性和精确性，临床实验室还应考虑患者的满意度；综合大医院要求实验项目齐全，社区小医院则具备一般实验项目即可。实验室的服务对象和任务不同，其质量方针和目标肯定不同。

（2）实验室的人力资源、物质资源及资源供应方情况。不同规模、不同实力的实验室所能达到的质量是不一样的，质量方针和质量目标既不可偏高，也不可偏低。

（3）要与上级组织保持一致，实验室的质量方针和目标应是上级组织的质量方针和目标的细化和补充，绝对不能偏离。

（4）各个实验室成员能否理解和坚决执行，不能理解和执行的方针和目标是毫无意义的。

质量管理体系的建立来源于对实验室的现状调查和分析，调查分析的目的是为了合理地选择质量体系的要素。调查和分析的具体内容包括：实验室已有的质量体系情况、检测结果要达到何种要求、实验室组织结构、检测设备、人力资源等。经过调查和分析后，确定要素和控制程序时要注意：是否符合有关质量体系的国际标准；是否适合本实验室检测/校准的特点；是否适合本实验室实施要素的能力；是否符合相关法规的规定。

三、过程分析与过程管理

“过程方法”即系统地识别和管理实验室所有的过程，特别是这些过程之间的相互作用，识别出过程中的各个环节及其相互作用，即为过程分析，它是质量管理考虑问题的一种基本思路，是过程管理的前提。质量管理体系是通过一系列过程来实现的，质量策划就是要通过识别过程，确定输入和输出，确定将输入转为输出所需的各项活动、职责和义务，所需的资源、活动间的接口等。

（一）过程

临床实验室的生产过程就是检验报告的形成和发布过程，最终的产品体现为实验报告单。通常将这一过程分为检验前过程、检验过程、检验后过程。ISO 9000对以过程为基础的质量管理体系模式反映了在规定要求输入时，顾客起到了重要的作用。因此，能否不断地提供满足或超过顾客需求的产品或服务始终是实验室追求的目标。

（二）过程分析

过程分析就是将过程中所包含的各种活动进行分析和文件化的系列操作。过程分析可首先从过程的任务着手，分解任务并绘制过程框图，确定过程中各种活动的任务，制定完成任务的标准操作规程，从而完成整个过程分析。

在检验科所进行的每一项样本的检查或分析过程就是一组相互关联的与实施检测有关的资源活动和影响量。资源包括检测人员、仪器试剂、程序（包括各项规章制度、操作手册）、检测方法等。影响量是指由环境引起的对测量结果有影响的各种因素。检测过程的输入是被测样本在一个测量过程中，通常由检测人员根据选定的方法，校准的仪器，经过溯源的标准进行分析，检测过程的输出为测量结果，即向临床发出的检验报告。用测量结果和其不确定度是否符合预先规定的要求来衡量测量过程的质量。

根据过程的大小不同，一个过程可能包含多个纵向（直接）过程，也可能涉及多个横向（间接）过程，当逐步或同时完成这些过程时才能完成一个全过程。在检验科日常工作中，每一项检验报告都要经历：医生申请检查项目、样本采集与运送、样本编号、检测、记录、发出报告、实验数据准确地运用于临床等多个过程，这些过程的集合形成全过程。上一过程质量控制完成后即作为下一过程的输入，下一过程得到上一过程的输入结果，经过质量控制再将结果输入给它的下一过程。如此传递，并涉及过程相关的横向过程，从而形成完成检验报告的全过程。

在医学检验中，经常将这一过程分为3个阶段，即检验前质量控制、检验中质量控制和检验后质量控制。只有每个过程的输出均能满足下一个过程的质量要求时，才能确保全过程输出的实验室管理质量要求。因此，在检验报告形成的全过程中，任何一个小过程或相关过程的输出质量都会影响全过程的最终输出结果。所以要对所有质量活动过程进行全面控制，即全面质量管理体系。

在进行过程分析时，会遇到一些困惑，如人员管理，多数人认为人员管理是一件事，并非一个过程。这就要求过程分析人员树立一个观念，即任何事物均有一个发展的过程，事物的发展过程即为“过程”，所以质量管理体系中各要素均可分析为一个过程。如人员管理可分析如下（图4-1）。

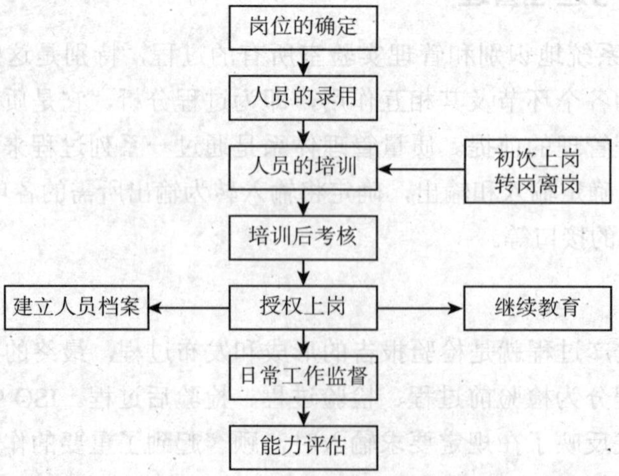

图4-1　人员管理过程

然后对主干中各分支进行分析，还可能对分支的分支进行分析，如岗前培训可分为：初次上岗、长期离岗、转岗等情况；转岗又可分为专业内转岗和专业间转岗。当然，从事新的岗位前，必须经过相对应的专业技能培训和质量管理培训。上述的专业内转岗，在医学实验室也比较常见，例如，某位员工之前在免疫实验室从事检测工作，但现在要从事检验结果的确认和检验报告的审核工作，这种情况下，应经过培训。

对过程进行详细的分析后，得出主干、分支中的各环节、各要素，然后对各环节、各要素进行规定。环节、要素的规定要满足四个条件：什么人负责或做这件事，怎么做这件事，在什么时限内做这件事，做完这件事后要留下什么记录。如图4-2中，在对检验结果修改这一环节进行分析时，可分析出检验结果修改可发生在检测完毕后、数据传输或输入、确认结果后、检验报告发出后、回顾性分析的几个时段；在各个时段修改检验结果要明确修改的权限、如何修改、修改完后要留下何种记录等。

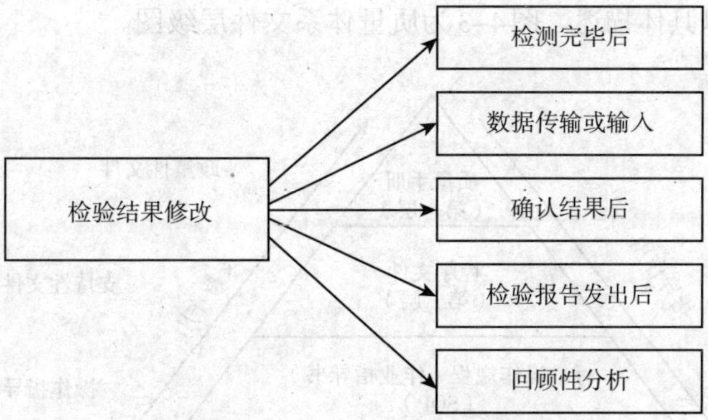

图4-2　检验结果修改各环节分析

（三）过程管理

临床实验室的每一项检测都可能涉及多个过程，每一过程的质量合格是全过程质量合格的保证。进行过程管理首先是管理理念的转变，过程管理与传统管理理念的差别为：传统管理理念较多关注的是样本的接收、测定和结果报告，不太注重检验前与检验后的质量控制，而新的管理理念要求关注所有过程。

过程管理强调每一过程必须有过程负责人，责任是：①对整个过程进行分析、策划；②指定每一分过程的负责人；③决定过程要求并程序化；④保证与客户的要求一致；⑤对过程进行测量；⑥进行全过程监控；⑦保证过程的效率和有效性。

总之，实验室管理者首先应根据相应的标准，通过精心的策划与准备，分析现状，制定合理的质量方针和质量目标，然后对影响质量的过程进行梳理，充分认识影响实验室质量管理体系的每个过程，对每个过程进行过程分析、过程管理并文件化，最终使质量管理体系能够有效地运行并具有持续改进的能力，从而保证质量管理体系不断满足客户要求。

第三节　质量管理体系文件

建立质量管理体系的重要一环就是编制一套质量管理体系文件。质量管理体系文件，是质量体系存在的基础和依据，也是体系评价、改进、持续发展的依据。同时，文件形成过程还是质量管理体系改进和完善的过程。

一、质量管理体系概述

考点提示 质量管理体系文件的层次及各层之间的关系。

质量管理体系文件一般分为三个层次：质量手册、程序性文件、作业性文件；或分为四个层次：质量手册、程序性文件、操作规程、质量记录。质量手册是指按规定的质量方针和质量目标以及适用的标准描述质量管理体系；程序性文件是指为实施质量管理体系要素所涉及各职能部门的活动和实施过程的描述；作业性文件则是具体的操作指导；质量记录包括表格、报告、记录等。体系文件的上下层应相互衔接，不能自相矛盾，上一层次文件列出与其有关的下一层文件目录，下一层文件说明所依据的上层文件名称，并按上一层文件规定的原则加以具体描述，图4–3为质量体系文件层级图。

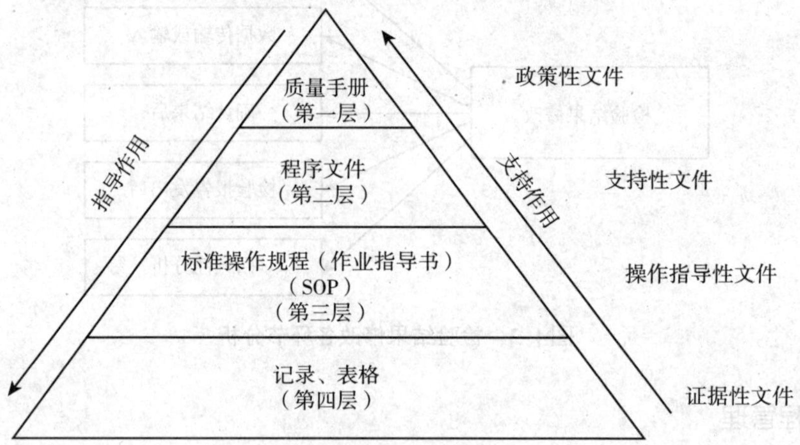

图4–3 质量管理体系文件层次

（一）质量管理体系文件编制的注意事项

1. 文件应具有系统性、规范性 质量管理体系文件应反映一个实验室质量管理体系的系统特征，全面且符合规范和标准，各层次文件要相互衔接，各种文件之间应相互协调。体系文件要与科室其他管理制度协调、体系文件之间要协调、体系文件与法律法规和技术规范要协调，任何片面的、相互矛盾的规定都不应在文件体系中存在。

2. 文件应具有法规性 文件经最高管理者批准后发布实施，对实验室的每个成员而言，它是必须执行的法规文件。

3. 文件应具唯一性 一个组织机构内只有唯一的质量管理体系，一项质量活动只能规定唯一的程序，决不允许有相互矛盾的不同文件同时使用。应通过清楚、准确、全面、简明扼要的表达方式，实现唯一性的理解和执行。

4. 文件应具有见证性 编制好的质量管理体系文件可作为实验室质量管理体系有效运行的客观证据，记录了实验室的各项活动并使这些活动具有可追溯性，这也是文件的重要作用之一。

5. 文件应具有适应性 质量管理体系决定文件，而不是文件决定质量管理体系。质量管理体系发生变化，文件也应作相应的变化。

（二）质量管理体系文件编制的基本步骤

1. 根据准则确定适用的质量管理体系文件要求。

2. 通过各种手段，如问卷调查和面谈，收集有关现有质量管理体系和过程的数据。

3. 列出现有适用的质量管理体系文件，分析这些文件以确定其可用性。

4. 对参与文件编制人员进行文件编制以及适用的质量管理体系标准或选择的其他准则的培训。

5. 从运作部门寻求并获得的其他源文件或引用文件。

6. 确定拟编制文件的结构和格式。

7. 编制覆盖质量管理体系范围中所有过程的流程图。

8. 对流程图进行分析以识别可能的改进并实施这些改进。

9. 通过试运行，确认这些文件。

10. 在实验室内使用其他适宜的方法完成质量管理体系文件。

11. 在发布前对文件评审和批准。

（三）质量管理体系文件的管理

1. 建立文件控制程序　实验室应建立文件控制程序，对文件的制定、批准、唯一识别、发布、使用、保存、修订、废止等进行详细规定。实验室应对制定质量文件所依据的文件和信息（内源性和外源性信息）进行控制，以保证文件的正确性和有效性。

（1）文件审核、批准、发布　文件编写后应由专业主管或授权人员进行审核，审核除了内容外还应包括文件的编号、版本号、修订次数等。科室主任批准质量管理体系文件并声明生效时间。科室主任授权对文件进行发布，从而确保使用中的质量管理体系文件现行有效，通过使用序列号等确保文件正确分发和控制。

（2）文件变更、废止、回收　文件再版或更改应执行与原文件相同的审核和批准程序。对于废止或无效文件应立即停止使用并加以明确的作废标示，确保不被误用。同时按要求回收和保存。

（3）受控文件和非受控文件　在管理质量管理体系文件时，首先明确受控文件和非受控文件。受控文件指按照发放范围登记、分发或独立存档管控，并能保证收回的文件。受控文件具体指能够产生多个修改状态或多个版本的文件，也就是存在修改和换版的文件。对于受控文件加盖受控章，确保使用版本现行有效，作废文件及时回收，防止误用。

（4）文件备份、保存　所有受控文件均应备份。实验室内部文件除以纸质方式保存外，还应当以电子文档的形式保存。保管期限视文件、记录的重要性而定，实验室应有相关规定。通常质量手册、程序性文件、操作规程皆须较长时间保存，当然中间会有修改；仪器档案、员工培训及考核记录亦须较长时间保存；而检验申请单、一般检验结果记录、室内质控记录、室间质评记录、室间比对记录、仪器使用保养记录等至少应保存两年。

（5）文件评审　应通过评估和审核及管理评审对质量管理体系文件进行评审，确保质量管理体系文件满足实验室运行的需要，并持续改进。

2. 文件管理的注意事项

（1）文件在发布前，必须由获授权人员对之进行审核并签字批准后方可投入使用，以保证行文件的权威性和有效性。

（2）记录文件现行版本的有效性是指标明文件的审核人、批准人及批准时间；文件的发行情况是指文件的发布部门、已发布到哪些部门、发布时间、接收文件者的姓名等。编制文件控制记录，目的是便于查阅、管理，避免使用失效或作废的文件。

（3）在使用部门的文件应是现行的、经审核和签字批准的文件版本，禁止使用未经批准的、废止的或已过文件使用时限的文件版本。

（4）实验室应根据各种文件的内容和具体情况，定期对文件进行评审、修订，修订后的文件须经被授权人签字批准后方可再投入使用。

（5）无效或废止的文件不可再存放在所有使用部门，任何部门和个人不得使用无效或废止的文件。

（6）保留或存档的被废止文件必须有明显标志，如标有“作废”字样。

（7）文件的手写修改需注意以下问题：①实验室的文件控制程序允许对该文件进行手写修改，并经被授权人签字后可有效使用；②实验室的文件控制规定中有该文件手写修改的程序和授权；③手写修改之处必须有签字和时期，修改的内容必须书写清楚（不得字迹潦草，难以辨认）；④应尽快对已手写修改的文件进行再版重新发布，不应长期使用手写修改的文件。

（8）计算机系统中运行文件的更改和控制具有一定的特殊性，实验室应制定程序对之进行控制。如设置计算机中文件可供所有实验室成员浏览但仅可被授权者修改等。

3. 文件的唯一标识 其标识内容应包括标题、版本号（如已修订应加上修订号）、发布日期（如已修订，应加上修订号）、总页数及每页的页码、文件发布部门、来源的标识。

二、质量手册

质量手册是对质量体系做概括表述、阐述及指导质量体系实践的主要文件，是组织质量管理和质量保证活动应长期遵循的纲领性文件。质量手册主要回答做什么的问题，有三个方面的作用：一是在组织内部，它是由组织最高管理者批准发布的、有权威的、实施各项质量管理活动的基本法规和行动准则；二是对外部，实行质量保证时，它是证明组织质量体系存在，并具有质量保证能力的文字表征和书面证据，是取得服务对象信任的手段；三是质量手册不仅为协调质量体系有效运行提供了有效手段，而且也为质量体系的评价和审核提供了依据。质量手册的核心是质量方针、质量目标、组织机构及质量管理体系组成要素描述。明确其引用的质量管理体系标准，且与该标准相适应，结构应与该标准保持一致。

质量手册通常包括以下内容。

1. 标题、引言和范围 应明确本手册适用的范围和应用的领域，未涉及的专业要在适用范围内加以说明。

2. 目录 列出手册章、节题目和页码。

3. 评审、批准和修订 质量手册的文件控制信息。

4. 授权书 实验室或其所在组织应是能为其活动承担法律责任的实体，其法人授权实验室负责人对实验室的管理。

5. 实验室简介 介绍实验室及其所在组织的资源和任务。

6. 实验室公正性声明 实验室保证员工的所有实验室活动公正、诚实的声明，以及应遵守的相关标准、准则的声明。

7. 质量方针和质量目标　应规定实验室的质量方针，明确实验室对质量的承诺，概述质量目标。还应证明该质量方针如何为所有员工熟悉和理解，并加以贯彻和保持。

8. 组织结构、职责和权限　应明确实验室内部的机构设置，可详细阐明影响到质量的各管理、执行和验证职能部门的职责、权限及其接口和联系方式。

9. 质量管理体系管理要求描述　如ISO 15189中管理要求有15个要素，需要分别予以阐明。

10. 质量管理体系技术要求描述　如ISO 15189中技术要求有10个要素，需要分别予以阐明。

11. 附录　支持性文件附录、程序文件汇总表、作业文件汇总表、检验项目汇总表、记录汇总表等。

12. 修正页　在质量手册改版前的变动等。

质量手册的结构至少包括以下几部分。

1. 封面和标题页。
2. 发布人及发布令。
3. 目录。
4. 定义。
5. 正文。
6. 各种附录。
7. 修正页。

三、质量体系程序文件

质量体系程序文件简称程序文件，是对完成各项质量活动的方法所做的规定。其含义可从如下几方面加以理解：①对影响质量的活动进行全面策划和管理，规定的对象是“影响质量的活动”。②包括质量体系的一个逻辑上独立的部分。③不涉及纯技术性的细节，这些细节应在作业指导书中加以规定。④不是工作程序文件，是质量管理的程序文件。程序文件是质量手册的核心内容，是质量手册的支持性文件，是质量手册中原则性要求的展开与落实。因此，编写程序文件时，必须以手册为依据，符合手册的规定和要求。程序文件应具有承上启下的功能，上接质量手册，下接作业指导书，控制作业文件，并把手册纲要性的规定具体落实到作业文件中，从而为实现对报告/证书的有效控制创造条件。

程序文件的结构和内容应遵循“5W+1H”原则。

why（目的）：即执行程序文件的目的、执行程序文件要达到什么目的；

what（做何事）：即程序的主要内容，执行程序文件要做什么事；

who（何人做）：规定哪些人为程序的执行者；

when（何时做）：规定程序的执行时间或时间顺序；

where（何地做）：规定程序的执行地点或空间顺序；

how（如何做）：规定程序的具体执行过程。

（一）程序文件的结构设计

每个程序文件在编写前应先进行结构的设计，设计的方法如下。

1. 列出每个程序中涉及的活动对应的要求。

2. 按活动的逻辑顺序展开。

3. 将实验室的具体活动方法进行分析，并写入相应的结构内容中。

4. 考虑运作程序时应保存的记录。

（二）程序文件编写的基本方法

1. 每份程序性文件对完成某项活动的方法应作出规定，对每一要素或一组相互关联的要素进行描述。

2. 每份程序性文件应说明该项活动各环节输入、转换、输出所需的文件、物资、人员、记录以及它们与其他有关活动的接口关系。

3. 规定开展各环节活动在物资、人员、信息、环境等方面应具备的条件。

4. 明确各环节转换过程中各项要素的要求。如谁来做，何时做，什么地方做，如何做，达到什么要求，如何控制，形成什么记录和报告，需要什么审批手续等。

5. 输入、转换、输出过程中需要注意的事项及特殊情况的处理措施。

（三）程序文件的内容

1. 标题 标题应能明确识别程序文件。

2. 目的 程序文件应规定其目的，说明为什么开展该项活动，即为什么做（why）。

3. 范围 程序文件应描述其适用范围，活动涉及的产品、项目、过程、活动等，包括适用和不适用的情况。

4. 职责和权限 程序文件应明确人员和（或）实验室职能部门的职责和权限，即谁、做什么（who和what）。

5. 活动的描述 对活动描述的详略程度取决于活动的复杂程度、使用的方法以及从事活动的人员所必需的技能和培训水平。不论其详略程度如何，适用时对活动的描述应考虑以下方面：①明确实验室及其用户和供方的需要。②与所要求的活动相关的文字描述和（或）流程图的方式描述过程。③明确做什么、由谁做或哪个职能、为什么、何时、何地以及如何做。④描述过程控制以及对已识别的活动的控制。即描述影响质量的因素的控制：人、机器、材料、方法、测试、环境、信息、溯源、抽样、样本等。⑤明确完成活动所需的资源（人员、培训、设备和材料）。⑥明确与要求的活动有关的文件。⑦明确过程的输入和输出。⑧明确要进行的测量。

实验室可以决定将上述部分内容在作业指导书中加以描述是否更为适宜。

6. 记录 在程序文件中的该部分或其他相关部分应规定所涉及活动的记录，适用时应明确这些记录所使用的表格，应规定记录的填写、归档以及保存的方法。

7. 附录 在程序文件中可包括附录，其中包含一些支持性的信息，如图表、流程图和表格等。

8. 评审、批准和修订 应明确程序文件的评审和批准以及修订的状态和日期。

四、临床检验的操作规程

操作规程或作业指导书是程序文件的下一级文件，是规定某项工作的具体操作程序的文件，也是检验科室常用的“操作手册”。

（一）操作规程的作用和意义

1. 定义 操作规程也称**标准操作规程（standard operating procedure，SOP）**或SOP文件，

是制定从事某一检验方法、校准方法、仪器设备操作和维护工作等具体操作的途径，是质量保证的基础性文件。可为开展纯技术性的质量活动提供指导，也是体系程序文件的支持性文件。不同的实验室所处的环境和条件存在差异，并且各个实验室在开展质量活动时影响质量的因素也不同。因此，实验室应根据实际情况制订适合本实验室的 SOP文件，并且只能在本实验室内有效，其他实验室只能借鉴参考而不能原样照搬。

2. 作用与意义　操作规程是供具体工作人员使用更详细的文件，是实施各过程和质量控制活动的技术依据和管理性文件的依据，主要回答依据什么执行的问题，为执行性文件。用以指导操作人员完成各项质量控制活动，主要为操作者个人使用，也包括为行政和业务主管人员、熟练的检验技术人员以及新的检验人员和进修实习人员使用。通过规范检验过程管理，对确定的活动和任务实施控制，使活动和任务在受控状态下进行，以实现质量方针和质量目标。

操作规程是检测系统的组成部分，是临床检验的技术档案。临床实验室的SOP一旦形成，就成为实验室内所有工作人员必须共同遵守的准则。检验人员一切质量活动的正确操作必须以SOP文件描述的过程为依据，以确保质量活动的正确实施，从而保证检验质量。应当指出，操作规程并不能弥补检验方法设计上的缺陷。

（二）操作规程的分类

临床实验室操作规程大致可分四类：即方法类、设备类、样品类、数据类。按内容分主要有用于检验、校准、设备操作与维护的操作规程或规范，其中各种检验项目的SOP及主要检测仪器的SOP是大家最关心，也是最重要的操作规程。广义地说，那些用于指导具体管理工作的各种规定、工作细则、导则、计划、方案、规章制度等也包括在内。目前我国临床实验室普遍认同的是依据ISO 15189标准编写的操作规程，分为管理类操作规程和技术类操作规程两类，涵盖了临床实验室的分析前、分析中和分析后的所有质量活动。

1. 分析前SOP　如样本采集、样本处理、样本保存、样本运送、样本的签收等的SOP，临床实验室通常以样本采集手册的形式予以规范并标准化，供临床样本采集人员及相关人员使用。

2. 分析中SOP　主要是分析项目SOP和分析仪器的SOP。

3. 分析后SOP　包括结果复核及临床样品的储存、保留和处置，对于结果复核可以在项目SOP中描述，关于样品的保留与处置可以单独形成文件，有利于实验室样品（医疗垃圾）的规范处置。

考点提示　操作规程的定义和分类。

（三）操作规程的编写和要求

1. 基本要求

（1）内容应满足　①满足“5W+1H”原则，任何操作规程都须用不同的方式表达出：在哪里使用此操作规程；什么样的人使用该操作规程；此项操作的名称及内容是什么；此项操作的目的是干什么；如何按步骤完成操作。②“最好，最实际”原则：最科学、最有效的方法；良好的可操作性和良好的综合效果。

（2）数量应满足 ①不一定每一个工位、每一项工作都需要成文的操作规程。②“没有操作规程就不能保证质量时”才用。③描述质量体系的质量手册之中究竟要引用多少个程序文件和操作规程，应根据各组织的要求来确定。④培训充分有效时，操作规程可适量减少。

（3）格式应满足 以满足培训要求为目的，不拘一格；简单、明了、可获唯一理解；美观、实用。

2. 编写步骤

（1）操作规程的编写任务一般由具体部门承担。

（2）明确编写目的是编写操作规程的首要环节。

（3）当操作规程涉及其他过程（或工作）时，要认真处理好接口。

（4）编写操作规程时应吸收操作人员参与，并使他们清楚操作规程的内容。

3. 操作规程的管理

（1）操作规程的批准 操作规程应按规定的程序批准后才执行，一般由部门负责人批准；未经批准的操作规程不能生效。

（2）操作规程是受控文件 经批准后只能在规定的场合使用；严禁执行作废的操作规程；按规定的程序进行更改和更新。

（四）操作规程编写的具体内容

1. 样本采集作业指导书 样本采集作业指导书是对原始样本采集进行规定的一类重要文件，ISO 15189对其内容进行了详细的规定，主要包括以下两部分内容。

（1）实验室对采集前活动的指导应包括以下内容：①申请单或电子申请单的填写；②患者准备（如为护理人员、采血者、样本采集者或患者提供的指导）；③原始样本采集的类型和量，原始样本采集所用容器及必需添加物；④特殊采集时机（需要时）；⑤影响样本采集、检验或结果解释，或与其相关的临床资料（如用药史）。

（2）实验室对采集活动的指导应包括以下内容：①接受原始样本采集的患者身份的确认；②确认患者符合检验前要求，例如：禁食、用药情况（最后服药时间、停药时间）、在预先规定的时间或时间间隔采集样本等；③血液和非血液原始样本的采集说明、原始样本容器及必需添加物的说明；④当原始样本采集作为临床操作的一部分时，应确认与原始样本容器、必需添加物、必需的处理、样本运输条件等相关的信息和说明，并告知适当的临床工作人员；⑤可明确追溯到被采集患者的原始样本标记方式的说明；⑥原始样本采集者身份、采集日期的记录以及采集时间的记录（必要时）；⑦采集的样本运送到实验室之前的正确储存条件的说明；⑧采样物品使用后的安全处置。

2. 检验程序文件 检验程序文件的内容应包括以下内容。

（1）检验目的。

（2）检验程序的原理和方法。

（3）性能特征。

（4）样本类型（如血浆、血清、尿液）。

（5）患者准备。

（6）容器和添加剂类型。

（7）所需的仪器和试剂。

（8）环境和安全控制。

（9）校准程序（计量学溯源）。

（10）程序性步骤。

（11）质量控制程序。

（12）干扰（如脂血、溶血、黄疸、药物）和交叉反应。

（13）结果计算程序的原理，包括被测量值的测量不确定度（相关时）。

（14）生物参考区间或临床决定值。

（15）检验结果的可报告区间。

（16）当结果超出测量区间时，对如何确定定量结果的说明。

（17）警示或危急值（适当时）。

（18）实验室临床解释。

（19）变异的签字来源。

（20）参考文献。

当实验室拟改变现有的检验程序，而导致检验结果或其解释可能明显不同时，在对程序进行确认后，应向实验室服务的用户解释改变所产生的影响。

实验室负责人应保证检验程序内容的完整和现行有效，并定期进行全面评审。

（五）操作规程的修改

（1）在使用和复审中，需要对规程作修改或更新时，应有充分的实验资料证明确有修改的必要，并明确须修改的具体内容。

（2）编写者完成修改后，由实验室主任审核，经审核同意，修改稿以新版本形式更换原有规程，并通知各有关部门。

（3）实验室主任应将原版本和新版本规程以及实验资料，合并为规程修改文件，另行保管备查。

知识链接

WS/T 227—2002《临床检验操作规程编写要求》介绍

中华人民共和国卫生行业标准《临床检验操作规程编写要求》于2002年发布，本要求分7部分详细介绍了操作规程的编写总则、内容要求、式样和内容、以产品说明书直接作为规程的要求、格式要求、规程的修改等。附录中列举了血清总胆固醇（TC）测定和C-反应蛋白测定两个检验操作规程示例以供参考。

五、其他质量文件

其他质量文件还有表格和记录、外来文件和质量计划等。

制定和保持表格是为了记录有关的数据，以证实满足了质量管理体系的要求，是最有力的见证性文件。表格的内容包括标题、标识号、修订状态和日期等。表格应被引用或附在质量手册、程序文件和（或）作业指导书中。表格要具有自明性，用填空、选择方式或有填写说明，即不用看程序、作业文件等也可操作填写；表格还要具有简便性，能画钩的就不写数字，能写数字的就不写字母，能写字母的就不写汉字，能写汉字的就不做简答题，能做简答题的就不做论述题，简洁为上。宜用电子记录。

质量管理的一项重要基础工作就是记录，是质量体系中的一个关键要素。记录的定义是：阐明所取得的结果或提供所完成活动的证据的文件。它为可追溯性提供文件，是实验室活动结果的表达方式之一，是活动已经发生及其效果的证据性文件。如实验室对所有仪器进行了校准并形成记录，那么仪器校准这一活动的结果就可在记录上表达出来，仪器校准这一活动就可追溯，如果没有记录，所有活动的可追溯性就无从谈起。它是记载过程状态和过程结果的文件，是一种客观证据，可证实实验室的质量保证。它可为采取预防措施和纠正措施提供依据。实验室采取纠正措施、预防措施，此过程如何、达到何种效果，都可以通过相应的记录得到验证。记录还是信息管理的重要内容，离开及时、真实的质量记录，信息管理就没有实际意义。

1. 记录的分类及作用 记录有两种，即质量记录及活动记录。

质量记录是证明符合规定质量要求和质量体系有效运行的记录。通常由该临床实验室或该医疗机构产生，例如对质量管理体系定期审核和管理评审的结果；对发现问题时采取什么措施来改进或纠正及所取得效果的记录。

质量活动记录最常见是检验过程或校准过程所获得的数据和信息，包括申请单、登记簿、制图表、检验报告的副本（如骨髓象检验报告单）、工作笔记、仪器校准及验收记录等与质量活动有关的记录。

记录的主要作用是质量活动运行情况的证明，也是质量管理体系运行效果的证据，同时也是质量管理体系不断完善和持续改进的依据。

记录可以是数据、文字，也可以是图表。可以是文字记载的书面材料，也可以是微机存储的数据和存储于软盘上的材料。

2. 实验室记录的管理 实验室不但要建立足够和符合要求的记录，而且要对记录进行严格的管理。实验室应建立记录管理程序，对下述方面进行规范：记录应有惟一标识，便于识别；记录的采集，即如何进行记录，应包括记录的方式与形式（实验室有各种各样的活动，产生各种各样的结果，记录的方式和形式自然有所不同）；实验室应对记录有统一管理，建立记录目录或索引；规定记录查取的方式和权限；规定记录保存的方式、责任人及持续时间；记录的维护以及安全处理等。

3. 实验室管理中应有的记录 临床实验室日常管理是多方面的，如科室内务管理（如出勤情况）、安全管理、信息管理等方面，皆有记录材料。本节不能一一列出，仅提出临床实验室日常质量管理中至少应有的记录材料。

（1）检测仪器申购、认证、审批、采购的文件及合同。

（2）检测仪器生产厂方提供的仪器性能材料、说明书等文件以及验收材料。

（3）检测仪器使用、保养、校准、维修记录。

（4）强制性年检的检定证书。

（5）检测试剂的申购、采购、保管、验收、使用的材料及记录。

（6）检验耗材的申购、采购、保管、验收、使用的材料及记录。

（7）送检标本接收时质量验收情况记录。

（8）标本储存及处理记录。

（9）每日检验结果记录。

（10）开展新项目的申请、审批记录。

（11）外送标本委托实验室资质认定、合同或协议。

（12）检验结果、报告发放记录。

（13）员工培训及考核记录。

（14）室内质控记录。

（15）室内质控失控时处理记录。

（16）室间质评记录。

（17）室间质评不满意项目的处理记录。

（18）定期质量分析会议记录。

（19）定期或不定期和临床科室联席会议记录。

（20）患者投诉及处理记录。

（21）差错事故登记及处理记录。

（22）其他。

4. 记录的保存　记录应清晰，不能字迹模糊；记录的内容和表达要明确，不得模棱两可，以便于检索者查阅和准确理解。记录的存放形式，特别是实验室中有重要意义的医疗记录，要符合国家、省区或当地法规的要求。记录的存放要注意安全，防止丢失或被人盗用；要有一个适宜的存放环境以防损毁、破坏。

其他质量文件还包括外来文件、质量计划等，这些文件也都是质量管理体系文件的重要组成部分。

第四节　质量管理体系的运行和持续改进

由于质量体系文件是组织根据相关国际或国家标准和组织本身的具体情况编制而成，所以质量体系文件应是质量管理体系运行的依据。质量管理体系运行的准则为质量管理体系建立所依据的国际或国家标准。当然，在质量管理体系的运行过程中，有时需要随时根据具体情况对文件进行修改，特别是在质量管理体系运行的初期。

一、质量管理体系的运行

质量管理体系运行的第一步是质量管理层对所有成员进行质量体系文件的宣贯。由于质量管理体系文件是质量管理体系运行的依据，所以实验室成员必须熟悉并准确理解与自己有关的所有文件。如前所述，质量体系文件具体包括质量手册、质量计划、质量体系程序文件、详细作业文件、质量记录等。质量手册是质量方针目标、组织机构及质量体系所有要素的描述，所有成员都必须认真学习，掌握实验室质量管理体系的基本构成，并准确理解实验室的质量方针和质量目标。对于程序文件，因为它是“为进行某项活动或过程所规定的途径”，它可能与实验室所有成员有关，也可能仅与部分或个别实验室成员有关，其宣贯针对有关部门和人员进行即可。作业指导书主要与具体的操作者有关，其宣贯针对全部操作者即可。质量记录是类源于上述文件执行过程中的文件，所以在上述文件的宣贯过程，附加宣贯即可。

（一）体系文件的宣传

科室管理层要对实验室所有工作人员进行体系文件的宣传、学习、培训。体系文件是质量管理体系运行的依据，所有实验室工作人员必须熟悉并准确理解所有体系文件，包括质量手册、程序文件、SOP、记录等。

（二）体系文件的落实

所有的文件必须经审批后方能发布并执行。文件一经发布，所有实验室工作人员必须严格按照体系文件规定的内容规范开展质量活动，认真履行岗位职责，避免差错的发生。因此，各类人员应该使用的文件应随时可以获得。如要保证操作人员随时可得到操作规程，必要时人手一册。

（三）体系文件执行的监督

对于质量管理体系运行的落实还需要建立内外部监督机制。监督检查，一方面是检查某项活动做了没有，有没有完成；另一方面通过检查其效果，以验证此文件的有效性、是否需要修正等。监督检查必须有记录，在质量管理体系的实施过程中必须记住“关系质量管理体系要求的活动必须有文件”“文件必须得到切实执行”“执行情况及结果必须有记录”.“文件、执行、记录”就是实施质量管理体系的六字诀。通过监督检查发现问题，及时纠正，不断提高临床医护人员和患者的满意度。

二、质量管理体系运行的影响因素

质量管理体系运行要注意以下几个问题。

（一）外部因素

整个医疗市场和医院环境，具体包括医疗环境和患者的预期、医院领导及行政部门和外部机构等。随着医疗改革的不断深入，市场化的医疗环境导致竞争加剧，新闻媒体的高度关注，社会维权意识的增强，患者的需求和期望增高，实验室面临巨大的压力和挑战，领导和各级行政职能部门以及有关机构的支持往往成为体系有效运行的关键。实验室负责人应积极化解各种矛盾，为体系的有效运行创造良好的外部环境。

（二）内部因素

主要包括人员、组织结构、设备、设施和环境等。应在实验室内建立良好的管理团队，合理配置资源，对员工加强培训，发挥各种资源的最大效益，从而有利于质量管理体系的运行。实验室的所有质量活动都是由员工来操作、执行并完成的。因此，在内部因素中要特别强调人的作用，时刻强化质量意识。良好的职业道德和爱岗敬业精神，是质量管理体系有效运行的坚实保障。

（三）工作人员职责

质量管理体系的运行过程中要注意协调各方面、各部门的工作。质量管理体系是一个系统，各方面的工作是相互关联的，要加强监督作用。明确各级各类人员的职责，特别是管理者在体系某一过程中的责任和权利，并以身作则。加强对员工质量管理体系的培训，要求所有员工必须熟悉体系并准确理解相关文件。实验室管理者要建立质量责任制，将质量活动层层分解，落实到人，实现质量目标管理。管理者还要做好组织协调工作，及时了解体系的运行情况，对各部门、各岗位已取得的严格考核和奖惩业绩及存在的问题及时总结分析，对引发质量问题的不符合和潜在不符合进行果断的纠正和预防。

三、质量管理体系的持续改进

依据国家、国际标准建立质量管理体系是实验室提高管理水平的一种有效途径，但仅仅建立是不够的，还要保证它有效运行，并使质量管理体系得到持续改进，所以，质量改进在质量管理体系的运行中有着重要地位。

（一）持续改进的定义

持续改进（continual improvement）就是增强满足要求的能力的循环活动。管理者应不断主动寻求对组织过程的有效性和效率的改进，而不是等出现了问题才去寻找改进的机会。改进的范围可以从渐进的、日常的持续改进，直至战略突破性改进，组织应建立一个过程来识别和管理改进活动。质量管理体系在试运行后还需要进行持续改进，一方面是来自体系内部自我完善的内在要求，另一方面是来自体系外部的要求，如标准、规范的更新。顾客和相关方的需求及期望，共同构成了质量管理体系持续改进的动力和压力。ISO 9000标准对质量管理体系持续改进活动进行了描述：分析和评价现状，以识别改进的区域；确定改进目标；寻找可能的解决方法以实现这个目标；评价这些方法并做出选择；实施选定的解决方法；测量、验证、分析和评价实施的结果，以确定这些目标已经实现后正式采纳的更改。必要时或在一段时间内实验室管理者应组织对改进活动的过程和结果进行评审。

实际上这一过程就是一个PDCA循环。PDCA循环又叫质量环，是美国质量管理专家休哈特博士首先提出的，由戴明采纳、宣传，获得普及，因而也被称为“戴明环”。它是全面质量管理所应遵循的科学程序。P（plan）计划：包括方针和目标的确定以及活动计划的制订。D（do）执行：具体运作，实现计划中的内容。C（check）检查：总结执行计划的结果，分清哪些对了，哪些错了，明确效果，找出问题。A（action）处理：对检查的结果进行处理，对成功的经验加以肯定，并予以标准化；对于失败的教训也要总结，引起重视。对于没有解决的问题，应提交给下一个PDCA循环中去解决（图4-5）。

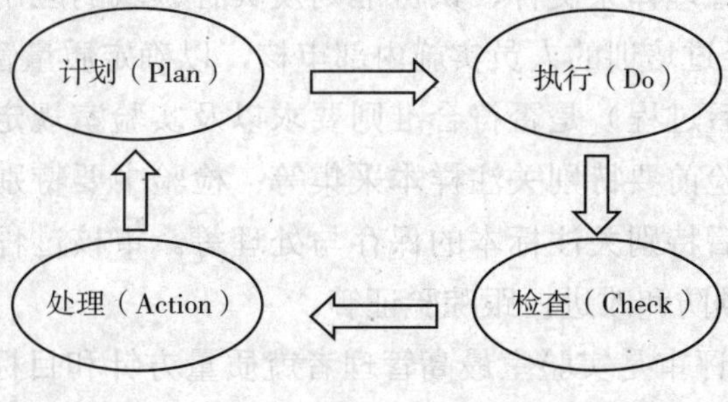

图4-5　PDCA循环

（二）持续改进的意义

制定改进目标和寻求改进机会的过程是一个持续过程，该过程使用审核发现和审核结论数据分析、管理评审或其他方法，其结果通常导致纠正措施或预防措施。持续改进的内涵：或针对当前不满意的现状或针对已发生的不符合，或针对潜在的不符合，制定改进目标和寻求改进机会的持续的过程。GB/T 19001标准要求组织应利用质量方针、质量目标、审核结果、数据分析、纠正和预防措施及管理评审，持续改进质量管理体系的有效性。持续改进的目的是增加顾客满意的机会。持续改进的意义在于：持续改进质量管理体系是组织自身生存和发展的客观需要，它可以提升组织的整体业绩，不断提高服务质量，提高质量管理体系及过程的有效性和效率，满足顾客和其他相关方日益增长和不断变化的需求与期望。同时，持续改进也是实验室证实自身能力的一种体现。所以说，持续改进是组织的一个永恒的目标。

（三）临床实验室内部的质量改进

国家标准GB/T 22576.1—2018《医学实验室质量和能力的要求 第1部分：通用要求》（ISO 15189：2012）在持续改进中要求实验室应通过实施管理评审，将实验室在评估活动、纠正措施和预防措施中显示出的实际表现与其质量方针和质量目标中规定的预期进行比较，以持续改进质量管理体系（包括检验前、检验和检验后过程）的有效性；并要求实验室管理层应确保实验室参加覆盖患者医疗的相关范围及医疗结果的持续改进活动。因此，临床实验室内部质量改进的主要途径是定期对所有运行程序进行的系统评审。实验室系统评审是促进质量持续改进的最重要的内部活动。实验室系统评审的活动主要有评估和审核、管理评审。

1. 评估和审核 实验室应策划并实施所需的评估和内部审核以证实检验前、检验、检验后以及支持性过程满足用户需求和要求；确保符合质量管理体系要求；持续改进质量管理体系的有效性。

（1）评估 定期评审实验室提供的检验，确保其在临床意义上适合于收到的申请（采样量、采集器械以及保存剂的要求，确保采样量并正确采集以保护被测量），实验室应就所提供服务是否满足用户需求和要求征求用户反馈信息；实验室管理层应鼓励员工对实验室服务的任何方面提出改进建议，评估员工的建议及实验室管理层采取的措施。

（2）内部审核 也称内审，是为证实体系运作是否持续符合质量管理体系的要求，由组织自己或以组织的名义对包括管理和技术方面的所有要素进行评价的一种形式。内部审核对实验室质量管理体系的改进和服务质量的提高都具有重要的作用。内部审核的依据一般应包括实验室的质量管理体系文件、认可准则及其各领域的应用说明等。实验室应定期（通常每12月1次）由经过培训的人员实施内部审核，以确定质量管理体系的所有活动（包括检验前、检验和检验后过程）是否符合准则要求以及实验室规定要求；已实施、有效并得到保持进行审核。检验前要特别关注样本采集等；检验中要特别关注检验程序及检验程序的质量保证等；检验后特别关注标本的保存与处理等。审核过程主要包括审核策划，审核准备和实施，纠正、预防和改进，跟踪验证等。

2. 管理评审 管理评审是实验室最高管理者就质量方针和目标，对质量体系的现状和适应性进行的正式评价。它与内部审核不同，是针对实验室质量管理体系及实验室全部的医疗服务（包括检验及咨询工作）而言的，内部审核是针对实验室整个质量管理体系而言，内部审核的结果是管理评审输入的内容之一。实验室管理层一般每12个月进行一次质量管理体系的管理评审，确保其持续的适宜性、充分性和有效性以及对患者医疗的支持。管理评审主要包括评审依据、评审频次、评审输入、管理评审会议和管理评审输出等。

（四）外部对临床实验室质量改进的检测与评价

持续改进的最终目标是满足患者、临床医护人员及相关机构的需求。因此，来自实验室外部的反馈对临床实验室质量持续改进的监测与评价是十分重要的。外部反馈主要包括临床医护人员的意见、患者及其家属的抱怨、上级医疗机构的检查、PT和实验室间比对、医院领导和职能部门的检查或批评、医疗保健中心或保险公司的意见、设备和试剂供应商的信息反馈等。

1. 临床医护意见的反馈　按照质量管理的理念“客户的需求是改进质量的动力”，临床实验室服务对象是患者、临床医护人员，因此他们的反馈信息特别值得重视。临床实验室应该把医护人员的意见看成是持续改进质量的最佳机会。为此，临床实验室应有专门针对临床医护人员反馈信息的处理程序，确保反映的信息能够得到及时、有效的处理并及时反馈给临床医护人员。另一方面，临床实验室还应主动与临床医护人员进行沟通与交流，获得医护人员对实验室的改进信息，如进行定期或不定期参与临床医护人员、医务处、护理部的交流会以及参与查房、病例讨论、发放征求临床意见的满意度调查表等形式，对临床提出的问题需要进行详细的记录，组织讨论，必要时还可以与临床医护人员共同讨论，找出合适的解决方案。

2. 患者意见的反馈　患者是临床实验室服务的直接对象，他们的意见或建议是质量持续改进的直接动因，必须得到重视。患者反惯的意见包括患者及家属的抱怨和临床实验室主动征求患者及家属的意见。实验室应该转变观念，增强服务意识，对于患者的反馈意见，应主动从实验室去查找原因，如不属于实验室的问题，也必须做好解释工作。必要时，协调相关人员和组织机构帮助查找问题根源，最终使抱怨获得解决。主动从患者获得反馈信息的方法，如开患者座谈会，发放问卷以及在提供咨询服务的过程中获得患者对质量改进的反馈信息。

3. PT和实验室间比对　能力验证（proficiency testing，PT）是指利用实验室间比对来确定实验室和检查机构从事特定测试活动技术能力的活动。开展PT和实验室间比对的机构国内是国家卫健委临床检验中心及省、市临床检验中心。实验室和检查机构等可以通过利用能力验证这种外部质量保证（EQA）工具，识别与同行机构之间的差异，补充其内部质量控制技术，为自身的持续改进和质量管理提供信息。因此，临床实验室应该积极参与PT和实验室间比对，并对结果认真分析、总结，为质量管理体系持续改进寻求外部动力。

4. 其他方面的反馈　主要涉及与收费有关的医疗保健中心和（或）保险公司，除了收费意见外，还可以获得实验室服务水平包括服务的能力和服务态度方面的改进信息。实验室还应该重视从供应商获得仪器、试剂的使用经验和技术支持以及新产品、新技术等改善质量方面的相关信息。同时应重视上级医疗机构的检查、医院领导和职能部门的检查或批评等，从中获得持续改进质量管理体系的信息。

（五）持续改进活动中分析不符合原因的方法

1. 质量指标（quality indicator，DI）　是一组内在特征满足要求的程度的度量。质量指标可表示为如产出百分数（在规定要求内的百分数）、项缺陷百分数（在规定要求外的百分数）、百万机会缺陷数（DPMO）或六西格玛级别等。CLSI GP35指南对质量指标的定义是指一种为提供一个体系的质量信息有关的系统性测量过程，是强调实验室如何更好满足客户需求的一种测量过程。质量指标是一项能够评估医疗卫生关键领域的度量，可以被用来监测临床检验质量的变化，有效地分析出整个检测过程中的不符合，从而能够保证质量持续改进。

2. 鱼骨图 又名因果图，是一种挖掘问题的“根本原因”的分析方法，特点是简洁实用，深入直观。绘图过程中，问题或不符合位于“鱼头”以外，鱼骨上长出鱼朝，鱼朝上列出产生问题的所有可能原因，通过鱼骨图来分析各个原因之间的相互关系。在临床实验室管理中，可通过此方式分析不符合，并进一步分析不符合产生原因之间的相互关系。

3. 深度分析法。

（六）风险评估在持续改进中的作用

风险包含两层含义，即不良事件的危害程度及其发生概率。随着医学实验室的发展，医学实验室风险管理逐渐被越来越多的实验室人员所关注，且越来越多的医学实验室开始将风险管理的理念运用于医学实验室流程管理。ISO/TS 22367：2008《医学实验室通过风险管理和持续改进减少失误》提供了通过风险管理和持续改进以减少医学实验室差错的方法。

风险评估一般可以分为三个步骤：第一步，医学实验室应根据实验室的具体工作流程，识别出本实验室流程中存在的风险，CLSI的EPl8–A2《使用风险管理技术识别和控制实验室错误来源》则提供了识别和控制医学实验室差错来源的风险管理技巧。第二步，应对实验室识别出的流程风险进行分级评估。第三步，实验室针对评估出的高风险流程，对执行步骤中的细节加以讨论，提供相应的纠正措施和预防措施，以消除实验室的风险；并对纠正措施和预防措施的效果进行跟踪、评价，促使实验室质量持续改进。

总之，持续改进是每一个组织永恒的追求。持续改进除了为患者、临床医护人员和相关机构提供更高质量的服务，最终除使用户更加满意外，也为实验室质量管理体系的既定质量目标提供了有力的保障。同时，持续改进也保证了质量管理体系的不断完善、发展以及更加有效和适用。

本章小结

临床实验室质量管理体系是指挥和控制实验室建立质量方针和质量目标，并实现质量目标的相互关联或相互作用的一组要素。质量管理体系的建立是实验室工作的核心，它标志着实验室管理科学化和规范化。质量管理体系的建立要立足于实验室的实际情况，引用适宜的符合要求和规范的标准及法律法规。通过对实验室现状的分析，确定质量方针和质量目标，然后经过策划与准备、编写质量体系文件、对体系文件进行宣传并试运行，最后经过评估和审核及管理评审建立起符合实验室自身要求和发展的临床实验室质量管理体系。

质量管理体系建立的落脚点是体系文件的有效运行并持续改进。持续改进是每一个组织永恒的追求，通过持续改进保证了质量管理体系的不断完善、发展以及更加有效和适用。

扫码“练一练”

习　题

一、单项选择题

1. 不属于质量管理体系构成要素的是

A. 组织机构　　B. 程序　　C. 过程

D. 资源　　E. 人员

2. 不属于质量管理体系的文件构成的是

A. 质量手册　　B. 程序文件　　C. 操作规程

D. 记录　　E. 法律法规

3. 依据ISO 15189，实验室的人员档案中，不一定有的内容是

A. 员工的教育背景　　B. 员工的专业资格

C. 员工的证书或执照　　D. 员工的培训记录

E. 员工的能力记录

4. 依据ISO 15189，关于文件控制，叙述错误的是

A. 存留或归档的已废止文件不必盖作废章

B. 无效或已废止的文件必须立即自所有使用地点撤掉或确保不被误用

C. 维持一份清单或称文件控制记录，以识别文件版本的现行有效性及其发放情况

D. 所有受控文件，发布前必须经授权人员审核、批准，并标明日期

E. 实验室必须定期评审文件

5. 依据ISO15189，关于内部审校，叙述不正确的是

A. 实验室应根据质量管理体系的规定对体系的所有管理及技术要素定期进行内部审核

B. 应由质量主管或指定的有资格人员负责正式策划、组织并实施审核

C. 员工不得审核自己的工作

D. 实验室必须每12个月对质量管理体系的主要要素进行一次内部审核

E. 内部审核的结果必须提交实验室管理层进行评审

6. 质量管理体系建立的依据应除外

A. 上级医院临床实验室的质量手册

B. GB/T 22576.1—2018/ISO 15189：2012《医学实验室质量和能力的要求 第1部分：通用要求》

C. GB/T 15481 2005/ISO/IEG 17025：2005《检测和校准实验室能力的通用要求》

D. GB/T 19001：2000/ISO 9001：2000《质量管理体系要求》

E. WS/T 227—2002《临床检验操作规程编写要求》

7. 质量管理体系的评审内容不包括的是

A. 评审的依据　　B. 程序文件　　C. 评审内容

D. 管理评审会议　　E. 管理评审报告

8. 质量管理体系的资源配置包括

A. 人员、设备、设施、资金、技术和方法

B. 人物、设备、设施、资金、技术和方式

C. 人员、设备、设施、财产、技术和方法

D. 人员、设备、设施、资金、技术和方式

E. 人物、设备、设施、资金、技术和方法

9. 临床实验室质量管理体系的建立一般分为哪四个阶段

A. 文件编写、策划准备、试运行和审核、评审

B. 策划准备、文件编写、试运行和审核、评审

C. 策划准备、试运行和审核、文件编写、评审

D. 文件编写、策划准备、评审、试运行和审核

E. 策划准备、评审、文件编写、试运行和审核

10. 质量管理体系的运行应注意

A. 外部因素、内部因素、工作人员职责

B. 整个医疗市场环境和医院环境、内部组织行为、协调各方面各部门工作

C. 职业道德、爱岗敬业精神、有效运行

D. 层层分解、落实到人、实现质量有效管理

E. 社会环境、人员内部配备、管理途径

11. 检验科为了维持、发展和提高学术素质与技术水平必须做好哪几方面

A. 全面统筹、人才培养、仪器装备、全面质量保证、创新和特色建设及临床意识

B. 全面管理、人才培养、仪器装备、总体保障、创新和完善临床意识

C. 全面管理、人才培养、仪器装备、全面质量保证、创新和特色建设及临床意识

D. 全面管理、人才储备、仪器装备、全面质量保证、创新和特色建设及临床意识

E. 全面管理、人才储备、仪器装备、总体保障、创新和特色建设及临床意识

12. 临床实验室管理评审会议由实验室管理者负责制定管理评审计划，应明确

A. 评审会议的议程、参加人员、各实验室应准备的评审资料、评审计划

B. 评审会议的时间、参加人员、各实验室应准备的评审资料、评审计划

C. 评审会议的时间、议程、参加人员、各实验室应准备的评审资料和计划

D. 评审会议的时间、议程、工作人员、各实验室应准备的评审资料和计划

E. 评审会议的议程、参加人员、各实验室应准备的评审资料和计划

13. 临床实验室管理评审会议由实验室管理者主持，参加人员包括

A. 科室部门领导、各实验室负责人、质量管理小组成员、技术管理层人员、教育与培训管理层人员、人事管理人员等

B. 科室部门领导、各实验室负责人、质量管理小组成员、技术管理层人员、教育与培训管理层人员、安全管理人员等

C. 科室部门领导、各实验室负责人、质量管理小组成员、教育与培训管理层人员、安全管理人员等

D. 科室部门领导、各实验室负责人、质量管理小组成员、技术管理层人员、继续教育人员、安全管理人员等

E. 科室部门领导、各实验室负责人、质量管理小组成员、技术管理层人员、安全管理人员等

14. PDCA 循环应遵循的科学程序不包括

A. 计划　　B. 执行　　C. 检查

D. 处理　　E. 完善

15. 临床实验室管理评审实施过程中不包括

A. 首次会议　　B. 现场审核　　C. 填写不合格报告

D. 研究讨论　　E. 审核结果汇总分析

16. 实验室对采集前活动的指导不包括

A. 申请单或电子申请单的填写

B．患者准备

C．原始样本采集的类型和量，原始样本采集所用容器及必需添加物

D．常规采集时机

E．影响样本采集、检验或结果解释，或与其相关的临床资料

17．实验室工作人员必须熟悉并准确理解所有体系文件中不包括

A．质量手册、程序文件、SOP、记录等

B．质量手册、程序文件、记录等

C．质量手册、SOP、记录等

D．程序文件、SOP、记录等

E．程序文件、程序文件、记录等

18．分析前SOP中不包括

A．样本采集　B．样本处理　C．样本保存

D．样本运送　E．样本检测

19．质量管理体系文件的管理不包括

A．文件审核、批准、发布　B．文件变更、废止、回收

C．文件指定、发布　D．文件备份、保存

E．文件评审

20．PDCA循环中四个字母依次代表的含义

A．计划、执行、检查、处理　B．执行、计划、检查、处理

C．计划、检查、执行、处理　D．计划、处理、执行、检查

E．处理、计划、执行、检查

二、简答题

1．简述临床实验室管理体系的基本构成。

2．SOP的编写依据是什么？

（曹璟宜）

第五章

检验方法的选择与性能评价

学习目标

1. **掌握** 检验方法的选择，检验程序、验证、误差、精密度、正确度、可报告范围及参考区间等概念。

2. **熟悉** 定量检验方法的性能验证，计量溯源性、测量不确定度等概念及用途。

3. **了解** 定性检验方法的性能验证，需要进行确认的检验方法及程序的种类。

4. **学会** 定量与定性检验方法性能验证方法的实施。

5. **具备** 常规检验方法选择与验证的能力。

伴随科学技术的不断进步，医学检验技术亦不断发展、创新和完善，为医学实验室出具可靠、准确的检验结果奠定了技术基础。目前，临床实验室中所使用的检验方法，多为常规分析方法，通常使用商品试剂。由于商品试剂种类繁多，其质量也不尽相同，因此，实验室在常规应用前，应对未加修改而使用的已确认的检验方法进行独立验证。对非标准方法、实验室自己设计或制定的方法，超出预定范围使用的标准方法，修改过的确认方法等检验方法，实验室在常规应用前应进行确认，从而明确该方法是否具有足够的方法性能来满足临床需求。本章将重点讲述检验方法的选择与性能验证。

扫码“学一学”

第一节 概 述

一、基本概念

1. 检测系统（measuring system） 完成一个项目检测所涉及的仪器、试剂、校准品、操作程序、质量控制程序及设备维护保养程序等的组合。如果是手工操作，还应包括具体的专业操作人员。检测系统的性能验证是指检验方法及程序性能验证的具体实施。

2. 检验程序（measurement procedure） 是医学实验室进行检验过程或活动所规定的途径，也可描述为根据给定的测量方法具体叙述的一组操作。

3. 验证（verification） 通过提供客观证据对规定要求已得到满足的认定。本章中的“规定要求”是指商品试剂生产厂家声明的性能参数所能达到的指标或标准。

4. 确认（validation） 通过提供客观证据对特定的预期用途或应用要求已得到满足的认定。

5. 计量溯源性（metrological traceability） 通过文件规定的不间断的校准链，将测量结果与参照对象联系起来的测量结果的特性，校准链中的每项校准均会引入测量不确定度。

二、检验方法的选择、验证和确认

（一）检验方法的选择原则

实验室应选择预期用途经过确认的检验方法及程序，应记录检验过程中从事操作活动的人员身份。每一检验方法及程序的规定要求（性能特征）应与该检验的预期用途相关。首选方法及程序可以是体外诊断医疗器械使用说明中规定的方法及程序、公认（权威教科书）、经同行审议过的文章或杂志发表的、国际公认标准或指南中的或国家、地区法规中的方法及程序。

（二）检验方法的验证

在常规应用前，应由实验室对未加修改而使用的已确认的检验方法及程序进行独立验证。实验室应从制造商或方法开发者获得相关信息，以确定检验方法及程序的性能特征。实验室进行的独立验证，应通过获取客观证据（以性能特征形式）证实检验方法及程序的性能与其声明相符。验证过程证实的检验方法及程序的性能指标，应与检验结果的预期用途相关。实验室应将验证程序文件化，并记录验证结果。验证结果应由适当的授权人员审核并记录审核过程。

其他任何严重影响检验程序分析性能的情况发生后，也应在检验程序重新启用前对受影响的性能参数进行验证，如仪器主要部件故障、仪器搬迁和环境温湿度出现严重失控等。

（三）检验方法的确认

实验室应对以下来源的检验方法及程序进行确认。

1. 非标准方法。
2. 实验室设计或制定的方法。
3. 超出预定范围使用的标准方法。
4. 修改过的确认方法。

方法确认应尽可能全面，并通过客观证据（以性能特征形式）证实满足检验预期用途的特定要求。检验方法及程序的性能特征包括：测量精密度（测量重复性和测量中间精密度）、测量正确度、测量不确定度、分析特异性（含干扰物）、分析灵敏度、检出限和定量限、测量区间、诊断特异性和诊断灵敏度。

实验室应将确认程序文件化，并记录确认结果。确认结果应由授权人员审核并记录审核过程。当对确认过的检验方法及程序进行变更时，应将改变所引起的影响文件化，适当时应重新进行确认。

三、量值溯源

国际间互相承认测量结果的前提条件是计量溯源性能得以保证。为了使人体样本中待测物的测量得到正确的医学应用，不论在何时何地都具有可比性，因此，量值必须有明确的定义，提供给临床医生及患者的结果必须准确。

临床检验的量值溯源可以有不同模式，但其中心内容是使各测量方法的测量值与公认的标准发生联系。图5-1为能在计量上溯源到SI的量值溯源图。一个样本或校准品的测量结果通过一系列校准而建立的溯源性，对比测量中的测量过程和校准物质的计量学等级由低到高组成一条连续不间断的溯源链。链的顶端是国际单位制（SI）单位（基本或导出单位）。SI单位国际通用，不随时间和空间的变化而变化，因此它是溯源链的最高级别。

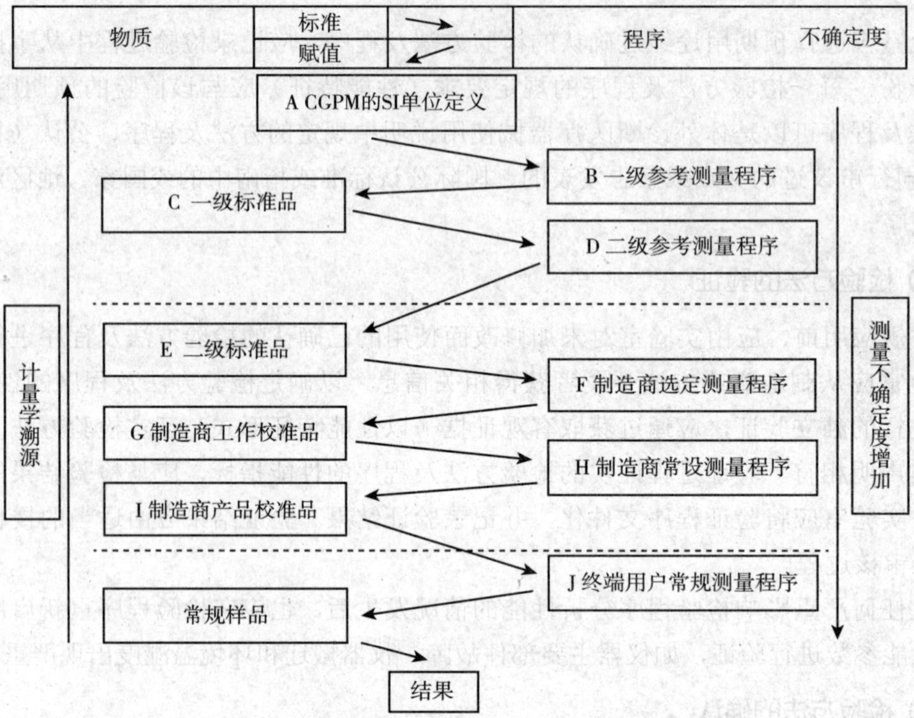

图5-1 在计量上溯源到SI的量值溯源图

一级参考测量方法是具有最高计量学特性的参考测量过程，它必须是基于特异、无需同量校准而能溯源至SI单位并具有低不确定度的测量原理，目前认为可用于一级参考测量方法的测量原理仅限于放射性核素稀释/质谱（ID/MS）、库仑法、重量法和滴定法测量等，一般由国际或国家计量机构及经认证的参考实验室完成。一级参考物质（校准物）一般是高度纯化的被测物质，可由一级参考测量方法定值。

二级参考测量方法是经充分论证，其不确定度能满足特定要求，能用低一级测量方法评价和参考物质鉴定的测量过程，可用一级参考物质（校准物）校准。二级参考物质（校准物）用一种或多种二级参考测量方法定值，一般具有与实际样本相同或相似的基质，主要用于量值传递。

溯源链自上而下各环节的溯源性逐渐降低，而不确定度则逐渐增加，因此量值溯源过程应尽量减少中间环节。从计量学角度上讲，理想的情况是用一级参考测量方法直接测量样本，省去所有中间环节，但这在实际工作中难以实现。目前医学实验室的常规检验程序由生产厂家建立，因此医学检验结果的溯源性也由生产厂家根据上述原理负责建立。实验室在使用校准品时，应注意专用性问题，一般只能校准其说明书声明的检测系统，不能和其他检测系统互用。

四、误差

误差即**测量误差（measurement error）**，是指检测的量值和真值（或参考量值）之差。

是对于真值或对于可接受的预期真值或参考量值的偏离。误差值有正有负，根据误差的性质和产生的原因，可将其分为系统误差和随机误差两类。值得注意的是测量误差不应与出现的错误或过失相混淆。

（一）系统误差

1. 定义 系统误差（**systematic error**），可重复条件下，对相同的被测量无数次检测结果的均值与被测量真值之差，是在重复测量中保持不变或按可预见方式变化的测量误差的分量。表示系统误差的统计量为偏倚。

考点提示 系统误差的统计量表示为偏倚。

2. 特点 系统误差在测量过程中按一定的规律重复出现，一般有一定的方向性，增加测量次数不能减小系统误差。

3. 来源 系统误差的来源主要有：①方法误差；②仪器误差；③试剂误差；④操作误差；⑤恒定的环境误差。

4. 对策 减少系统误差的方法主要有：①改进或更换检验方法；②进行仪器校准；③进行空白试验；④进行比对试验；⑤进行回收试验。

实际工作中，对已知含有系统误差的检测结果可以进行校正，以减少或抵偿系统误差对检测结果应用的影响。

（二）随机误差

1. 定义 随机误差（**random error**），在可重复的条件下，对相同的被测量无数次检测结果的均值与检测结果之差，是在重复测量中按不可预见方式变化的测量误差的分量。以该均值下的标准差的大小来衡量。

2. 特点 根据随机误差的统计学规律，其具有对称性、有界性和单峰性的特点：①对称性是指绝对值相等而符号相反的误差，出现的次数大致相等，即测量值是以它们的算术平均值为中心而对称分布，这是随机误差最本质的特性。②有界性是指不会出现绝对值很大的随机误差，其绝对值具有一定的界限。③单峰性是指绝对值小的随机误差数目比绝对值大的数目多，即测量值以它们的算术平均值为中心相对集中的分布。

3. 来源 随机误差是由检测过程中的一些随机因素所引起的误差，主要由不可避免和难以预测的检测仪器、试剂、环境温湿度等实验条件的改变以及检验人员操作习惯等因素的变化而引起。

4. 对策 随机误差是无法控制和消除的，也是不可能被校正的。但是在实际工作中通过采取以下措施来减小随机误差，可提高检测精密度：①严格执行标准化的操作规程；②严格控制试验条件；③必要时增加检测次数取均值。

考点提示 随机误差无法控制和消除，也不能被校正。

（三）总误差

在常规测定中每一个样品测定结果都会有误差，包括各种类型的随机误差和系统误差，上述误差总和即总误差（total error），是不准确度的估计。医学实验室所选用的检测方法的误差必须在临床可接受的水平范围内，即允许总误差（TE_a，95%允许误差限），通常表示

为：允许总误差=|偏倚|+1.65×不精密度（s或CV）。国家卫生行业标准WS/T403—2012《临床生物化学检验常规项目分析质量指标》和WS/T406—2012《临床血液学检验常规项目分析质量指标要求》设定了部分检验项目的分析质量指标。当前没有标准可寻的检验项目，可参照国际专业团队、国家指南文件中推荐的允许总误差的要求，必要时可制定符合本地区或本实验室使用的质量指标。

五、测量不确定度

（一）定义

1. 测量不确定度（measurement uncertainty） 是指根据所用到的信息，表征合理赋予被测量值的分散性，与测量结果相联系的非负参数。测量不确定度表达了测量值的可靠性，因为它提供了在一定包含概率中真值存在的区间。测量不确定度来源于生物学变异，测量前过程、测量过程和测量后过程。

2. 目标不确定度（target uncertainty） 是根据测量结果的预期用途，规定作为上限的测量不确定度。为了更好应用测量不确定度概念和理论，医学实验室有责任与临床共同设立检验结果的目标不确定度，表达报告的测量值是否达到临床应用的要求。

（二）作用

ISO 15189：2012要求“实验室应为检验过程中用于报告患者样品被测量值的每个测量程序确定测量不确定度。实验室应规定每个测量程序的测量不确定度性能要求，并定期评审测量不确定度的评估结果。”医学实验室在正式提供检验服务前，一项重要的工作就是要判断结果的不确定度是否符合其目标不确定度的要求；如果不符合，说明该医学实验室的检验结果尚未控制在期望的质量水平。

通过目标不确定度的设立，测量不确定度的评估与报告，可以了解所谓真值、真值存在的区间与包含概率的关系，会使实验室和临床医师更好地理解、认识和解释测量结果，并恰当地应用于临床诊断和治疗，减少误用。

（三）测量不确定度和测量误差

扫码“看一看”

测量不确定度和测量误差对测量结果本质的表达有明显差异，主要表现在测量误差是一个不可知的量值，通常总误差包括系统误差和随机误差，若已知系统误差估计值，则可被修正。测量不确定度为一个量值区间，与测得的量值的可控程度成反比关系，因是一个区间，故不能用来修正，是用来表达量值不完整性的信息，而不是去关注“真值”和“误差”的不可知本质。

第二节　定量检验方法性能验证

定量检验程序的分析性能参数一般包括：精密度（含重复性和中间精密度）、正确度、线性范围（可报告范围）、生物参考区间、检出限和定量限、抗干扰能力（分析特异性）、分析灵敏度等。实验室应根据不同检验项目的预期用途，选择对检验结果质量有重要影响的参数进行验证。

实验室应根据临床需求制定适宜的检验程序分析性能标准，实验室制定性能标准时应首先考虑相关制造商声明的标准、国家标准、行业标准、公开发表的临床应用指南和专家共识等。性能验证的结果应满足实验室制定的判断标准。

一、精密度验证

精密度性能是检测系统最基本的性能指标之一，是其他方法学性能指标评价的基础，如果精密度不符合要求，其他性能指标评价则不能进行。

（一）定义

精密度（precision）是指在规定条件下，对同一被测物重复测量所得测量值的一致程度。由于在数学上无法表达重复性的好坏，通常用不精密度（imprecision）程度以数字形式度量精密度的好坏。不精密度常用**标准差（standarddeviation，SD或s）**或**变异系数（coefficientofvariation，CV）**描述，以表示测定过程中误差大小的程度，不精密度越小，精密度越好。

考点提示　用不精密度的评价指标s或CV来度量精密度。

精密度验证应包括重复性和中间精密度。重复性是指在一组重复性测量条件下的测量精密度，以前称作批内精密度。中间精密度是指规定了时间和操作者范围，在同一机构内使用相同仪器等条件下的精密度，也称实验室内精密度。

（二）验证方法及要求

1. 选择试验样本　进行精密度验证的样本应选择稳定性良好，和实际待测样本基质相同或相似的样本。

2. 试验样本浓度水平的选择　一般选择2~3个浓度水平与厂家声明的浓度水平或医学决定水平相关的试验样本。对低值有临床意义的检测项目，应验证有临床判断价值的低水平样本的精密度。如检测结果没有明确的医学决定水平，可在生物参考区间上限左右选一个浓度，再根据检验项目的特点在测量区间内选择另一个浓度进行验证。

3. 验证方法　每天检测1个批次，每批次检测2个水平的样本，每个样本重复检测3次，连续检测5天。同时，每天按室内质量控制程序检测质控品，若有失控，则剔除该批试验数据，重新增加一个分析批。如果厂家明确指出其声明的精密度性能指标是在多个校准周期下产生的，则实验期间应选择重新校准。收集实验数据，分别计算重复性标准差和中间精密度标准差。

（三）验证结果可接受性判断

计算实验数据得到的重复性标准差、中间精密度标准差与厂商声明的重复性标准差、中间精密度标准差进行比较，如果实验室获得的标准差小于厂商声明的标准差，则表明厂商声明的精密度性能指标得到验证；如果大于厂商声明的标准差，则需进行统计学检验，判断差异有无统计学意义，详见CLSI发布的EP15-A3《使用者精密度验证与偏倚评估：批准指南—第三版》。

知识链接

临床实验室标准化协会（CLSI）

美国临床实验室标准化协会（Clinical and Laboratory Standards Institute，CLSI）是一个国际性、多学科、非营利性的会员组织，通过行业团体、政府和医疗保健专家等采取独特的协商一致达成共识的过程，制定实验室检测的相关标准和指南，并促使其在医学检验领域中的应用和完善。实验室的标准化提高了医学检验的质量和效率，从而提高了临床患者的诊疗效果。

二、正确度验证

正确度验证可采用偏倚评估、回收试验和方法学比对等方式进行。

（一）定义

1. 正确度（trueness） 是指无穷多次重复测量所得量值均值与被测量真值（或参考量值）间的一致程度。正确度消除了不精密度的影响，只与系统误差有关，与随机误差无关。正确度是一个抽象概念，不能用具体数值表示，通常以偏倚表示。正确度性能是检测系统或方法重要的分析性能之一，是可报告范围、生物参考区间及检出限验证等实验的基础。

考点提示 正确度只与系统误差有关，以偏倚表示。

2. 准确度（accuracy） 是指单次测量所得量值与被测量真值的一致程度。其与测量正确度和精密度有关，通常用绝对偏差和相对偏差表示，既正确又精密的结果才是准确的。

3. 测量偏倚（measurement bias） 简称偏倚，是指系统测量误差的估计值。常通过将测量结果的平均值减去参考值（如有证参考物质的值）获得，偏倚可为正数或负数。可计算绝对偏倚，也可计算相对偏倚。

（二）偏倚评估

1. 试验样本选择 优先选用具有互换性的标准物质或基质与待测样本相类似的标准物质，如有证标准物质（CRM），包括国际标准物质、国家标准物质及CNAS认可的标准物质生产者提供的有证标准物质；标准物质（RM），如生产厂商提供的校准品；正确度控制品和正确度验证室间质评样本等。

2. 验证方法 根据有临床判断价值的浓度水平和测量区间选用至少2个浓度水平的标准物质样本，每个浓度水平的标准物质样本每天重复测定2次，连续测定5天。记录全部检测结果，计算均值、偏倚。

3. 验证结果可接受性判断 实验数据计算得到的偏倚小于厂商声明的偏倚，则表明厂商声明的正确度指标得到验证；如果实验室获得的偏倚大于厂商的声明，则表明厂商声明的正确度指标未得到验证。

知识链接

有证标准物质

附有由权威机构发布的文件，提供使用有效程序获得的具有不确定度和溯源性的一个或多个特性量值的标准物质。有证标准物质（certified reference material，CRM）制备和出具证书的程序是有规定的，如ISO Guide 34；为了一致性和连贯性，该不确定度包含了测量不确定和标称特性值的不确定度两个含义；"溯源性"则包含了量值的计量溯源性和标称特性值的追溯性。

（三）回收试验

回收试验用于评估试验方法正确测定在常规样本中加入的被测量（质量、浓度、活性）的能力，结果用回收率表示。其通过测定比例系统误差，对检测方法的正确度进行评价。

1. 试验样本选择　试验样本需要采用临床样本（基础样本）和被测物标准品进行配制。通过称重法在临床样本中加入有临床意义浓度的标准溶液（应尽可能减少其在样品中的体积比，应少于总体积的10%），至少制备2个水平的样本（应保证样本被测物终浓度在测量区间内）。

2. 验证方法　为了减少随机误差的干扰，每个样本重复测定3次或以上，取均值计算回收率，计算公式如下：

$$回收率\%=（回收浓度/加入浓度）\times 100\%$$

3. 验证结果可接受性判断　比例系统误差=100%－回收率%，将比例系统误差的大小与实验室规定的总允许误差标准进行比较，若小于总允许误差即可接受。

（四）方法学比对验证

当实验室无法通过偏倚评估、回收试验或与参考方法比对等途径开展正确度验证时，可通过参加能力验证、方法学比对试验等途径，证明其测量结果与同类实验室结果的一致性。由于参考方法的可获得性受到限制，目前在临床实验室采用的比较方法多为已得到验证的常规检测方法。

1. 试验样本选择　患者/受试者新鲜样本20份，被测物浓度、活性水平等应覆盖检测方法的可报告范围，并关注医学决定水平。

使用**能力验证（proficiency testing，PT）**样本时一般要求不少于5份。

2. 验证方法　在常规操作条件下检测新鲜患者样本，每天用试验方法和比较方法在4h内检测5~7份样本，在3~4天时间内将所有样本检测完毕。按照WS/T 492—2016《临床检验定量测定项目精密度与正确度性能验证》规定的方法计算试验方法和比较方法之间的平均差值及置信区间和（或）验证限。

检测PT样本时，每个样本应重复测定至少3次，取平均值以减少随机误差的影响。

3. 验证结果可接受性判断　如果实验室试验数据计算的差值落在厂商声明的验证限之中，则证明厂商的声明得到了验证。

使用PT样本进行验证时，应有≥80%的结果小于规定的偏倚。

三、可报告范围验证

（一）定义

1. 线性（linearity） 在给定的测量范围内，使测定结果与样本中分析物的量直接成比例的能力。

2. 线性范围（linear range） 检测系统最终分析结果为可接受的线性的浓度范围，非线性误差小于允许误差。

3. 分析测量范围（analytical measurement range，AMR） 指患者样本未经任何处理（包括稀释、浓缩或其他预处理等），由检测系统直接测量得到的可靠结果范围，在此范围内一系列不同样本分析物的测量值与其实际浓度呈线性比例关系。

4. 临床可报告范围（clinical reportable range，CRR） 指对临床诊断、治疗、预后判断等有价值的浓度范围。此范围如果超出了AMR，可将患者样本进行稀释、浓缩或其他预处理使被测量物处于AMR内，然后结果乘以稀释或除以浓缩倍数。CRR是扩展的AMR。

5. 可报告范围（reportable range） 是指检测系统所能测量得到可靠结果的范围。

线性范围、分析测量范围和可报告范围（未对样本进行预处理时）是不同组织或专业团体对检测系统在一定范围内可接受检测能力的不同描述，但其内在含义是相同的。

（二）线性范围验证

1. 试验样本选择 样本基质应与待测临床试验样本相同或相似，不可采用含有对测定方法具有明确干扰作用物质的样本，如溶血、黄疸、脂血或含有某些特定药物的样本。在已知线性区间内选择4~6个浓度水平，应覆盖定量限（低限和高限）。可将低浓度和高浓度样本按比例混合。如按4：0、3：1、2：2、1：3、0：4的比例混合，从而得到5份线性试验样本。

2. 验证方法 每个浓度水平的样本重复测定3~4次，全部样本测定应在同一工作日内完成，分析序列应为随机分布，有显著携带污染时，应用空白隔开样本。

分别计算每个样本检测结果的均值，排除离群值。全部数据中的离群点如果有2点或以上，则应放弃全部数据或重新进行试验。

3. 验证结果可接受性判断 对于采用一点或两点校准的预期反应曲线为直线的检测方法，若实验结果无离群值，则求出直线回归方程$y=b_0+b_1x$和相关系数的平方值（r^2）。若b_1在0.97~1.03范围内，b_0接近于0，$r^2>0.95$，则可判断厂商声明的线性范围得到验证。

（三）可报告范围验证

拟选用检测方法的分析测量范围能够满足临床诊断、治疗、预后判断等需求，无需对患者样本进行稀释、浓缩或其他处理时，可报告范围即为已得到验证的分析测量范围（或检测线性范围）。如拟选用检测方法的分析测量范围无法满足临床需求，则需要验证临床可报告范围，最常验证的是通过选择高值样本进行稀释，得到最大稀释倍数后，结合分析测量范围上限来确定临床可报告范围的上限。

1. 试验样本选择 样本基质应与待测临床试验样本相同或相似，不可采用含有对测定方法具有明确干扰作用物质的样本，如溶血、黄疸、脂血或含有某些特定药物的样本。高值血清样本采用低浓度血清样本或5%牛血清白蛋白生理盐水溶液进行稀释，使其接近于线性范围的上1/3区域内，并记录稀释倍数，稀释倍数应为方法性能表明的最大稀释倍数并适当增加或减小稀释比例。

2. 验证方法　不同稀释倍数的样本重复测定3次，计算均值乘以稀释倍数后的还原浓度和相对偏差。另外，也可以对所选择的高值样本进行稀释回收试验，稀释回收率=（实测值/预期值）×100%。

3. 临床可报告范围上限的确定　选取还原浓度与理论浓度的偏差（%）等于或小于方法预期偏倚值（如1/3允许总误差）时的最大稀释倍数为方法推荐的最大稀释倍数，分析测量区间的高限与最大稀释倍数的乘积为该方法临床可报告范围的上限。

如果采取稀释回收试验计算稀释回收率，则回收率在90%~110%结果为可接受，同样，分析测量区间的上限与最大稀释倍数的乘积为该方法临床可报告范围的上限。

四、参考区间验证

医学实验室应为临床医师提供检验项目的可靠参考区间，才能使临床对健康体检者的检验结果作出正确判断，使患者的检验结果为临床诊断、治疗及预后评估提供可靠的依据，从而发挥检验报告应有的作用。对于每一个定量的临床检测结果应与适当的参考区间相一致，所确定的参考区间还应反映亚组的区分，如性别、年龄、种族等。因此，获得检验项目可靠的参考区间是实验室的重要任务。由于参考区间建立研究工作量和成本巨大，目前普遍认为，医学实验室引用参考区间比较简便可行，如引用我国卫生行业标准中所推荐的参考区间，实验室在引用参考区间前应进行验证或评估。参考区间评估及验证的技术要求和操作方法可参考美国CLSI C28-A3文件《临床实验室如何定义、建立和验证参考区间核准指南—第三版》和我国卫生行业标准WS/T 402—2012《临床实验室检验项目参考区间的制定》。

（一）定义

1. 参考个体（reference individual）　按明确标准选择的用作检验对象的个体。通常是符合特定标准的健康个体，筛选参考个体时，应尽可能排除对结果有影响的因素。

2. 参考人群（reference population）　由所有参考个体组成的群体。

3. 参考样本组（reference sample group）　从参考人群中选择的用以代表参考人群的足够数量个体的集合。

4. 参考值（reference value）　通过对参考个体某一特定量进行观察或者测量而得到的值（检验结果），是从参考样本组中获得。

5. 参考分布（reference distribution）　即参考值的分布。参考人群的分布和分布参数可用参考样本组的分布和适宜的统计方法统计。

6. 参考限（reference limit）　依据所有参考值的分布特性以及临床使用要求，选择合适的统计方法进行归纳分析后确定的限值，包括参考上限和参考下限。参考值的一部分小于或等于参考下限，一部分大于或等于参考上限，参考限将参考值分类，参考限可能会与其他各种类型的医学决定限不同。

7. 参考区间（reference range）　介于参考上限和参考下限之间的区间，包括参考上限和参考下限。如数据呈正态分布，通常是用$\bar{x}\pm1.96s$表示95%数据分布范围；如果检测数据呈偏态分布，则可采用非参数法处理，计算出参考下限和上限。在某些情况下只有一个参考限具有临床意义，通常是参考上限，这时的参考区间是0至参考上限。

（二）验证方法

1. 参考区间一致性评估 是一种主观评价参考区间转移可接受性的方法，医学实验室通过分析我国卫生行业标准、厂家或其他实验室提供参考区间的原始资料，内容包括分析前、分析中和分析后程序，参考区间的估计方法，以及参考人群地理分布和人口统计学资料等。若实验室有理由认为与参考区间研究的分析质量和参考人群等有足够的可比性，则参考区间可不经验证直接转移使用。

2. 小样本参考个体验证 若不能确定分析质量和参考人群具有可比性，则不适合进行参考区间一致性评估，或实验室管理体系要求对引用的参考区间进行验证，可按下列步骤进行。

在检验服务的本地参考人群中筛选合格参考个体20名，筛选参考个体时，应尽可能排除影响检测结果的因素，可参考我国卫生行业标准WS/T 402—2012《临床实验室检验项目参考区间的制定》中附录B参考个体调查问诊表的内容进行筛选。

（1）严格按本实验室标准操作规程采集、处理和检测样品，并保证室内质控在控，需要注意的是分析前和分析后因素应与参考区间提供实验室相一致。

（2）采用Dixon方法检验离群值，首先将检测结果按照大小排序并计算极差R，然后分别计算最大值和最小值与其相邻数值之差D；如果$D/R \geqslant 1/3$，则将最大值或最小值视为离群值予以剔除；将余下数据重复前述步骤进行离群值检验，直至剔除所有离群值。若测定值剔除离群值后不满20例需要补足，确保有20例参考个体的检测结果不含离群值。

（3）将所选择的20个合格参考个体的检测结果与参考区间比较，若超出参考区间的数据不超过2个，则通过验证，该参考区间可直接转移使用；若超过2个，则需重新筛选20名参考个体按照上述判断标准进行验证。如参考个体多于20个，超出参考区间的数据不超过10%则通过验证；若有多于10%的数据超出参考区间，则另选至少20名合格参考个体，重复上述操作。验证结果若符合要求，可直接转移使用参考区间，否则应查找原因。

（4）对未通过验证的情况，首先应评价检测系统的质量控制体系是否有效运行，尤其是要评价正确度是否符合要求，如证实是检测系统导致的验证不通过，则应改进或更换检测系统后再进行验证。若由于民族、地区及特殊生活习惯等人群分布原因导致验证未通过，则应建立或引用适宜本地区人群的参考区间。

3. 大样本参考个体验证 对于某些在临床诊疗中起重要作用的项目，其参考区间的验证，实验室可以加大参考个体的样本量（n=60），将其测得值与参考区间的原始参考值相比较。同样，实验室的分析前和分析中因素应与提供参考区间的实验室一致。在统计学上，随着样本量的逐渐增加，利用统计原理发现实验室间人群差异的能力会增强。

按小样本验证中所述筛选标准得到参考个体，检测分析，将检验结果与需验证的参考区间比较，判断它们之间是否有显著性差异。若没有显著性差异存在，则可以接受拟引用的参考区间；若有显著性差异，实验室可自己再增加参考个体的样本量达到IFCC制定参考区间最少样本量的要求，制定符合本地人群特征的参考区间；或使用稳健法，直接利用这60名参考个体所提供的检测结果计算参考区间。

若已知实验室所在地人群和拟转移引用参考区间的原始人群之间在人口统计学、地理分布等方面有差异，则不适合引用，实验室应考虑自己建立符合本地人群特征的参考区间。

五、检测限验证

检测限验证的目的是评估检测方法所能检测到的分析物的最低浓度。低浓度检测性能对于某些疾病的诊断或治疗监测有重要意义，如心肌肌钙蛋白、毒物及肿瘤标志物等的检测。

（一）定义

1. 检测限（limit of detection） 是指检测系统能够测量出分析物的最低浓度，又称为分析灵敏度。实际上，理想的方法应具有高的分析灵敏度水平。

2. 检测低限（lower limit of detection，LLD） 描述的是分析物检测结果为“零”时的浓度范围，也称空白检测限（limit of detection，LoD）。通常的做法是对空白样本进行至少10次重复测量，以空白样本检测结果的$\bar{x}+2s$（95%的可信限）或$\bar{x}+3s$（99.7%的可信限）所对应的分析物含量即为检测低限。LLD并非样本中实际被测物的浓度，反映了方法对空白样本测定的不确定度，常用于定性检测系统的性能评价。

3. 生物检测限（biologic limit of detection，BLD） 是指某样本单次测量可能具有的最小响应量，即刚刚大于空白检测低限的响应量，该样本内含有的分析物浓度或其他量值即为生物检测低限。通常的做法是制备几个浓度略高于LLD的低浓度样本，批间至少重复测定10次，以检测低限加2倍检测限样本标准差（LLD+2s，95%的可信限）或加3倍检测限样本标准差（LLD+3s，99.7%的可信限）的方式，确定检测系统或方法可定量报告分析物的最低浓度或其他量值的限值。

4. 功能灵敏度（functional sensitivity，FS） 是指检测限样本测量结果CV为20%时的分析物浓度，这是检测系统或方法能够可靠定量报告分析物的最低浓度，通常用以代表定量限（limit of quantitation）的概念。

（二）验证方法

1. 试验样本选择 一般需要制备两种不同类型的样本。一种是空白样本，即不含待测量的分析物，分析物浓度为零，理想的空白样本应和检验的患者样本具有相同的基质，常使用检测系统的系列校准品中的“零浓度”校准品或不含分析物的样本专用稀释液作为空白，用于验证LLD。另一种是检测限样本，即含有低浓度的分析物，在空白样本中加入分析物配制成检测限样本，加入的分析物量应是厂商说明的检测限浓度，通常需要制备几份浓度介于LLD 1～4倍的检测限样本，用于验证BLD和FS。

以测量吸光度改变差值或吸光度变化率表示分析灵敏度时，宜选取与待测样本相同基质的样本，浓度或活性已知，水平应处于参考区间上限（或医学决定水平）附近。

2. 检测方法 检测低限、生物检测限和功能灵敏度试验重复检测次数没有硬性规定，常推荐做20次重复测量，符合临床检验对重复检测实验的要求。实验需要的时间，如果主要从空白样本的重复性了解检测低限，一般做重复性或短期试验。如果主要从检测限样本的重复性了解检测低限，推荐作较长时间的实验，代表天间检测性能。

验证以测量吸光度改变差值或吸光度变化率表示的分析灵敏度时，用实验室常规检测方法重复测量3次，记录吸光度改变。

3. 验证结果可接受性判断

（1）厂商提供的LLD、BLD为具体数值时，实验室验证通常的做法是对一份空白样本重复测定20次，若超过LLD的测定值≤3个，则证明厂商给出的LLD得到了验证。LLD通过验证后，重复测定BLD（4份样本，每天1份样本重复检测5次，共检测4天），若20个测定数据中低于LLD的测定值≤3个，则证明厂商给出的BLD得到了验证。

（2）厂商提供的灵敏度为吸光度改变差值或吸光度变化率时，实验室用常规检测方法重复测量3次，计算测量结果的吸光度差值或吸光度变化率，若在厂商声明的范围内，则通过验证。

六、抗干扰能力验证

干扰物质是引起患者检测结果偏离的主要原因之一，实验室可以通过分析干扰试验来验证厂商的干扰声明。

（一）定义

1. 分析特异性（analytical specificity） 是指干扰物存在时检测系统可以正确区分或检测被测量的能力。检测系统的分析特异性常通过干扰试验进行评估或验证。

2. 干扰物（interfering substance） 不是被测量，但对测量结果有影响的其他物质。

3. 内源性干扰物（endogenous interferent） 是指因病理原因导致出现在样本中的物质（如胆红素或甘油三酯），可干扰检测系统对其他物质的测量。对于这些常见的内源性干扰物，可通过样品前处理、样品空白、数学修正及血清基质校准等方法减少干扰效果。

4. 外源性干扰物（exogenous interferent） 是指样本中来自体外的可干扰其他被测量物测量的物质（如药物抗凝剂及样本防腐剂等）。

5. 干扰试验 是指通过定量检测样本中的干扰物质来计算其所引起检测方法的系统误差，特定浓度的干扰物质一般引起恒定系统误差，与样本中被分析物的浓度无关，误差的大小受样本中干扰物浓度影响。验证方法可参考我国卫生行业标准WS/T 416—2013《干扰实验指南》。

（二）验证方法

1. 试验样本选择 选取2个不同被测量水平的样本为基础样本，可参考医学决定水平、参考区间限值或病理浓度。WS/T 416—2013《干扰实验指南》附录B中列出了常见内源性干扰物的建议实验浓度。

制备实验样本时，至少应考虑样本中的异常物质，如胆红素、血红蛋白及甘油三酯等，干扰物原液浓度应至少20倍于实验浓度，以减少对基础样本基质的稀释，加入干扰物的浓度尽可能达到病理样本的最高浓度值。

2. 检测方法 在检测方法正常运行的条件下重复检测（$n \geq 3$）实验样本和对照样本，分别计算均值及均值间的差值（干扰值）。

3. 验证结果可接受性判断 干扰值代表了干扰物质引起检测系统系统误差的大小，若干扰值未超过允许总误差（如CLIA’88规定的允许总误差标准）即可接受。

第三节　定性检验方法性能验证

定性检测（qualitative tests）是指只提供两种反应结果的检测方法（即阳性/阴性或者有反应的/无反应的或者是/否），主要包括筛查试验、诊断试验和确认试验。

1. 筛查试验（screening tests） 筛查试验用于检测整个人群或部分特定人群中待测物的存在情况。通常要求筛查试验应具有较高的敏感性（大于95%），对其特异性和阳性预测值的要求则取决于多因素的综合考虑，例如假阳性结果是否会对被检测者心理上或经济方面等产生严重的不良影响；对可能误诊病例的治疗是否会产生严重的后果（例如，由于弓形虫抗体水平较高，而怀疑妊娠期感染，为避免感染造成的不良后果，需要采取终止妊娠措施）；是否有可以对阳性筛查结果进行确认的方法，确认方法是否易于执行、是否价格昂贵等。一般情况下，筛查试验的阳性预测值都会低于诊断试验和确认试验。也就是说，筛查试验结果阴性提示被检测者待测物的阴性可能性很高，而筛查试验结果阳性仅提示阳性结果的可能，需要进一步的确认。

考点提示 筛查试验通常要求具有较高的敏感性（大于95%）。

2. 诊断试验（diagnostic tests） 诊断试验用于检测临床上已怀疑某种待测物（例如感染性病原体抗原或相关抗体）的存在情况。如果待测的感染性病原体抗原或相关抗体对于治疗以及判断预后有重要意义，则该诊断试验应当具有足够高的敏感性和特异性（均应大于95%）。诊断试验后如需进行确认试验，且确认试验的准确度高，对诊断试验的特异性要求可适当降低。

3. 确认试验（confirmatory tests） 确认试验用于验证筛查试验或者诊断试验结果，对于确认试验，特异性和阳性预测值比敏感性和阴性预测值更为重要，确认试验的特异性应大于98%。确认试验可以是免疫测定、核酸检测或是培养。需要注意的是如果筛查试验或者诊断试验本身的特异性和阳性预测值就很高，则没必要使用确认试验进行结果的确认。

考点提示 确认试验通常要求具有较高的特异性（大于98%）。

定性检测广泛应用于各种疾病的筛查、诊断及确认等，为了保证定性检测方法的性能指标能够满足预期用途，在新的检验方法常规应用前；仪器主要部件故障、搬迁、设施（如纯水系统）和环境的温湿度严重失控等严重影响检验程序分析性能的情况发生时；现用检验程序的任一要素（试剂、校准品或仪器等）变更后，均应对检验结果质量有重要影响的性能参数进行验证。定性检验程序的分析性能参数主要包括：精密度（重复性）、符合率、检出限、临界值和抗干扰能力等。

一、精密度验证

（一）定义

1. 精密度（precision） 在定性方法中，精密度是指一个阳性或阴性样本，重复多次检测得到阳性或阴性结果的比率。在评价化学发光免疫试验（chemiluminescence immunoassay，CLIA）和酶联免疫吸附试验（enzyme - linked immunosorbent assay，ELISA）等可将结果以 COI（cut-off index）或S/CO比值方式表达的试验中，精密度的定义与定量测定的相同，精密度无法用数字来表示，只能通过不精密度如标准差或变异系数来评估。定性检测系统精密度验证同样包括重复性和中间精密度。

2. 5%的检测浓度（5% of detection concentration，C_5） 仅有5%的被检样本可被判定为阳性时的分析物浓度。用浓度小于C_5的样本进行重复性检测时，将持续得到阴性结果。

3. 50%的检测浓度（50% of detection concentration，C_{50}） 处于或接近临界值的分析物浓度，多次重复测量此浓度的单一样本时将获得50%的阳性结果和50%的阴性结果。

4. 95%的检测浓度（95% of detection concentration，C_{95}） 即有95%被检样本可被判定为阳性时的分析物浓度。用浓度大于C_{95}的样本进行重复性检测时，将持续得到阳性结果。

5. C_5～C_{95}区间 接近临界值的分析物浓度，分析物浓度位于C_5～C_{95}区间之外时，同一样本重复检测将得到相同的结果。C_5～C_{95}区间越窄，检测方法精密度越好。另外，C_5～C_{95}区间可作为检测系统或试剂的"灰区"。

6. 临界点或值（cut off） 在定性试验中，临界点是指检测反应的某一点，低于此检测反应点的检测结果被判定为阴性，而高于此点则被判定为阳性。

（二）基于待测物临界值浓度定性方法的精密度验证

较为简单的方法是通过验证待评价检测方法的临界浓度是否准确，并判定某一特定浓度范围，通常是$C_{50}\pm20\%$，是否包含了C_5～C_{95}区间，若C_{50}-20%～C_{50}+20%浓度范围包含了C_5～C_{95}区间，那么20%或距离C_{50}更远浓度的样本将得到一致的检测结果，即在C_5～C_{95}区间之外的样本检测结果可认为是精密的。验证方法可参考国家卫生行业标准WS/T505—2017《定性测定性能评价指南》。

1. 试验样本选择 制备足够40次重复检测的样本3份，浓度要求分别处于临界浓度、高于临界浓度20%和低于临界浓度20%。

2. 检测方法 每份样本均重复检测40次，计算每一份样本结果为阳性和阴性的百分比。

3. 验证结果可接受性判断 根据检测次数和阳性结果次数的双侧95%可信区间可求得阳性结果的真正百分比，本试验中若临界浓度的阳性结果百分比在（14～26）/ 40（35%～65%）之间，则表明C_{50}可信，验证通过。当浓度为C_{50}+20%样本的阳性百分比≥90%（36/40），且浓度为C_{50}-20%样本的阴性百分比≥90%（36/40），则表明C_{50}-20%～C_{50}+20%的浓度范围包含了该方法的C_5～C_{95}区间，验证通过。

（三）以COI或S/CO比值表示结果的定性方法的精密度验证

样本的测定结果以COI或S/CO比值表示的定性检测方法，如酶联免疫吸附试验（ELISA）、化学发光免疫分析试验（CLIA）等，检测系统或试剂厂家会在其试剂说明书中给出该方法的精密度数据，实验室可对厂家声明的精密度指标进行验证。

1. 试验样本选择 用于验证试验的样本一般采用医学实验室收集到的稳定或冷冻贮存的血清（浆）样本；当所需的样本不稳定或不易得到时，可考虑使用稳定的、最好是以蛋白质为基质的校准品或质控物等商品物质。

精密度验证试验，应至少选择两个浓度水平的试验样本，如两个浓度样本的精密度有显著差异，宜增加至3个浓度。所选样本至少有一个浓度在医学决定水平左右，在定性测定，即为接近临界水平的浓度。具体可参考试剂说明书中在评价精密度时所用的检测样本的浓度水平，宜用2～4倍于临界值浓度水平的样本，甚至阴性样本（浓度在临界值的一半为宜）。

2. 重复性验证方法 至少检测两个不同浓度（参考试剂盒说明书）的样本，在一个测试批内重复进行至少20个检测，计算所得S/CO值的均值和SD，计算CV%。试验过程中可使用不同批号的试剂和校准物，同时应检测至少一个水平的质控品。当质控品结果超出实验室规定的失控限，不论实验结果是否满意都应弃去不用，分析失控原因，并采取纠正措施，失控得以纠正后，需重新进行试验以取得有效试验数据。

3. 中间精密度验证方法 至少检测两个不同浓度（参考试剂盒说明书）的样本，在10天以上时间内单次（孔或管）重复进行至少20批检测，计算所得S/CO值的均值和SD，计算CV%。试验过程中可使用不同批号的试剂和校准物，同时应检测至少一个水平的质控品。当质控品结果超出实验室规定的失控限，不论试验结果是否满意同样应弃去不用，失控得到纠正后，需重新进行试验以取得有效试验数据。

4. 验证结果可接受性判断 重复性变异系数应<10%，同时应不大于试剂盒说明书声明的批内CV%；中间精密度变异系数应小于15%，同时应不大于试剂盒说明书声明的批间CV%。

二、符合率试验

定性试验的符合率验证一般采用临床诊断明确的阴阳性样本各20份或国家标准血清盘或与其他检测方法进行比对。

（一）定义

1. 符合率（coincidence rate） 是指某一检测方法或试剂给出正确结果（包括阳性结果和阴性结果）的百分比。

2. 敏感性（sensitivity） 也称**真阳性率（true positive rate）**，是指在患有明确临床疾病的患者中患者样本检测结果为阳性或超过生物参考区间上限的比率，反映检测系统或方法正确判断是否患有某种疾病的能力。本指标可用于评价测定方法的临床应用价值，理想的测定方法其敏感性应为100%。

3. 特异性（specificity） 也称**真阴性率（true negative rate）**，是指在没有特定临床疾病的患者中，患者样本检测结果为阴性或在生物参考区间内的比率，反映检测系统或方法正确排除某种疾病的能力。本指标是用于评价测定方法的临床应用价值，理想的测定方法的特异性应为100%。

（二）临床明确诊断的样本比对

如果样本来自诊断明确的患者时，常用敏感性和特异性评价临床定性测定试剂或系统的性能，其结果反映的是待评价方法与真实诊断的符合性。

1. 试验样本选择 当诊断和待测物的结果明确时，选取阳性样本20份（至少包含10份浓度在临界值和2~4倍临界值之间的弱阳性样本，1份极高值阳性样本）、阴性样本20份（至少包含10份其他标志物阳性的样本）。

2. 验证方法 采用随机盲号法将所收集的40份样本重新分号，常规条件下检测样本，将所有检测结果按表5-1汇总计算。

表5-1 诊断符合率验证

		诊断明确的结果（例）		
		阳性	阴性	合计
待评价方法检测结果（例）	阳性	A	B	A+B
	阴性	C	D	C+D
	合计	A+C	B+D	N(A+B+C+D)

$$灵敏度=[A/(A+C)]\times 100\%$$

$$特异性=[D/(B+D)]\times 100\%$$

$$符合率=[(A+D)/N]\times 100\%$$

3. 验证结果可接受性判断 如果待评价方法的灵敏度、特异性和符合率不低于厂商检验方法声明的技术参数，则通过验证；如果低于厂商检验方法的声明，则未通过验证，应寻找原因，采取纠正措施后重新验证，如仍不能通过验证，应考虑更换检验方法。

（三）方法学间的比对

如果没有可用的诊断标准，则不能直接评估敏感性和特异性。需要采用评估待评价方法和比较方法阳性符合率和阴性符合率的方式进行符合率的验证，其验证结果反映了待评价方法与比较方法的符合程度。比较方法要求室间质评/能力验证合格、室内质控在控，优先选用经CNAS认可的医学实验室的检测方法。

1. 试验样本选择 选取阳性样本10份（至少包含5份浓度在临界值和2~4倍临界值之间的弱阳性样本，1份极高值阳性），阴性样本10份（至少包含5份其他标志物阳性的样本）。

2. 验证方法 将选取的20份样本，随机平均分成5组，比对方法和待评价方法每天均按照患者样本检测程序进行平行检测1组样本，连续检测5天。将所有检测结果按表5-2汇总计算。

表5-2 方法学符合率验证

		比对方法检测结果（例）		
		阳性	阴性	合计
待评价方法检测结果（例）	阳性	A	B	A+B
	阴性	C	D	C+D
	合计	A+C	B+D	N(A+B+C+D)

$$阳性符合率=[A/(A+C)]\times 100\%$$

$$阴性符合率=[D/(B+D)]\times 100\%$$

$$总符合率=[(A+D)/N]\times 100\%$$

3. 验证结果可接受性判断 可接受标准为待评价方法厂商声明标准。若无可用的厂商标准时，可根据实验室检测方法的预期用途（临床诊断需求）制定实验室验证可接受标准。

（四）国家标准血清盘的比对

国家标准血清盘是由国家最高法定检定部门生产的标准品，一般由中国食品药品检定研究院提供，实验室可采用国家标准血清盘对待评价方法进行验证。标准血清盘的标准品一般有：阴性参考品、阳性参考品、灵敏度参考品、精密度参考品。用待评价的方法对相应标准品进行检测，记录结果。阴性、阳性符合率均应达到相关标准的要求。

三、检出限试验

检测限是指检测方法可检测出的最低待测物浓度，也称检测低限或分析灵敏度。当所用检验程序在厂商试剂使用说明书等有检出限声明时、有标准物质时或以定量形式表达定性结果时，均应进行检出限的验证。

1. 试验样本选择　进行检出限验证时应首选定值标准物质如国际参考品、国家参考品、厂商参考品等，如没有参考品时，则使用可以溯源或量化的样本，如国际标准物质或能溯源至国际标准物质的样本。将所选用的试验样本梯度稀释至厂商声明的检出限浓度，稀释液可根据情况选用厂商提供的稀释液或阴性血清，如使用阴性血清则要求除被验证的目标物必须阴性外，其对应的相关物质（如抗原或抗体）也必须阴性，且试剂说明书上声明的干扰物质必须在允许范围之内。

2. 验证方法　每天按照患者样本检测程序在不同批内对稀释后的样本进行检测，检测数据至少20个（如每天检测4份样本，连续检测5天），计算阳性检出率。

3. 验证结果可接受性判断　如果阳性检出率≥95%，则检出限验证通过。

四、临界值验证

对于以临界值来判断阴阳性的检测方法，试剂生产厂家根据检测目的及检测方法的敏感性和特异性建立C_{50}，此临界值一旦确立，实验室不可随意更改，若检测结果低于临界值则判定为阴性或无反应，高于临界值则判定为阳性或有反应。因此，实验室在选用这些方法时应对厂商声明的临界值进行验证。如果没有提供临界值，可将阳性样本进行系列倍比稀释，然后重复检测稀释样本，以估计产生50%阳性和50%阴性结果的浓度，处于该稀释度的待测物浓度即为C_{50}，可参照WS/T 505—2017《定性测定性能评价指南》评价或确定临界值浓度。

考点提示　*以临界值判断阴阳性的方法，临界值不可随意更改。*

（一）基于阴性样本或阴性人群确定临界值的验证

1. 试验样本选择　选择40例健康人的新鲜血清样本，如需分多次收集，应按厂商试剂说明书要求保存所收集的样本。

2. 验证方法　每天按照患者样本检测程序在不同批内对试验样本进行检测，记录40个检测数据（如每天检测10份样本，连续检测4天）。检测结果采用Dixon方法（“1/3”原则）排除离群值，即将疑似的离群数据与其相邻数据之差D除以数据全距R，若D/R≥1/3则为离群值，将检测数据中的离群值舍弃，并用新的健康体检人群个体代替，最终确保40例检测结果符合要求。

3. 验证结果可接受性判断　若40例样本检测结果中超出说明书声明临界值的例数不超过2例，则验证通过。

（二）同时基于阴性样本（或阴性人群）和阳性样本（或阳性人群）确定临界值的验证

1. 试验样本选择　选择阴性样本60份，包括健康人和其他标志物阳性的患者新鲜血清样本各30份；另选择弱阳性（浓度均匀分布在临界值+20%内）的新鲜血清或质控血清样本共60例。

2. 验证方法　每天按照患者样本检测程序在不同批内对试验样本进行检测，分3~5批3~5天检测完毕，分别计算阴阳性检测结果的平均值$\bar{x}$和标准差s，阴性样本试验的临界值验证值为$\bar{x}+3s$，阳性样本试验的临界值验证值为$\bar{x}-3s$。

3. 验证结果可接受性判断 若阴性样本试验的临界值验证值 $\bar{x}+3s$ 不大于厂商声明的临界值，且阳性样本试验的临界值验证值 $\bar{x}-3s$ 不小于厂商声明的临界值，则验证通过。

若验证不通过，实验室需根据验证的结果评估目前条件下待评价方法的假阴性率和假阳性率，并结合预期用途（筛查、诊断或确认试验等）制定相应的复检规则。

五、抗干扰能力验证

样本中某些干扰物质达到一定浓度时会对定性试验产生影响，这些干扰物质主要包括血红蛋白、胆红素、甘油三酯和免疫球蛋白G等，实验室选用这类检测方法前应验证说明书中涉及的干扰物质对测定结果的影响。对于病原体标志物检测，还应验证与检测目标物可能存在交叉反应的病原体对检测的影响，这类病原体主要是与检测目标物可能有交叉抗原、易引起相同或相似的临床症状的病原体。宜在病原体感染的医学决定水平（弱阳性）进行验证。可参照CNAS-GL038《临床免疫学定性检验程序性能验证指南》和WS/T 416—2013《干扰实验指南》中相关的验证方案。

（一）相关干扰物质的验证

1. 试验样本选择 选择检测目标物分别为阴性、弱阳性、阳性不同浓度的样本5份，同时收集目标物阴性的高浓度血红蛋白、高甘油三酯和高胆红素样本，健康人群阴性样本。

2. 验证方法 将收集的高浓度血红蛋白、高甘油三酯和高胆红素样本分别加至上述选取目标物分别为阴性、弱阳性、阳性不同浓度的5份样本中，使其干扰物质浓度达到厂商说明书中声明的干扰浓度，加入干扰物质的量应小于样本量的10%。加入等量的健康人阴性血清的阴性、弱阳性、阳性不同浓度的5份样本作为阳性对照组。同时设立添加干扰物质的阴性组和未添加干扰物质的阴性对照组。

对上述4组样本同时进行目标物检测，记录结果。

3. 验证结果可接受性判断 加干扰物质的阳性组结果和阳性对照组结果之间符合率≥80%，添加干扰物质的阴性组和阴性对照组结果均为阴性，则验证通过。

（二）病原体干扰的验证

1. 试验样本选择 选择检测目标物分别为阴性、弱阳性、阳性不同浓度的样本5份，同时收集与目标物可能有交叉抗原、易引起相同或相似临床症状的病原体样本（浓度为弱阳性水平），健康人群阴性样本。

2. 验证方法 将收集的与目标物可能有交叉抗原、易引起相同或相似的临床症状的病原体样本分别加至上述选取目标物分别为阴性、弱阳性、阳性不同浓度的5份样本中，加入干扰物质的量应小于样本量的10%。加入等量的健康人阴性血清的阴性、弱阳性、阳性不同浓度的5份样本作为阳性对照组。同时设立添加干扰物质的阴性组和未添加干扰物质的阴性对照组。

对上述4组样本同时进行目标物检测，记录结果。

3. 验证结果可接受性判断 加干扰物质的阳性组结果和阳性对照组结果之间符合率≥80%，添加干扰物质的阴性组和阴性对照组结果均为阴性，则验证通过。

本章小结

掌握检验程序、验证、确认、计量溯源、误差、测量不确定度等概念，是学习检验方法性能验证与确认的前提。检测系统或方法应用于常规工作前，应对其分析性能进行确认或验证。检测系统或方法的分析性能指标主要包括精密度、正确度、可报告范围、参考区间、检出限、抗干扰能力、敏感性和特异性等。实验室应根据不同检验项目的预期用途，选择对检验结果质量有重要影响的参数进行验证。其中，定量检验程序需验证的分析性能参数至少包括：精密度（含重复性和中间精密度）、正确度、可报告区间和参考区间；定性检验程序需验证的分析性能参数主要包括：精密度（重复性）、符合率、检出限、临界值等。对非标准方法，实验室自己设计或制定的方法，超出预定范围使用的标准方法，修改过的确认方法等检验方法，实验室在常规应用前应进行确认。

扫码“练一练”

习　题

一、选择题

1. 无论是高浓度还是低浓度被测量物，实验室测定结果均偏低，说明检测系统出现了

A．系统误差　　B．偶然误差　　C．过失误差

D．随机误差　　E．误差类型无法判断

2. 实验室选择预期用途的检验方法及程序，应首选

A．体外诊断医疗器械使用说明中规定的方法及程序

B．公认/权威教科书中的方法及程序

C．经同行审议过的文章或杂志发表的方法及程序

D．国际公认标准或指南中的，或国家、地区法规中的方法及程序

E．以上都是

3. 实现检验结果准确和可比的重要手段是建立和保证检验结果的

A．准确度　　B．正确度　　C．可靠性

D．溯源性　　E．精密度

4. 建立生物参考区间时

A．无需根据数据分布特点选择统计方法

B．应建立适合本地区及本实验室的生物参考区间

C．不可采用文献推荐的参考方法

D．均使用$\bar{x} \pm 2s$表示

E．若数据服从正态分布，则以百分位数间距表示

5. 在一定条件下进行多次测量时，常用标准差的大小描述测定结果之间符合程度，与之有关的指标是

A．系统误差　　B．准确度　　C．精密度

D．测量不确定度　　E．灵敏度

6. 评价免疫定性检测方法在疾病临床诊断中应用价值的主要指标不包括

A．线性范围　　B．精密度　　C．符合率

D．抗干扰能力　　E．临界值

7. 系统误差的主要来源不包括

A．方法误差　　B．随机误差　　C．仪器误差

D．试剂误差　　E．恒定的环境误差

8. 下列可作为检测系统或试剂“灰区”的是

A．5%的检测浓度　　B．$C_5 \sim C_{95}$区间　　C．50%的检测浓度

D．95%的检测浓度　　E．$C_{50} \pm 20\%$区间

9. 下列表示测量结果与真值一致程度的性能指标是

A．精密度　　B．允许总误差　　C．正确度

D．测量不确定度　　E．准确度

10. 用于确认实验的分析测量方法应具备的条件是

A．高灵敏度　　B．高回收率　　C．高特异性

D．测定效率高　　E．重复性好

二、简答题

1. 评价定量检验程序主要包括哪些分析性能参数？

2. 如何验证以COI或S/CO比值表示结果的定性方法的精密度？

（高春海）

第六章

检验前过程的质量管理

学习目标

1. **掌握** 检验前过程质量管理的内容；患者的准备；标本的采集、传送与保存。
2. **熟悉** 检验申请单的格式及申请原则。
3. **了解** 保证检验前质量的基本措施；检验前质量评价。
4. **学会** 对影响检验结果的检验前过程因素进行分析。
5. **具有** 尊重和保护患者权益的素质以及检验质量保证的意识。

临床实验室调查显示，导致检验结果错误或引起检验偏差的影响因素约有60%~80%为检验前过程的因素。因此，检验前过程质量管理是保证检验结果真实准确的重要前提之一，但检验前过程涉及的人员多，范围广，包括检验人员、临床医师、护士、样本运送人员以及受检者本人，任一环节的疏漏或不规范都会影响检验结果。

扫码“学一学”

第一节 检验前质量保证的基本内容及重要性

一、检验前质量保证的基本内容

检验前过程又称分析前阶段，依据国家标准《医学实验室质量和能力的要求 第1部分 通用要求》（GB/T 22576.1：2018/ISO 15189：2012）中定义：按时间顺序自医生申请至分析检验启动的过程，包括临床医生的检验申请、患者准备和识别、原始标本采集、运送和实验室内传递等。检验前质量保证是指针对检验前过程可能影响检验结果准确性的各个环节或因素所采取的相应措施。

考点提示 检验前过程的概念及检验前质量控制的重要环节。

检验前过程变量因素是指在标本分析之前，所有对患者及（或）标本产生影响并进而可能影响检验结果的因素。检验前过程变量因素又分为体内因素和体外因素，体内因素包括生物因素如年龄、性别、月经周期、妊娠、运动、昼夜变化和季节变化等，也包括药物、饮食、酗酒、抽烟、茶叶和咖啡等影响患者体内分析物水平的因素；体外因素则指标本采集、运输、处理与储存等过程中的干扰因素，如标本采集时患者体位、压脉带捆扎时间、容器材料、容器污染、抗凝剂与防腐剂、稳定剂、标本采集方法、标本量与样本状态、标本密封与运输条件、标本自离体到运送至实验室时间、标本储存条件等。

二、检验前质量保证的重要性

检验前过程的质量管理是全面质量管理的前提，任一环节的疏漏或不规范都会影响检验结果的准确性。影响检验前过程的因素并非检验人员完全可控，需要医师、护士甚至患者的参与与配合，也需要医政、护理、门诊等职能部门协调与配合。标本质量缺陷具有隐蔽性，并非所有质量缺陷的标本在分析前均可被及时发现，部分缺陷是当检测完成或回顾性分析时被发现，亦有部分标本质量缺陷始终未被发现。在检验前过程从患者准备、样本容器与抗凝剂/稳定剂/防腐剂使用、标本采集与运输直至分析前样本处理每一个环节发生问题，都可能影响到样本质量，追查原因及责任往往存在困难。检验前过程质量管理的诸多特点决定了检验前过程质量管理的复杂性和重要性。

第二节　检验申请

一、检验申请单

检验申请是检验流程的首要环节，检验申请单是重要的医疗文书之一，其信息规范性与完整性对后续检验流程十分重要，检验申请单有纸质申请单和电子申请单两种。

（一）申请单的格式

1. 申请单设计格式　申请单格式不一，可使用一种格式的申请单，也可印制血液、体液、生化、免疫、微生物、分子生物学等多种检验申请单，但检验申请单应遵循信息齐全、信息规范、容易识别、简单方便等基本原则。

2. 申请单的基本信息　应包括但不限于：①受检者唯一性标识，如姓名、性别、年龄、科别、病房、门诊号/住院号、床号、条形码；②临床诊断或疑似诊断；③样本类型；④检验项目；⑤送检日期（年、月、日）及样本采集时间与样本接收时间；⑥申请者唯一标识，如医师签字；⑦收费/记账以及检验号等。

（二）申请单的填写要求

检验申请单由检验申请者填写，字迹清楚、不得涂改。填写时应按照格式逐项填写，不得遗漏；在“年龄”项应填写具体年龄，在某些特殊情况下，“姓名”项可填“无名氏”（如突发事件中的昏迷患者）或“×××之子”（新生婴），也可用阿拉伯数字编码（在保密性体检时）。在“临床诊断”项，确诊病人的检验申请单必须填写，初诊病人可填写“拟诊×××病”或“×××病？”健康体检或普查时，可填写“体检”二字。申请单上应有申请者全名或姓名印章。

二、检验项目申请原则

临床医师根据就诊者主诉、症状或病情变化提出检验申请，由于检验人员特别是检验医师，对诊断实验的了解更全面、深入，其在参与检验项目的选择时应发挥积极主动的指导作用。检验项目申请原则如下：

1. 有效性　首先应考虑临床应用价值。主要考虑该项检验对某疾病诊断的**灵敏度**（**sensitivity，SEN**）及**特异性**（**specificity**）。诊断实验的灵敏度和特异性越高越好，但通常每项实验的灵敏度和特异性都有一定的限度，因此依据病情及诊断目的，可选择一项或组合实验，但侧重点应有所不同。

在对人群进行筛查时，应考虑灵敏度较高的检验项目以防止假阴性。但为确诊疾病时，应选用特异性较高的试验，或**阳性似然比**（**positive likelihood ratio, +LR**）及**后验概率**（**post-test probability**）比较高的试验。

知识链接

灵敏度与特异性

灵敏度是检验项目能将金标准诊断为“有病”的人正确地判为患者的能力，即患者被判为阳性的概率。反映检出患者的能力，该值越大，漏诊病例（漏诊率）越少。特异性是在金标准诊断为“无病”的例数中，某检验项目结果为阴性所占的比例，真阴性例数越多，则特异性越高，误诊病例（误诊率）越少。从理论上讲，一项理想的检验项目其灵敏度和特异性最好均为100%。

实际上灵敏度和特异性是矛盾的统一体。

阳性似然比是灵敏度与特异性的比值。用以描述当就诊者的诊断性试验结果为阳性时，其患病与不患病的机会比。阳性似然比越高，检验结果为阳性时，诊断为某病的概率越大。

2. 时效性　早确诊有利于患者及时治疗，并可为患者节约治疗成本，因此检验的时效性是临床医师和患者共同的期望。在检验工作中应尽量缩短检验流程，但部分实验项目，检验周期相对较长，如：①细菌培养尤其是血培养；②染色体检查、自身免疫抗体、化学发光等项目在部分实验室并非天天进行检测，而是在规定时间内进行。这就需要采用相应的补救办法。最常用的就是采用一些快速方法和筛查方法，如急性冠状动脉综合征患者暂时做不了肌钙蛋白T或I定量测定时，可用快速的胶体金免疫层析法进行定性或半定量测定等。但必须指出，这些快速检测和筛查方法不能完全代替传统的经典方法（如培养和定量的方法）。

3. 经济性　在保证向临床医师提供有效信息的前提下，应考虑选用费用较少的检验项目，以减轻病人的负担。但“经济性”应从成本/效益或成本/效果总体上来分析，不能简单从某一检验项目收费来考虑。如做某一项目检验，收费即使略高，但可迅速确诊，就减少了患者的其他医疗费用。

第三节　患者的准备

合格的标本是保证检验结果准确的前提，医务工作者应全面了解影响检验结果的多种非疾病性因素，并将相关的要求和注意事项告知患者，使所采集的标本尽可能少受非疾病因素的影响，保证所采集的标本能客观真实反映患者的当前疾病状态。

一、生物因素的影响

1. 生物周期　常见的生物周期有昼夜节律与月经周期等。

（1）昼夜节律　昼夜节律变化对部分检验项目有影响，其中受影响最大的检测项目是激素类。生长激素晚上10点前后，分泌量达到最高，昼夜变化幅度达300%~400%。皮质醇在清晨6时左右浓度最高，随后下降，午夜12时降至最低，昼夜变化幅度达180%~200%。由于皮质醇还具有促进糖代谢的作用，其昼夜节律变化可影响下午进行的葡萄糖耐量试验（OGTT），使下午测得的血糖值高于上午。睡眠短时间内可使泌乳素、生长激素分泌明显升高。血液促甲状腺素在深夜达峰值，正午时分最低。胆红素和血清铁在清晨最高，血钙中午最低，白细胞计数下午高于早晨。

（2）月经周期　女性月经周期的不同阶段部分激素水平有差异。①月经期，血液中孕激素和雌激素降到最低水平。②增殖期（卵泡期），此期因卵泡生长，分泌的雌激素愈来愈多，使血液中雌激素水平逐渐升高。③分泌期（黄体期），此期黄体分泌孕激素，孕激素水平升高。在排卵期间，血清胆固醇水平降低；在中期或黄体期，醛固酮的浓度大约是卵泡期的2倍；在黄体期，肾素活性有所增加。女性在绝经前，胆固醇及低密度脂蛋白－胆固醇高于男性。另外，月经周期中无机磷和铁的含量也有所变化。

2. 情绪　精神紧张和情绪激动影响神经－内分泌系统，可使儿茶酚胺、皮质醇、血糖、血细胞等升高。

3. 年龄　不同年龄阶段，实验结果会有较大的差异。

（1）新生儿　由于在胎儿期处于相对缺氧状态，红细胞生成素代偿性升高，出生时红细胞数量和血红蛋白浓度比成人高。出生后有了自主呼吸，血氧含量增加，红细胞生成素减少；胎儿红细胞寿命较成人短，红细胞破坏较多；婴儿生长发育快，循环血量增加。因此，婴儿期红细胞数量和血红蛋白浓度降低，呈“生理性贫血”。3个月后红细胞数量和血红蛋白浓度又缓慢增加，12岁时达成人水平。因为新生儿红细胞破坏加速，肝脏缺乏葡萄糖醛酸转移酶，血中总胆红素和非结合胆红素升高。中性粒细胞、嗜酸性粒细胞和单核细胞在出生后1~2周内持续升高，淋巴细胞在出生时较高，至4岁时仍高于成人。嗜碱性粒细胞在出生当天呈一过性升高。血清尿酸在出生后1~6天持续下降。

（2）儿童　由于儿童生长发育快，成骨细胞活力较强，血清碱性磷酸酶较成人高3倍左右，18岁后降至正常成人水平。

（3）老年人　随着年龄的增长，血清IL－6、抗利尿激素、醛固酮（ADH）、促甲状腺激素（TSH）、血清总胆固醇及低密度脂蛋白胆固醇（LDL－C）等含量逐渐增高，而促肾上腺皮质激素、肾上腺皮质甾体激素及血清三碘甲状腺原氨酸（T_3）水平下降。因老年人肾功能下降，肌酐清除率降低。

4. 性别　有些检验指标在性别间存在一定差异，可能与内分泌、器官特异性差异及肌肉质量有关。男性比女性高的常见指标有：甘油三酯、胆红素、肌酐、肌红蛋白、尿酸、尿素、氨、天门冬氨酸氨基转移酶、血红蛋白、酸性磷酸酶、红细胞、氨基酸、碱性磷酸酶、胆碱酯酶、铁、葡萄糖、低密度脂蛋白胆固醇、白蛋白、IgG、胆固醇和总蛋白等。女性比男性高的常见指标有：高密度脂蛋白胆固醇、铜和网织红细胞等。实验室应根据性别制定不同的参考区间。

5. 种族　由于种族间存在遗传特性、生活习性、生活环境的不同，某些生理或病理指标存在一定种族差异。如中国回族人的血小板计数明显低于汉族人；美国黑人的白细胞计数低于白种人，而维生素B_{12}、脂蛋白高于白种人，CK明显高于白种人和黄种人等。

6. 妊娠　妊娠期间，由于平均血浆容量增加2600~3900ml，血液稀释，导致血液成分浓度波动较大。甘油三酯、载脂蛋白AⅠ、载脂蛋白AⅡ、总胆固醇、甲胎蛋白、甲状腺素、铜蓝蛋白等含量增加，总蛋白、清蛋白含量降低，铁、转铁蛋白缺乏，凝血因子活性增强，凝血酶原时间、活化部分凝血酶时间缩短，纤维蛋白含量升高，红细胞沉降率升高，肾小球滤过率降低，肌酐清除率上升。

二、生活习性的影响

1. 饮食　饮食对检验结果影响较大。一顿标准餐后，血液中的甘油三酯、胆红素、天门冬氨酸氨基转移酶、总蛋白、白蛋白、尿素等生化指标水平会有所上升；膳食结构也会影响检验结果，高脂饮食可使甘油三酯大幅度上升，高蛋白饮食使血液中尿素、尿酸及血氨水平升高，高核酸食物可导致尿酸明显升高，香蕉、菠萝、西红柿、凤梨等水果可增加5-HT的排泄；长期饥饿可使胆固醇、甘油三酯、载脂蛋白等降低，血肌酐及尿酸升高。

2. 运动　剧烈运动引起出汗、呼吸加深加快、体内代谢加快，可导致钾、钠、钙、肝功能、肾功能结果异常；与肌肉相关的酶也会上升，如肌酸激酶（CK）、乳酸脱氢酶（LDH）、天门冬氨酸氨基转移酶（AST）；肾上腺素、去甲肾上腺素、胰高血糖素、皮质醇、促肾上腺皮质激素、生长激素水平升高，胰岛素水平下降，血糖升高；血乳酸、尿酸、载脂蛋白AI、高密度脂蛋白胆固醇升高，血低密度脂蛋白胆固醇、载脂蛋白B、甘油三酯降低；尿液红细胞、白细胞、尿蛋白排泄升高，血浆肌酐浓度升高。因此应在安静状态或正常活动时收集标本，运动结束后最好休息30分钟后采集标本。

3. 吸烟　吸烟后红细胞计数、血红蛋白浓度、白细胞计数、血浆肾上腺皮质醇、醛固酮、游离脂肪酸、甘油三酯、癌胚抗原等将升高，而IgG、血管紧张素转化酶活性下降。

4. 饮酒　早期（酒后2~4小时），血糖、碳酸氢盐下降，而乳酸、乙酸、尿酸增高；长期饮酒者可导致血中ALT、AST、GGT升高；慢性酒精中毒者，血中胆红素、碱性磷酸酶、甘油三酯等升高。

5. 饮茶和咖啡　茶叶和咖啡中的茶碱或咖啡因，可影响体内某些代谢环节。咖啡因可抑制磷酸二酯酶活性，使cAMP水平升高，cAMP进而促进糖酵解，使血浆葡萄糖水平轻度下降；还可激活脂肪酶，致使血浆游离脂肪酸升高（约3倍）。据报道在摄入咖啡因（250mg）3小时后，血浆肾素活性及儿茶酚胺水平升高。

三、季节变化及海拔高度影响

1. 季节变化　夏季太阳光照时间长，25-羟基维生素D_3浓度比冬天高；总甲状腺素、三碘甲腺原氨酸、促甲状腺激素释放激素、总胆固醇等在冬季较高，甘油三酯水平偏低。

2. 海拔高度　红细胞数、血红蛋白、C反应蛋白水平随着海拔的升高而升高，而血浆肾素、血清转铁蛋白、尿肌酐、雌三醇及肌酐清除率则随着海拔的升高而降低。

四、药物的影响

某些药物进入人体后，可以药物原型或（和）其代谢产物的形式存在，这些物质可通过以下途径影响测定结果：①通过对反应系统待测成分物理性质的影响而干扰测定结果；②通过与底物、中间产物、产物发生化学反应而影响检验结果；③通过影响机体组织器官的生理功能和（或）细胞活动中的物质代谢而影响检验结果；④通过与催化酶、指示酶的竞争性或非竞争性结合影响检测结果。

（一）药物理化效应对检验的影响

当检测一种待测物时，无论是定性试验、定量分析、细胞计数、形态学观察、微生物培养与鉴定以及基因扩增检测等，均可受到非特异性因素的影响而导致检测结果出现误差。许多药物可通过其理化效应及免疫学反应对检验方法进行干扰。

1. 物理效应引起的干扰 在检测过程中，标本中存在的药物不与测定物或试剂发生化学反应，而是通过其本身所具有物理性质的特征对检测产生干扰，使测定结果升高呈正误差或降低呈负误差，或者使试验结果呈现假阳性或假阴性。

（1）荧光增强的干扰：某些药物或其代谢产物本身具有荧光性，样本中的被测物若采用荧光光度分析法，这些药物和（或）其代谢产物的荧光可与被测物的荧光同时被荧光分光光度计测出，直接干扰测定结果。

（2）改变光折射的干扰：折光法广泛应用于体液中蛋白质的测定。用此法测定尿液或其他体液中的蛋白质时，如患者静脉滴入右旋糖酐，可使血清的折射率发生改变，从而影响测定结果。

（3）呈色反应的干扰：某些药物或其代谢产物本身就是一种染料或一种诊断试剂。如酚磺肽注入人体后，主要通过肾小管排泌，分泌后不被重吸收，故可利用该物质的这一特点测定肾小管的排泌功能，但是由于该物质本身具有颜色，可干扰尿液检验的呈色反应。

（4）反应体系溶液浑浊的干扰：有些药物或其代谢产物在反应体系中可使溶液发生浑浊，影响比色法或比浊法的测定结果。如测定血清胆红素，血液中存在右旋糖酐时，可使反应体系的溶液出现浑浊，从而干扰测定结果。

（5）药物成分与待测物成分相同或结构相同：部分药物或其代谢产物本身就是待测成分或与待测物结构相同，如对电解质紊乱患者补充电解质时，肯定影响电解质的测定结果；输注葡萄糖时也会影响血清葡萄糖的测定结果。

（6）药物中杂质的干扰 药物中含有其他附加成分，如赋形剂、胶囊、香料及染料等可影响测定结果，如许多药物胶囊成分含有四碘荧光素，直接影响血清 ^{131}I 的检测结果，而被误认为甲状腺功能减退。

2. 参与化学反应的影响 标本中存在的部分药物或其代谢产物，通过与反应体系中的某一成分发生化学反应而影响测定结果。

（1）直接参与反应系统的氧化还原反应：临床检验中，有不少试验是利用氧化还原反应的原理设计的。这些检测结果可受具有氧化性或还原性药物的影响。如患者服用或滴注大量维生素C、谷胱甘肽等药物或药物佐剂后，可影响血清葡萄糖、三酰甘油、总胆固醇以及尿糖、尿潜血、尿胆红素、尿亚硝酸盐等的测定结果。

（2）蛋白质结构改变的影响：有些药物通过改变蛋白质结构而对检测结果产生影响。如用微柱法测定糖化血红蛋白的浓度时，若患者服用水杨酸类药物，此类药物能改变血红蛋白 β 链的氨基末端段，其产物可干扰微柱法分析。

（3）促进显色反应的影响：部分药物或其代谢产物能促进被测定物质的化学反应，加速显色反应，对测定结果造成影响。如患者使用甲丙氨酯（眠尔通）后，标本中有药物残留时，可影响17–酮类固醇的测定结果。

（4）显色反应的抑制与异常：①部分药物对某些试验方法的显色具有抑制作用。例如，患者接受大量维生素C治疗后，若测定尿中的胆红素与尿胆原，维生素C能抑制该试验的偶联反应，使结果呈假阴性。②部分药物通过参与化学反应，造成显色反应异常，使定量检测结果降低或升高，或定性检测结果呈假阴性或假阳性。如患者使用氯丙嗪等吩噻嗪类药物时，由于药物与Ehrlich试剂发生化学反应，形成紫红色产物而影响尿胆原试验结果。

3. 物理效应和化学效应的共同影响　许多药物通过物理干扰和参与化学反应共同影响试验结果，如测定血清甘油三酯浓度时，若患者在标本采集前或采集过程中静脉滴注了脂肪乳剂，一方面，这些物质进入人体后能产生甘油三酯，干扰血清甘油三酯、卵磷脂及其代谢产物的测定。另一方面，脂肪乳剂为乳糜状混悬液，使血液产生不同程度的浊度，直接影响透射比浊法、散射比浊法和分光光度法的检验结果，如α-抗胰蛋白酶、载脂蛋白A_1与B_{100}的检测等。

（二）药物对机体生理功能和（或）物质代谢的影响

部分药物进入体内，可以影响机体组织器官的生理功能和（或）细胞活动中的物质代谢，从而影响检验结果。如某些甲状腺素类制剂是治疗黏液性水肿等甲状腺功能减退症的药物，但它们也能促进糖的吸收，增加糖原分解及糖异生作用，还可加速胆固醇转变为胆酸由粪便排出，因而能引起血糖增高和胆固醇降低。有些药物除了有治疗疾病的作用，还具有毒副作用，对造血功能、肾功能造成损害，也会引起相关指标的结果异常。

（三）药物对酶免疫分析技术的干扰

免疫法测定尿中苯丙胺、脱氧麻黄碱时，后两者与抗酸药（如雷尼替丁）、抗组胺药（如美喹他嗪）、吩噻嗪类（如氯丙嗪）及去甲麻黄碱有免疫交叉反应，因此可出现假阳性。其他抗精神病药、抗抑郁症药及吩噻嗪的衍生物也可引起假阳性（表6-1）。如果酶底物是NADH，尿中乙酰水杨酸盐及代谢产物通过影响NADH在340nm处的光吸收而对试验造成干扰。

表6-1　部分药物对检验结果的影响

项目	影响
葡萄糖	增加：烟酸酯、苯妥因、氢化可的松、普萘洛尔、噻嗪类、氯丙嗪、吲哚美辛、左旋多巴
	减少：西咪替丁、氯贝丁酯、丙吡胺、对乙酰氨基酚、戊烷脒
胆固醇	增加：氯噻酮、氢氯噻嗪、口服避孕药
	减少：维生素C（长期摄入）
尿酸	增加：乙酰唑胺、布美他尼、氢氯噻嗪、环孢素、乙胺丁醇、呋塞米、烟酸酯、吡嗪酰胺
	减少：别嘌呤醇、阿普洛尔、水杨酸、氯贝丁酯、保泰松、阿洛西林
肌酐	增加：阿莫沙平、水杨酸、西咪替丁、考曲替林、环孢素、甲氧氟胺、磺胺甲噁唑甲氧苄啶
钙	增加：他莫昔芬
	减少：锂、普萘洛尔
磷酸盐	增加：普萘洛尔
	减少：抗惊厥剂、西咪替丁

续表

项目	影响
胆红素	增加：对乙酰氨基酚、安吖啶、雄激素、阿司匹林、咪唑嘌呤、卡托普利、卡马西平、卡比马唑、氧丙嗪、红霉素、金盐、氟烷、海洛因、肼屈嗪、异烟肼、酮康唑、巯基嘌呤、甲氨蝶呤、α-甲基多巴、甲睾酮、甲氧萘丙酸、硝基呋喃妥因、对乙酰氨基酚、哌克西林、青霉胺、保泰松、苯妥英、丙硫氧嘧啶、雷尼替丁、利福平、磺胺甲噁唑/甲氧苄啶、水杨酸偶氮磺胺吡啶
天门冬氨酸转移	增加：对乙酰氨基酚、胺碘酮、水杨酸、卡马西平、双异丙吡胺、苯唑西林、酚丁、罂粟碱、青霉胺、哌克昔林、保泰松、苯妥英、西尼替丁、利福平、链激酶、磺胺甲噁唑/甲氧苄啶、丙戊酸
γ-谷氨酰转移酶	增加：卡马西平、红霉素、口服避孕药、苯唑西林、苯妥英 减少：氯贝丁酯
碱性磷酸酶	增加：安吖啶、卡马西平、双异吡胺、红霉素、金盐，异烟肼、酮康唑、巯基嘌呤、甲氨蝶呤、甲氧氟烷、α-甲基多巴、甲睾酮、苯唑西林、罂粟碱、青霉胺、哌克昔林、苯巴比妥、保泰松、苯妥英、扑米酮、丙硫氧嘧啶、雷尼替丁、磺胺甲噁唑/甲氧苄啶、水杨酸偶氮磺胺吡啶、丙戊酸 减少：氯贝丁酯、口服避孕药

五、患者准备的控制要点

1. 做好解释工作 医务工作者向患者说明做该项检验的目的及注意事项，消除在抽血，抽取脑脊液、胸/腹水及骨髓穿刺时的紧张和恐惧。向患者说明生理因素（情绪、生物周期、妊娠等）及生活习性（吸烟、饮酒、运动、饮茶、咖啡等）对检验结果的影响。

2. 争取患者配合 要最大程度争取患者的配合，特别是在患者自己留取标本时（如精液标本、中段尿、24小时尿标本、痰标本、大便标本中病理成分的采集等），要告之正确的留取方法及注意事项，患者抽血时要求其保证正确体位，以保证采集到高质量的标本。

第四节 标本的采集、传送与保存

一、标本的采集

临床检验标本为血液、尿液、粪便、脑脊液、胸腹水及各种穿刺液和分泌物，以及唾液、泪液、指甲、毛发等，只有按照正确而规范的程序进行标本采集，才能保证检测结果的准确性和提高检出率。

（一）采样时间

1. 空腹标本 一般指禁食10~12小时后采集的标本。空腹血液标本常用于生化定量测定，受饮食、运动、生理活动等因素影响较小，易于发现和观察病理情况，并且重复性较好。

2. 随时或急诊标本 指无时间限制或无法规定时间而必须采集的标本，常用于门诊或急诊患者。主要用于体内代谢比较稳定或受干扰少的物质的检测，或是急诊、抢救患者必须做的检查。

3. 特殊采样时间 细菌培养应尽可能在抗生素使用前采集样本；心肌肌钙蛋白T或肌钙蛋白I测定时，选择心肌梗死后4~6小时采样较好；病毒性感染抗体检查时，在急性期及恢复期，采取双份血清检查对诊断意义较大。药物监测应根据药物峰值效应，在药物分布期结束后采集样本（通常在药物输液结束后2~4小时进行，而地高辛、洋地黄毒苷在输液后6~8小时进行）等。

（二）采样量

合适的采样量是检验质量的保证。

1. 采样量过少　可导致以下后果：①不能满足检验要求；②无法对有疑问的结果进行必要的复查；③对于初筛阳性的标本（如HIV抗体阳性），无法进行确证试验；④无法进行实验室间的平行比对；⑤无法进行样本溯源和回顾性分析（如多重耐药菌感染的原因分析）；⑥部分试验结果阳性率降低（如胸腹水离心涂片找癌细胞，脑脊液离心涂片查细菌）等。

2. 部分试验要求标本量十分准确　①精液常规分析时，精液量是重要指标之一；②定时尿（如24小时，12小时）蛋白、肌酐与肌酸、17-羟类固醇与17-酮类固醇分析时，尿量必须准确；③凝血检验和血沉检验时，采样量须在样本管刻度处等。

3. 采样量　是否合格是考虑标本是否拒收的标准之一，但在下列情况下可考虑接受：①小儿等特殊人群采样困难者；②创伤性大且采样风险较高者，如脑脊液、心包积液；③处于抢救期的危急症患者等。该类标本检验时，要在报告单上注明“样本量不足，结果仅供参考”字样。

扫码“看一看”

（三）标本采集时注意事项

1. 采取具有代表性的标本　如大便检查应取脓和（或）血等病理部分标本；骨髓穿刺、脑脊液穿刺等应防止外伤性血液的渗入；留取痰标本时应防止唾液的混入。

2. 抗凝剂的正确应用　抗凝剂对检验结果有一定的影响，应根据实验要求选择合适的抗凝剂，且保证抗凝剂与血液标本比例准确并充分混匀。

3. 避免溶血与容器污染　标本采集时应使用清洁、无菌的容器，避免化学物质、细菌污染，有时还需防止接触空气（如血气分析、厌氧菌培养等）。静脉抽血时，避免压脉带捆扎时间过长和溶血。

4. 防止过失性采样　输液过程中采集血液标本，对电解质、血糖等测定结果影响较大。

（四）采血方式对检验结果的影响

采血时患者的体位、压脉带的使用、采血部位及输液都会对检验结果造成影响。

1. 体位的影响　采血时患者体位不同，血清或血浆中的部分指标检测结果也会发生改变。坐位和立位时静脉渗透压比卧位时有所增加，正常人直立时血浆总量比卧位减少12%左右，血液中小分子物质，如葡萄糖、激素、药物等影响不大，而血管不能滤过的大分子物质浓度则升高，如直立位时丙氨酸氨基转移酶、天门冬氨酸氨基转移酶、碱性磷酸酶、总蛋白、胆固醇、甘油三酯、总钙、血红蛋白、红细胞计数、白细胞计数、血细胞比容等都会有一定程度的升高。

因此，应尽量统一采血体位，门诊病人以坐位为宜，住院患者以卧位较好；分析检验结果时，要考虑体位的影响。

2. 压脉带的影响　静脉采血时，压脉带的捆扎时间也会对检验指标的结果造成影响。压迫过久，静脉扩张，淤血，水分转移到组织间隙，血液浓缩，可使血液中多种成分发生改变，如白蛋白、铁、钙、胆固醇、碱性磷酸酶等结果增高；葡萄糖、凝血酶原时间、pH值下降。临床采血时，勿让患者做反复握拳动作，因此种行为会导致血清钾的结果升高。

因此，压脉带的捆扎时间不能超过1分钟，用注射器采血时，见到回血，立刻松开压脉带。

考点提示 压脉带捆扎的时间。

3. 采血部位的影响 不同部位的血液成分有一定差异。动脉血血氧含量较高，二氧化碳含量较低，而静脉血血氧含量较低，二氧化碳含量则较高。

因此，应根据检测的目的和项目，选择合适的采血部位，使用全自动血细胞分析仪检查时，建议采集静脉血。

4. 输液的影响 输液不仅可以使血液稀释，输入的各种液体成分还会严重干扰某些指标的测试结果。最常见的影响项目是葡萄糖与电解质。

（五）标本状态对检验结果的影响

标本状态可以通过改变被测物含量、活性或干扰检验方法而影响检验结果

1. 溶血 血细胞成分释放到血浆或血清中称为溶血。通常血红蛋白≥300mg/L时，称为显性溶血。显性溶血常因为血标本离心后，上清液出现或浅或深的红色而被发现。当血小板和白细胞发生溶解时并没有血红蛋白的释放或红细胞破坏但血红蛋白浓度<300mg/L时，这些肉眼看不见的溶血称为隐性溶血。溶血对检验结果的影响大致可分：①血细胞内成分的释放，使血清或血浆中被测物水平增高，如钾、磷、天门冬氨酸氨基转移酶、丙氨酸氨基转移酶、乳酸脱氢酶、酸性磷酸酶等。②干扰检测方法，血红素引起部分检验项目比色结果假性增高，影响程度与溶血程度、波长、标准品及试剂有关。③溶血可使红细胞释放过氧化物酶、腺苷酸激酶等，过氧化物酶对其偶联反应或氧化还原法影响较大，腺苷酸激酶干扰肌酸磷酸转移酶的测定。常规条件下，溶血可作为标本拒收的标准，但对血管内溶血（如DIC）患者则应区别对待。

如果排除体内溶血，应将溶血标本弃之，建议重新采血；若无法重新采集，应在检验报告中注明“标本溶血”及溶血对此项检验可能产生的影响。

2. 脂血 脂血常由进食和高脂血症所引起，进食引起血脂、总蛋白等指标假性升高，电极法测定血K^+、Na^+浓度高于火焰法。脂蛋白可以结合亲脂成分，降低与抗体的结合，从而干扰免疫检测结果。脂血时由于标本浑浊，可干扰其他检验项目的比色。

3. 黄疸 由于血清总胆红素增高，会干扰许多指标的比色测定。

4. 巨酶 免疫球蛋白与酶的复合物称为巨酶，它几乎存在于所有的诊断酶中，这种结合可以提高酶的半寿期，从而导致酶的活性假性升高。如巨淀粉酶可使血淀粉酶增高，误诊为胰腺炎，但患者尿淀粉酶往往正常。

（六）抗凝剂及添加剂的选择

1. 全血细胞计数、血细胞形态学检验 推荐使用EDTA-K_2盐，1.5mg/ml血，可保持血细胞体积在1~4小时内无影响；但应及时制作血涂片，因延迟时间过长（超过4小时）可使中性粒细胞颗粒消失。

2. 凝血试验 用枸橼酸钠抗凝优于草酸盐，枸橼酸钠可使Ⅴ因子稳定。109mmol/L枸橼酸钠溶液与血液比例为1∶9，抗凝剂浓度及与全血比例虽对凝血酶原时间（PT）影响不大，但对活化部分凝血活酶时间（APTT）有一定影响。抗凝剂pH对PT试验亦有影响，pH<7.1或pH>7.4可使PT延长。

3. 魏氏法血沉测定 推荐采用109mmol/L枸橼酸钠，与全血的比例为1∶4，抗凝剂多或血液少则血沉加速；反之，则血沉减慢。

4. 血气分析　用肝素钠抗凝，针管中不得有残留空气，针头用橡胶泥（或橡胶瓶塞）封口，混合后放在冰盒中立即送实验室检验。

5. 血氨测定　用添加肝素钠的有帽试管（25U抗凝1ml血）或真空管采血，混合后立即送实验室检验。

6. 血糖测定　推荐用肝素或EDTA抗凝，采血后立即分离血浆，试管加塞防蒸发，室温可稳定24~48小时；用带分离胶的肝素或EDTA真空管采血，血浆分离后室温可保存3~4天。氟化钠虽有抑制糖酵解的作用，但也能抑制测试中的酶促反应。亦可用碘乙酸钠或碘乙酸锂（0.5mg/ml）抗凝，血浆分离后室温可稳定3天。

7. 急诊生化检验　推荐用肝素锂抗凝，可快速分离血浆且不影响酶和电解质的测定；也可用含凝血酶的真空管采血，加速纤维蛋白原转变，缩短血液凝固时间。

考点提示　常用抗凝剂的种类及用法。

（七）真空采血系统

由于真空采血系统具有洁净、安全、简单、可靠等特点，故已被广泛接受和采用，并被美国临床实验室标准化委员会（NCCLS）推荐为采血的标准器具，真空采血系统主要由3部分构成：

1. 双向无菌针头　与普通注射针头不同，专为采血特别设计而成，分别为穿刺针和刺塞针，针尖斜面成15°，表面特别光滑，更加锋利，进针更方便。

2. 持针器　持针器有13mm和16mm两个型号，与配套且统一规格的真空采血管共同使用，一端连接双向针头，另一端接真空采血管。

3. 真空采血管　真空采血标准管直径13mm，长75mm（或100mm），由高质量玻璃或塑料制成，虽然大小恒定，但由于管内真空度不同，可以抽取不同体积血液。真空采血管分无添加剂和有添加剂两类，不同添加剂的真空采血管的管盖颜色不一样，根据不同的检验项目选用合适的真空采血管。

知识链接

真空采血管的选用

真空采血管管盖上按国际通用的色标分紫、红、黄、蓝、黑、绿等不同颜色，标记分明，易于区别不同的用途。红色（无添加剂）用于生化/血清学试验；橘红色（促凝剂）用于生化试验；绿色（肝素锂、肝素钠）用于生化试验；金黄色（惰性分离胶、促凝剂）用于生化试验；浅绿色（惰性分离胶、肝素锂）用于生化试验；紫色（EDTA-K_3或K_2）用于血常规试验；黄色（无菌，茴香脑磺酸钠）用于微生物培养；灰色（氟化钠和碘乙酸锂）用于血糖试验；浅蓝色（枸橼酸钠：血液=1：9）用于凝血试验；黑色（枸橼酸钠：血液=1：4）用于血沉试验。

二、标本的传送

标本自采集后到送达检验部门的过程即标本的传送。此过程要尽可能快，缩短传送时间。标本传送应做到专人、专业且有纪律约束，避免标本传送过程因客观、主观因素造成检测结果的不准确。

1. 专人 目的是确保标本采集后能第一时间送达检验部门。在标本传送工作中切忌让患者自己送标本（门诊患者自行留样，如粪、尿、精液等标本除外）。

2. 专业 对负责标本传送的人员，医院（尤其是临床实验室）应对其进行业务培训，内容包括各种检验标本的来源，不同检验目的对标本传送的要求，标本采集合格与否的判断，送检标本的生物危险性及防护等。

3. 传送原则 标本传送过程中应密闭、防震、防漏、防污染。检验申请单与标本应同时送达，但应将检验申请单与标本分开，以免申请单被污染。

（1）一般性检验项目：在采集后尽快送至检验部门，时间应控制在一小时内。

（2）急诊检验项目：采集后立即送检，如血糖、电解质、抢救中的配血样本等。

（3）特殊检验项目：采集后立即送检，如血气分析等。

（4）标本需要冷藏传送的检验项目：标本采集后，应立即冰盒冷藏送至检验部门，如胰岛素、前胰岛素、C肽等。若进行较长距离的传运，一般应将标本进行预处理，如分离血清或血浆、采用特殊容器等，传运时间越短、传运中样本温度越低，样本到达时的质量越好。

（5）标本需要保温传送的检验项目：如精液标本、湿片查阴道毛滴虫、直接涂片查阿米巴原虫等。

（6）标本需要避光传送的检验项目：如胆红素、红细胞原卟啉等需要避光保持其稳定性。

4. 传送过程要有记录 记录接收标本的日期和时间，标本的送检人和接收人，标本状态（溶血、脂血、黄疸）等，记录的方法可多种多样。

三、标本的验收

标本到达临床实验室后，应有专门人员负责验收，根据标本及申请单是否符合要求，决定标本能否被接收。送检人员与接收人员均应签字记录。

1. 标本拒收标准 ①标本标签信息与检验申请单信息不一致；②标本量不符合要求，如标本量太少不足以完成所要求的检测、未按规定要求留取标本或留取过程中有遗洒（如定时尿、精液等）、凝血检验或血沉检验标本量与抗凝剂比例不准确；③抗凝标本发生凝固；④标本容器破损，标本流失或受污染；⑤溶血和脂血标本；⑥延迟送检标本等。

2. 对不合格标本的处理 对于不合格的、影响检测结果的标本要及时告知送检人，并与送检部门相关人员联系，建议其重新核实或重新采集标本；对特殊标本或再次取样确有困难则可与临床协商进行部分内容的检验，但须在检验报告上注明标本不合格原因，及“检验结果仅作参考”字样。

四、标本离心

标本接收后要立即预处理，对于需要离心的标本根据检验目的进行离心分离血清或血浆。

1. 未加抗凝剂的标本 凝集时间要充分，可以置于37℃水浴箱中或室温一段时间，待血块部分收缩出现少许血清后再进行离心，不主张用小木棒或类似器材剥离附着于试管壁或管塞上的凝块，因为容易引起溶血。

2. 抗凝标本 可以立即离心。

3. 加促凝剂的标本 于采血后5~15分钟尽早离心。

根据检验目的选择相对离心力和离心时间，临床化学分析血液标本离心时，转速控制在每分钟2500~3000转，离心时间为5~10分钟；血型鉴定和交叉配血转速控制在每分钟1000转，离心时间为1分钟。

五、标本的保存

对不能及时检验的标本，必须对标本进行预处理或采用适当的方式保存，才能降低由于存放时间过长而带来的测定误差。标本保存应遵循以下原则：

（1）标本应加盖（塞）防止蒸发；

（2）需要离心的标本尽快分离血清或血浆；

（3）保存温度一般为4℃，温度越低，保存时间越长，但形态学检查、脂蛋白电泳等项目不能进行冷冻，冷冻的标本应避免反复冻融。

（4）保存中应注意避光，避免晃动；

（5）保存期限视标本的种类及检验目的不同而定，以保证检验结果的可靠性。生化检验、免疫检验标本4~8℃可保存一周，血液学检验标本室温保存1天。

考点提示 标本保存应遵循的原则。

第五节 检验前质量保证措施

一、保证检验前质量的基本措施

为保证标本质量，应采取如下措施：

1. 制定详细的标本采集指南 临床实验室应以“采集标本须知”或“标本采集手册”等形式将文件发放至临床各职能部门与临床科室，其基本内容至少应包括：①检验项目名称；②采集何种标本及具体采集程序；③患者作何准备；④标本采集最佳时间；⑤标本采集量；⑥是否抗凝？用何种抗凝剂？抗凝剂的用量；⑦标本保存方法、运送时间及运送要求；⑧其他注意事项。

2. 标本采集相关人员要有责任心 标本采集者如医师、护士、检验人员应有高度的责任心，并按正确的采集程序采集标本，同时争取患者的配合。

3. 临床医护人员的培训 实验室工作人员（最好检验医师）要定期向全院医护人员讲解标本采集要求、方法、注意事项及其重要性，以提高标本采集人员的理论知识。实验室还应派专人定期走访临床，了解和检查标本采集和留取情况，发现问题及时纠正。

4. 建立严格的标本验收制度和不合格标本拒收制度。

5. 统一采集标本的用具、容器及试剂 临床实验室要统一供给采集标本的用具、容器和试剂，如抗凝剂、防腐剂等，这些材料应符合要求并应在保质期内使用。

二、检验前质量管理体系的建立

1. 检验前质量管理工作 不仅是临床实验室质量管理体系的重要组成部分，也是医院医疗质量管理体系的重要内容之一，因此需要医院各有关科室人员共同参与和配合。检验前质量管理工作不仅是一个技术问题，更多的还是管理问题，因此应该纳入医院医疗质量管理体系内来解决。

2. 检验前质量管理的结果取决于下列条件 ①有关科室及人员对这项工作的理解、重视和责任感；②医院职能科室如医务处、护理部、门诊部的重视、参与及协调；③要制定每一个环节的质量保证措施，有相应的检查、评比及考核制度及办法。

3. 检验人员在检验前质量管理过程中的作用 ①宣传和指导；②把关；③问题反馈；④建议。

4. 对检验人员的要求 ①熟悉影响检验前质量的诸要素；②主动深入临床科室了解标本采集情况，进行帮助和指导；③坚持原则、坚持标准、严格把关。

本章小结

检验前过程又称分析前阶段，是按时间顺序自医生申请至分析检验启动的过程，包括检验申请、患者准备和识别、标本采集、传送与保存等。检验前过程是最易出现问题、潜在影响因素最多、最难控制的环节。在此过程任一环节的疏漏或不规范都会影响检验结果的准确性。检验前过程质量管理就是对可能影响检验结果的检验前过程的变量因素加以控制，以降低或消除其对检验结果造成的影响。

检验前过程变量因素分为体内因素和体外因素，前者包括生物因素、生活习性、季节变化、海拔高度及药物影响等，体外因素包括标本采集、传送与保存等过程中的干扰因素。

检验申请是检验流程的首要环节，临床医师要按照申请单的要求填写内容，检验项目申请要遵循有效性、时效性、经济性等原则。

保证标本质量的基本措施有制定标本采集指南、标本采集相关人员要有责任心、临床医护人员的培训、建立严格的标本验收制度和不合格标本拒收制度、统一采集标本的用具、容器及试剂等。检验前过程管理是临床实验室质量管理体系的重要组成部分，也是医院医疗质量管理体系的重要内容之一，因此需要医院各有关科室人员共同参与和配合。

扫码“练一练”

习　题

一、选择题

1. 下列说法正确的是

A．检验后过程最易出现影响检验结果的问题

B．检验前过程最容易控制

C．导致检验结果错误或引起偏差的影响因素60%~80%为检验前过程的因素

D．检验后过程涉及的人员多，范围广

E．检验前过程质量管理不重要

2. 下列检测项目中，受昼夜节律影响最大的是

A．甘油三酯　　B．尿素　　C．肌酐

D．胆红素　　E．生长激素

3. 下列各项中，属于检验前过程体内影响因素的是

A．抗凝剂　　B．运动　　C．压脉带捆扎时间

D．标本采集方法　　E．标本运输条件

4. 下列各项中，属于检验前过程体外影响因素的是

A．药物　　B．季节变化　　C．性别

D．标本状态　　E．运动

5. 吸烟后，检测结果下降的指标是

A．血管紧张素转化酶活性　　B．血红蛋白浓度　　C．醛固酮

D．白细胞计数　　E．红细胞计数

6. 要求标本量十分准确的试验是

A．胆固醇检测　　B．血常规检查　　C．精液常规分析

D．尿糖定性分析　　E．肌酐检测

7. 下列说法正确的是

A．患者体位对检验结果无影响

B．采集末梢血和静脉血对检测结果无影响

C．患者输液时，采集同侧静脉，不会影响检测结果

D．患者直立时红细胞计数有一定程度的升高

E．患者改变体位对血液大分子物质检测影响不大

8. 静脉采血时，压脉带捆扎时间不能超过

A．30秒　　B．100秒　　C．90秒　　D．50秒　　E．60秒

9. 下列各项中，随着海拔的升高而升高的是

A．红细胞数　　B．尿肌酐　　C．血浆肾素

D．雌三醇　　E．血清转铁蛋白

10. 凝血试验用的抗凝剂是

A．$EDTA-K_2$　　B．肝素锂　　C．枸橼酸钠

D．草酸钠　　E．双草酸盐

11. 关于标本的传送，下列说法正确的是

A．标本传送不需要专人负责

B．标本传送时，可将申请单和标本放在一起

C．门诊患者自行留取的尿液标本可以让患者自己传送

D．负责标本传送的人员不需要进行培训

E．标本传送过程不需要记录

12. 临床化学分析血液标本离心时，离心转速控制在每分钟

A．2000转　　B．1500转　　C．1000转　　D．2500转　　E．4000转

13. 交叉配血试验，离心时间为

A．15分钟　　B．1分钟　　C．10分钟　　D．5分钟　　E．20分钟

14. 标本保存应遵循的原则，下面表述正确的是

A．标本不需要加盖

B．保存温度越高，保存时间越长

C．冷冻的标本反复冻融对结果无影响

D．所有标本均可冷冻保存，以延长保存时间

E．生化检验、免疫检验标本4~8℃可保存一周

15. 下列检测项目中，需要避光传送的是

A．血糖检测　　B．血沉检测　　C．凝血检测

D．精液检测　　E．胆红素检测

二、简答题

1. 简述标本采集时的注意事项。

2. 简述常见抗凝剂的种类及用法。

（邱　冬）

第七章

检验程序的质量控制与评价

学习目标

1. **掌握** 质量控制中的统计学基本概念；室内质控图和质控方法。
2. **熟悉** 室内质控的实际操作及Levey–Jennings质控图失控的表现。
3. **了解** 我国室间质量评价计划的程序和运作；POCT及其质量控制方法。
4. **学会** 利用检验程序规则进行质量控制。
5. **具备** 设计并应用质量控制方法进行室内质控的能力。

扫码“学一学”

第一节 质量控制概述

一、质量控制的目的

采用统计学的方法进行质量控制（QC）也称统计质量控制（statistical quality control，SQC）或称统计过程控制（statistical process control，SPC），指的是应用统计学方法对过程中的各个阶段进行检查与诊断，从而达到改进与保证产品质量的特点。QC的目的是：①QC是全方位、全要素、全过程的，要求全员参加，人人有责；②QC强调用科学的统计方法，尤其是质控图，来保证全过程的质量，预防质量缺陷的出现。QC使得全实验室各类人员均受益，实验技术人员可以通过SQC改进工作，减少浪费，提高工作效率、质量水平和节约成本。

二、质量控制的内容

在临床实验室工作中，常规的以一定频率定性或定量检测稳定物质的某种或某些成分，该物质称为质控物，将测定值描绘在具有特定控制限的图上，该图称为控制图，也称质控图。运用设定的控制限和质控规则对控制图上的测定值进行评价，以判断分析质量是否在预期的控制范围内，这个过程称为室内质量控制。多家实验室分析同一样本，由外部独立机构收集和反馈实验室的检测结果，以评价操作过程，这个过程称为室间质量评价或能力验证。因此，QC包括了室内质量控制和室间质量评价两部分内容。

三、质量控制相关的统计学知识

质量控制和评价方法是由最初简单的总体统计量逐步演变而来。质量控制与评价的理论也是这些统计量的逻辑推广。因此，要很好地理解质量控制与评价的理论与方法，必须先熟悉相关的统计学基础知识。

（一）总体和样本

1. 总体（population） 根据研究目的确定的同质观察单位的全体。更确切地说，它是根据研究目的确定的同质观察单位某种变量值的集合。

2. 样本（sample） 由总体中随机抽取部分观察单位的变量值组成。样本是总体中有代表性的一部分，是从总体中随机抽取的。

（二）平均数、标准差和变异系数

1. 平均数（average） 是用于说明一组同质计量资料的集中趋势、中心位置或平均水平。临床实验室多用算术平均数（mean），常以$\bar{x}$表示，其计算公式如下：

$$\bar{x}=\frac{x_1+x_2+\cdots\cdots+x_n}{n}=\frac{\sum x}{n}$$

2. 标准差（standard deviation，SD或*s*） 是总体各单位标准值与其平均数离差平方的算术平均数的平方根，它反映样本中个体间的离散程度，是表示变异常用的统计量。假设有一组数值$x_1, x_2, x_3, \cdots\cdots x_n$（皆为正实数），其平均值（算术平均值）为$\bar{x}$，其计算公式如下：

$$s=\sqrt{\frac{\sum(x_i-\bar{x})^2}{n-1}}$$

3. 变异系数（coefficient of variation，CV） 是表示变异的指标，它是标准差相对于平均值的百分比，以CV表示。在定量测定中。往往用变异系数来表示测量方法的不精密度。其计算公式如下：

$$CV=\frac{s}{\bar{x}}\times 100\%$$

（三）正态分布

正态分布（normal distribution）也称**高斯分布（Gaussian distribution）**，理想的正态分布表现为呈对称的钟形曲线。当多次重复测量同一样本时，所得到的该组结果不可能全部一样，而是呈现出“中间大，两头小”的正态分布规律。经过统计学处理，可以求得该组数据的平均数（$\bar{x}$）和标准差（s），这两个统计量与正态分布曲线下的面积符合以下统计学规律，即以$\bar{x}$为中心，左右1个s范围内的曲线下面积约为总面积的68.2%，也可以理解为约68.2%的数据点落在$\bar{x}\pm 1s$之间；以此类推，$\bar{x}\pm 2s$范围内包含约95.5%的数据点，$\bar{x}\pm 3s$范围内包含约99.7%的数据点。虽然随范围内包含约95%的数据点，$\bar{x}$和s值的变化，正态分布曲线的形状会改变，但上述规律不会改变，这是质量控制工作的统计学基础。图7-1是利用总体的均数（μ）和标准差（σ）绘制的正态分布图。

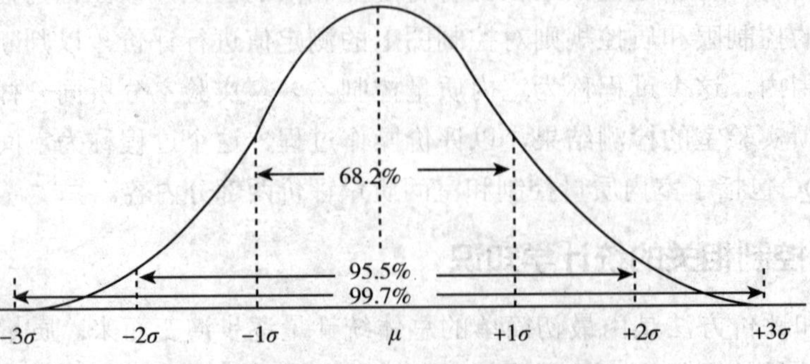

图7-1 正态分布曲线下的面积分布图

（四）抽样误差与失控

1. 抽样（sampling） 研究总体离不开研究它的个体。但在许多实际问题中，不可能对所有个体逐一进行研究，而只能从总体中抽取一部分个体进行观察（或试验），根据对这部分个体的观察结果来推断总体的分布情况。一般地，如果从总体中按一定规则抽取n个个体进行观察（或试验），则称这n个个体为总体的一个样本，样本中所含个体的数目称为**样本容量（sample size）**，抽取一个样本的过程称为抽样。

2. 抽样误差（sampling error） 在一个大样本中进行随机抽样时，因抽样的原因会导致一定的误差，这种由抽样方法本身所引起的误差，称为抽样误差。抽样误差是不能消除的，是从数据集中任选一点（抽样）时客观存在的。

3. 失控 在质量控制中，当得到一个质控测定结果与平均数不一致时，就要判断所发生的差异除了抽样误差外，是否还有其他误差存在，如系统误差、随机误差等。如果判断是抽样误差所致，就判断这个结果在控（in control），否则就判断为**失控（out of control）**。判断检测结果是否在控的依据是这个质控结果与平均数之间的差异究竟有多大（图7–2），如果差异大于 $\pm 1s$，但小于 $\pm 2s$，根据正态分布规律，约有30%的可能性为抽样误差所引致，这在统计学上是个大概率事件，可以将这个结果判定为在控；如果差异大于 $\pm 2s$，但小于 $\pm 3s$，根据正态分布规律，约有5%的可能性为抽样误差所引致，5%是个临界概率，根据质量控制的严格程度，可以将其判断为在控或失控或提出警告；如果差异大于 $\pm 3s$，根据正态分布规律，约有0.3%的可能性为抽样误差所致，这在统计学上属小概率事件，据此判断为失控的把握较大，应进一步确认或查找原因。

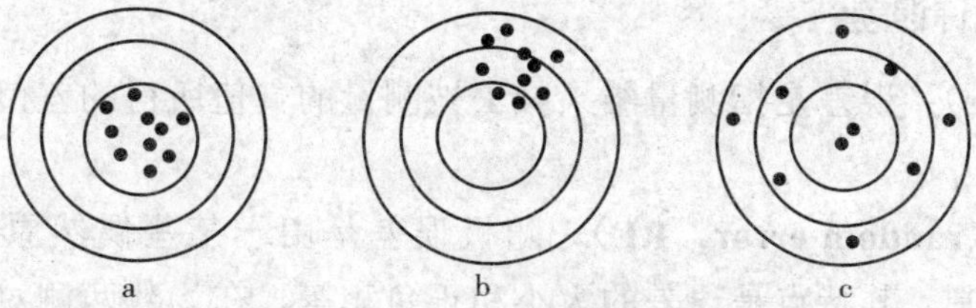

图7–2　正确度和精密度的关系

a. 正确度和精密度都高；b. 正确度低，精密度高；c. 正确度高，精密度低

（五）真值、靶值、定值和偏倚

1. 真值（true value） 真值即真实值，因自然界一切事物都时刻处于运动变化之中，因此被测定的真值具有时间和空间的含义。严格来说，真值是未知的，绝大多数情况下是不可能准确地得到的。国际临床化学和检验医学联合会（International Federation of Clinical Chemistry and Laboratory Medicine，IFCC）曾解释真值是采取一组最可靠的参考方法测得的近似值。

2. 靶值（target value） 靶值是指排除离群值（超出$\bar{x} \pm 3s$）后所观察值的平均值或美国**国家临床实验室标准化委员会（National Committee for Clinical Laboratory Standardization，NCCLS）**的临床检验国家参考系统（National Reference System for Clinical Laboratory，NRSCL）可接受的用决定性参考方法建立的平均值。

3. 定值（fixed value） 是指标定的质控材料的已知值。由具有一定条件的实验室采用决定性方法、参考方法或推荐方法测定得到的一组数据，经统计学处理后而得出的数值。

4. 偏倚（bias） 偏倚是指被评价方法的测定值与决定性方法、参考方法或指定对比方法的测定值（真值）之间的差异，用两者之间的差值或百分数表示。

（六）准确度、正确度和精密度

1. 准确度（accuracy） 被测量的测量值与其真值间的一致程度。受随机误差和系统误差的影响。由于真值也是一个近似值，所以准确度常用不准确度（inaccuracy）来表示。

2. 正确度（trueness） 无穷多次重复测量所得量值的平均值与一个参考量值的一致程度。通常用偏倚来表示。

3. 精密度（precision） 是指在规定条件下，对同一或类似被检测对象重复测量所得示值与测量值之间的一致程度。简言之，即在相同条件下对同一标本进行多次测定各测定值之间随机误差的大小。**不精密度（imprecision）**指标准差（SD）或变异系数（CV）来度量精密度的好坏。

好的精密度是获得良好准确度的先决条件。精密度不好，不可能有良好的准确度；精密度好，却不一定能保证准确度也好。精确度取决于随机误差，准确度主要取决于系统误差，同时也受到随机误差的影响。以打靶为例表示上述两者之间的关系，其中心为真值，着弹点与靶心的距离作为误差（图7–2）。

考点提示 准确度和精密度的联系与区别，准确度和正确度的区别。

（七）误差和允许误差

1. 误差（error） 误差是指测量结果减去被测量的真值所得的差值，分为随机误差和系统误差。

2. 随机误差（random error，RE） 随机误差是由于某些偶然原因引起，这种误差难以预料或不可控制。其特点是误差的大小和正负相等，在均数两侧对称分布；主要来自能影响结果的操作误差、实验条件的改变等。标本多次重复测定可减小偶然误差，提高精密度。

3. 系统误差（system error，SE） 系统误差是指一系列分析测定结果对真值或靶值存在同一倾向的误差。其特点是重复检验时，常按一定规律重复出现，即测定结果与真值或靶值相比，结果总是偏高或偏低，增加测定次数也不能使之消除；系统误差主要来源于方法误差、仪器误差、试剂误差、实验器具误差、恒定的环境误差等。消除系统误差能提高测定结果的准确性。

4. 总误差（total error，TE） 总误差是随机误差（BE）和系统误差（SE）的总和，即总误差。可用TE=1.96*s*+Bias%表示（95%允许误差限）。

5. 允许总误差（total error allowable，TEa） 所选用的检测方法的总误差必须在临床可接受的水平范围内。也就是说任何一项检测结果的误差大于可允许误差都不能被接受。当试图识别误差来源和降低其大小时，关于不同误差分量的信息是很有价值的。判断新方法时必须考虑的是误差分量的整体效果或总误差。许多误差分量具有相加性，因此，最终的试验结果的误差量大于任何单个的误差。实际上，确定的是总误差、分析质量所应达到的以及方法最终的可接受性是其临床应用。

考点提示 质量控制中常用的统计学参数的概念和表示方法。

第二节 室内质量控制

实验室内部质量控制（**internal quality control，IQC**）简称**室内质控**，由实验室工作人员，采用一定的方法和步骤，连续评价实验室工作的可靠程度。室内质控的目的在于监控本实验室常规工作的精密度，提高本实验室常规工作中批内、批间样本检测的一致性，以确定实验结果是否可靠，是否可以发出报告，以便及时发现并排除质量环节中的不满意因素。

室内质控概括起来主要有三点：①IQC执行者为实验室的工作人员，不涉及室外的其他人员；②IQC的目的是检测和控制实验室常规工作的精密度，也就是实验室测定的批内和批间重复性如何；③IQC结果决定了实验室即时测定结果的可靠性和有效性。

室内质控主要通过以下两种方法评价和控制测得结果的精密性和准确性：①同一样品重复测定；②用标准品对照测定结果。

可见，室内质量控制的目的是通过对质控结果的统计判断，推定同分析批患者检测结果的可靠性。长期有效的室内质控工作将会很好地控制本实验室测定结果的精密度，监测其准确度的改变，提高常规工作批间或批内标本检测结果的一致性。因此，质控品、质控图、控制规则以及失控的判断和处理等是室内质量控制的基本内容。

一、质控品的选择和使用

考点提示 质控品的概念和选择要求。

为了质量控制目的而制备的样品称为**质控品（control material）或质控物（control substance）**，国际临床化学和检验医学联合会（IFCC）的定义是专门用于质量控制目的标本或溶液。常用的质控品包括人源性或动物源性的血清、全血、体液或它们的模拟物以及标准菌株等。质控品的性状可以是液体、冰冻、冻干粉等多种形式，通常用小瓶包装方便使用。质控品与标准品、校准品不同，标准品是指一定量的纯品溶解在容量瓶内稀释至容积刻度的标准液，标准品的值由称量和容积计算确定；校准品是指定用来校准某检测系统的物质，它在考虑了基质效应的情况下，人为赋予的值。校准品专用于某一检测系统，同一个校准品用于不同仪器时，应该有不同的校准值。质控品是专门用于质量控制目的的标本或溶液，不能用作校准，恰当的质控品是做好统计过程控制的物质基础。

考点提示 质控品与校准品的区别。

下面从质控品的基质效应、稳定性、瓶间差、定值和非定值、分析物水平等几个方面分别阐述。

1. 基质（matrix）和基质效应（matrix effects） 基质又称基体或介质，是指在分析样品中，除了分析物以外的所有其他物质和组分（包括溶剂），称为该分析物的基质。基质效应是指检测系统在分析样品中的分析物时，处于分析物周围的基质对分析物测定结果的影响。因此，单一纯品的标准液，经过加工处理的商品化的质控品和校准品，其基质与临床样本的基质是不同的。它们与不同试剂使用时所产生的基质效应也不相同，因而临床实验室在使用时必须了解它们的差别，并注意其专用属性。

2. 稳定性（stability） 室内质控是建立在对稳定质控品的重复检测基础之上的，因此，稳定性是质控品的重要性能指标。当然，稳定是相对的，任何质控品时刻处于变化之中。稳定性好的质控品，是指它的变化很缓慢，常规检验手段反映不出来。即使是定值质控品，厂家说明书给出的也只是测定结果的预测范围，而不是一个明确的值，这其中已经考虑到质控品在储存、运输和使用过程中的缓慢变化。在质控品的说明书上，往往有关于质控品的一些性能指标，如冻干品的复溶性能、溶解后的浑浊度、被检项目测定值的预测范围等。

不同基质的质控品稳定性各不相同。例如，以血清为基质的生化质控品，一般保存期限为1~2年。实验室在购买时，最好考虑在稳定期内足够使用1年或更久的同批号质控品，这样可以在较长时间内观察控制项目测定结果的重复性，但有的质控品稳定性较差，如血细胞计数用的全血质控品的稳定期往往只有1~2个月。

3. 瓶间差 开展室内质量控制的主要目的是监测检验结果的重复性。在日常质控过程中，某批次质控品检测结果的变异是检测系统的不精密度和质控品的瓶间差异的综合反映。只有将瓶间差异减小到最低，检测结果的变异才可能最大限度地反映日常检验操作的不精密度。

质控品生产商除了充分混匀质控物外，在分装时还应特别注意控制加样的重复性，即注意保持各瓶容量的一致性。用户对冻干质控品复溶的操作也一定要严加控制，注意复溶操作的标准化，否则在复溶过程中，实验室会引入新的瓶间差。实验室应注意下列细节：使用经过检定合格的AA级单刻度移液管，符合要求的溶剂，对瓶内冻干物湿润和混匀的动作和时间都要按照厂家规定执行，这样才能避免在复溶过程中产生新的瓶间差。

4. 定值和非定值质控品 定值的质控品标出了各项目测定结果的预期范围，标示的值通常包括一些常规分析方法的均值和标准差。好的定值质控品既标有在特定条件下各分析物（检验项目）的预期结果值，又标有各分析物（检验项目）在不同检测系统下的均值及预测范围，用户可以从中选择与自己相同检测系统的标示值作为质量控制工作的参考。

非定值质控品和定值质控品的质量是一样的，只是生产厂家没有邀请具有实力的多家实验室对各个检验项目进行检测和定值而已。从实用的角度来看，非定值质控品比定值质控品的价格便宜的多。在具体的使用过程中，不论定值质控品还是非定值质控品，用户都必须在自己的检测系统中通过累计重新确定均值和标准差，并且在日常的质量控制工作中加以使用。

5. 分析物水平（level of analysis） 同一检验项目在不同浓度或活性时的临床价值是不一样的，临床实验室更加关心各分析物（检验项目）在医学决定水平附近检验结果的质量，以此正确判断病人结果是否“超限”。如果只做一个水平的质控品检测，反映的是可报告范围内该水平附近的质量表现，只说明在该水平质控值附近的患者标本的检验质量符合要求，难以反映远离该点或较低分析物的检验质量是否也符合要求。因此，若能同时做两个或更多水平的质控品，则可以反映较宽范围内的质量是否也符合要求，这样的质量控制更加完整有效。所以在选择质控品水平时，应该考虑以下内容：两个或更多水平的质控品、浓度的分布要足够宽、重要项目最好在医学决定水平附近有质控品进行监控，或者在参考区间上下限附近设置有质控品。

6. 质控品的正确使用与保存　良好的质控品是质量控制的基础。质控品在实际使用和保存中，必须注意以下几方面内容：①严格按质控品说明书规定的步骤进行解冻和复溶；②冻干质控品的复溶确保使用正确的溶剂，如果溶剂额外引入了待分析成分，将影响质控结果的分析和使用；③冻干质控品复溶时所加溶剂的量应准确，并注意保持加入各瓶溶剂量的一致性，避免实验室引入新的瓶间差；④冻干质控品复溶时要轻轻摇匀，溶解时间要足够，确保内容物完全溶解，切忌剧烈震动；⑤质控品的测定条件应与患者标本相同；⑥质控品应严格按照说明书规定的方法保存，不使用超过保质期的质控品。

7. 分析批（analysis batch or analytic run）　指一段时间内或是一组测量样本的大小。可以任选项目的分析仪，重做控制物的时间区间为一个分析批；对于手工操作，同时测定的样本数量为一个分析批。1988年**美国临床实验室修正法案（CLIA'88）**规定，临床化学检测分析最大批量时间是24小时，血液学检验是8小时。各实验室可以依据影响检验过程性能的变化来调整和确定分析批的大小。当操作人员更换、改动试剂、重新校准等情况时，应重新定义为一个新的分析批。

二、质控图的选择和应用

（一）质控图概述

质控图是**质量控制图（quality control chart）**的简称，也称**控制图（control chart）**，是对过程质量加以设计、测定、记录，从而评估和监测过程是否处于控制状态的一种统计图。图上有**中心线（central line，CL）**、**上质控界限（upper control line，UCL）**和**下质控界限（lower control line，LCL）**。UCL、CL与LCL统称为质控限（control line）。并有按时间顺序抽取的样本统计量值的描点序列。若质控图中的描点落在UCL与LCL之外或描点在UCL与LCL之间的排列不随机，则表明过程异常（图7-3）。质控图也是用于区分异常或特殊原因所引起的波动和过程固有的随机波动的一种特殊统计工具。

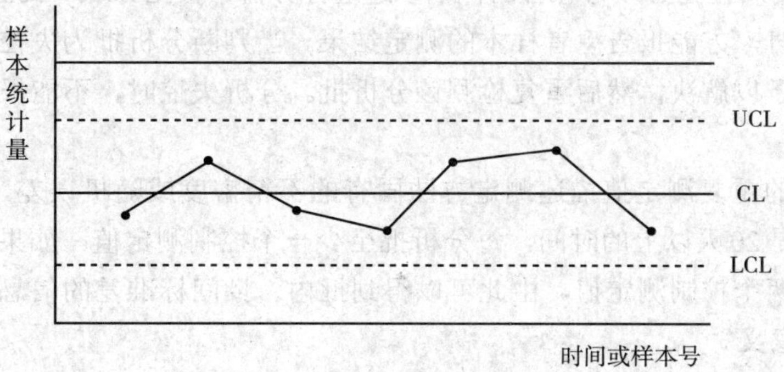

图7-3　质控示意图

质控图有三个功能。①诊断：评价一个观察的稳定性；②控制：当观察发生质量异常波动时，必须对观察进行调整，消除异常因素的影响；③确认：确认某一过程改进的效果。

考点提示 质控图的要素和功能。

常用的有Levey-Jennings质控图、Westgard质控图、Z-分数图等，可以根据需要加以选择使用，下面将分述几种常用的质控图。

（二）Levey-Jennings质控图

1924年，美国休哈特（W. A. Shewhart）首先提出质控图，试图降低工业品的不合格率。20世纪50年代，Levey和Jennings把Shewhart质控图引入到临床检验中，后来经Henry和Segalove修改，使之成为临床实验室质控的主要方法。Levey-Jennings质控图是实验室最常用的质控图，也叫常规质控图或$\bar{x} \pm s$质控图。

以20份质控物的试验结果，计算平均数与标准差，定出质控限（一般$\bar{x} \pm 2s$为警告限，$\bar{x} \pm 3s$为失控限），每天或每批随患者样本测定质控物1次，将所得的质控结果在质控图上标出，这种质控图为单值质控图。横轴（x）为日期或分析批次，纵轴（y）为浓度或活性单位。为了使用方便，可用颜色标出控制限。如$\bar{x} \pm s$标成蓝色，$\bar{x} \pm 2s$标成黄色，$\bar{x} \pm 3s$标成红色（图7-4）。

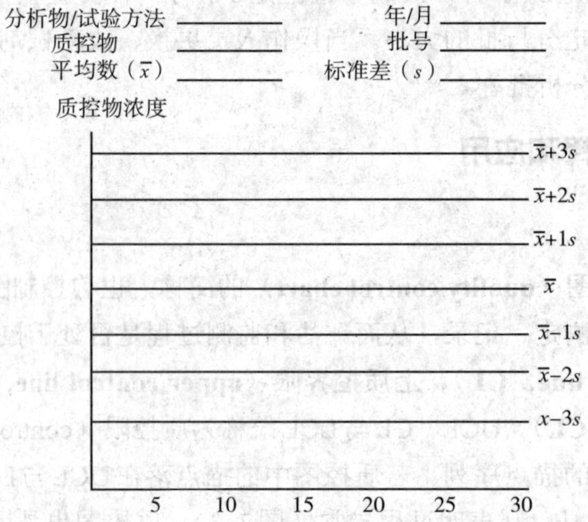

图7-4 Levey-Jennings质控图

每一分析批的质控物必须与患者的样本一起进行分析，根据Levey-Jennings质控图分析判断分析批在控时，方能报告患者样本的测定结果。当判断分析批为失控时，说明测定过程中存在问题并予以解决，然后重复检测该分析批。分析失控时，不能报告患者的样本测定结果。

可用控制物的重复测定值描述测定方法固有的不精密度或随机误差。对于重复试验，收集的数据通常是20天以上的时间，每分析批至少一个控制测定值。如果每天每批测定两份质控物，得到两个控制测定值，由此可以得到批内、批间标准差的信息，这对优化控制方法具有重要的意义。

考点提示 Levey-Jennings质控图的绘制。

（三）Westgard质控图

Westgard质控图的制作方法和图形与Levey-Jennings质控图非常相似，只是前者运用“多个”质控规则，而后者则往往运用“单个”质控规则。后续质控规则部分将详述。

（四）Z-分数图

当以不同频率分析质控物或同时测定一个以上的质控物时，为了容易记录，可制作单个质控图来显示所有质控测定值的“Z-分数”（Z-score）。“Z-分数”是质控测定值与各自平均数之间的差，除以控制物的标准差：

$$Z\text{-分数}=(x_{imat}-\bar{x}_{mat})/s_{mat}$$

式中，mat指的是特定的质控物；x_{imat}是给定的质控物第i个测定值；$\bar{x}_{mat}$是该质控物测定值的平均数；s_{mat}是质控物测定值的标准差。例如，平均数为120，标准差为4的质控物测定值为124，则Z-分数是+1。Z-分数控制图坐标刻度从−4到4+，平均数为0，±1、±2、±3为界限，横坐标为分析批（图7-5）。

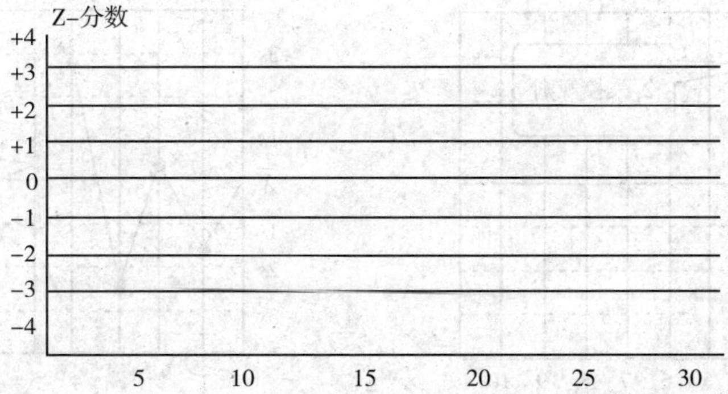

图7-5　两个及两个以上质控物的Z-分数图

三、常用质控规则

考点提示　质控规则的符号及含义。

质控规则是解释质控数据和判断分析批质控状态的标准。表示方法：A_L，其中A是超过质控限（L）的质控测定值的个数，L是质控限。当质控测定值不能满足规则要求时，则判断该分析批违背此规则。例如，1_{2s}质控规则，其中A为一个质控测定值，L为$\bar{x}\pm 2s$，当一个质控测定值超过$\bar{x}\pm 2s$时，即判断为失控。质控方法的核心是由检出随机误差和系统误差的质控规则组成。

（一）常用质控规则的符号及含义

1. 1_{2s}规则　1个质控测定值超过$\bar{x}\pm 2s$质控限。传统上，作为Levey-Jennings质控图上的警告限（图7-6）。

2. 1_{3s}规则　1个质控测定值超过$\bar{x}\pm 3s$质控限。传统上，作为Levey-Jennings质控图上的失控限（图7-7）。

3. 2_{2s}规则　2个连续的质控测定值同时超过$\bar{x}-2s$或$\bar{x}+2s$质控限（图7-8）。

4. R_{4s}规则　在同一批内两个质控测定值之间的差值超过4s（图7-9）。

5. 3_{1s}规则　3个连续的质控测定值同时超过$\bar{x}-1s$或$\bar{x}+1s$（图7-10）。

6. 4_{1s}规则　4个连续的质控测定值同时超过$\bar{x}-1s$或$\bar{x}+1s$（图7-11）。

7. 7_T规则　7个连续的质控测定值呈现出向上或向下的趋势（图7-12）。

8. $9_{\bar{x}}$规则　9个连续的质控测定值落在平均数（$\bar{x}$）的同一侧（图7-13）。

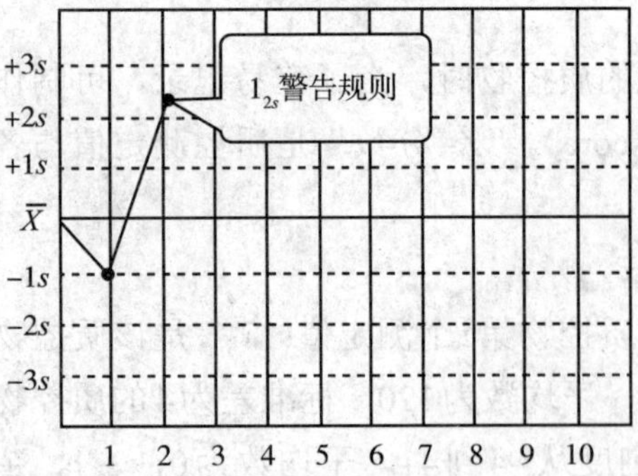

图7–6　1_{2s}规则示意图

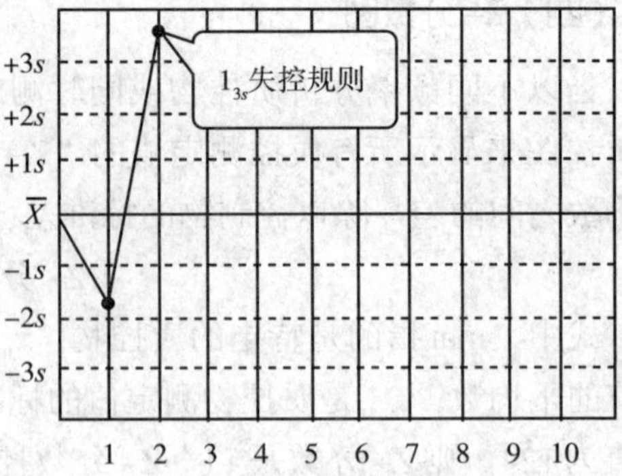

图7–7　1_{3s}规则示意图

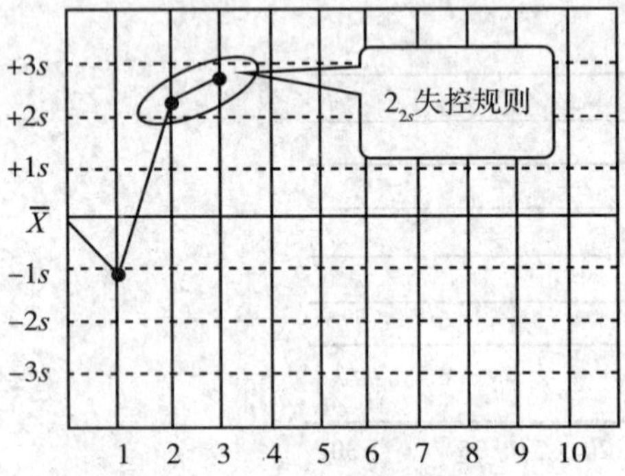

图7–8　2_{2s}规则示意图

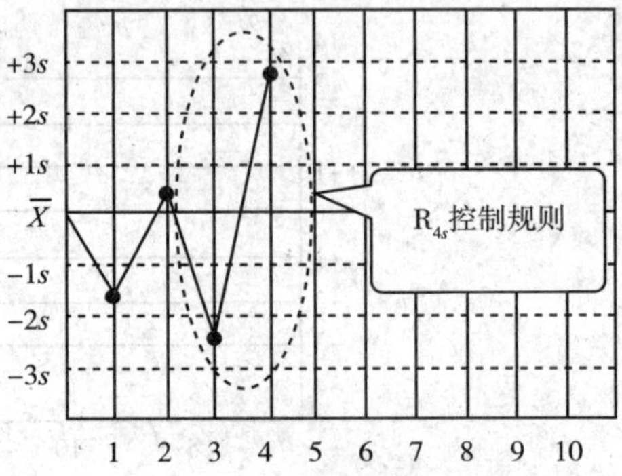

图7–9　R_{4s}规则示意图

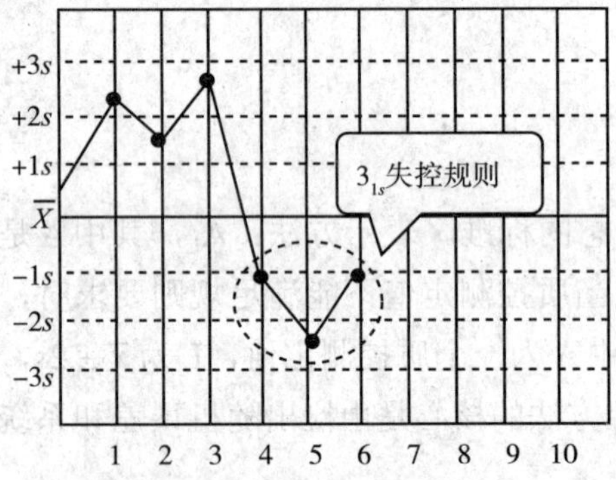

图7–10　3_{1s}规则示意图

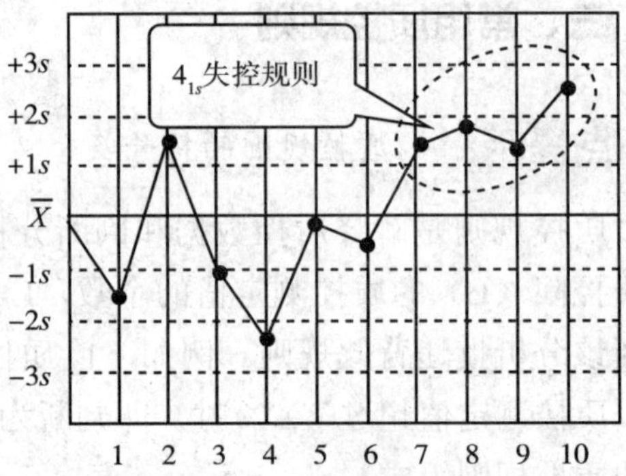

图7–11　4_{1s}规则示意图

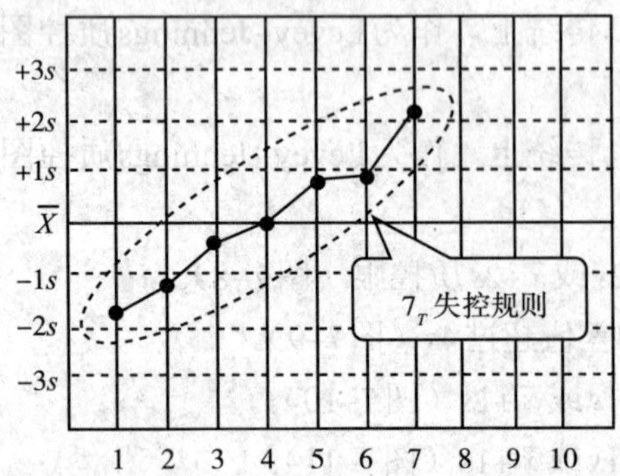

图7–12　7_{T}规则示意图

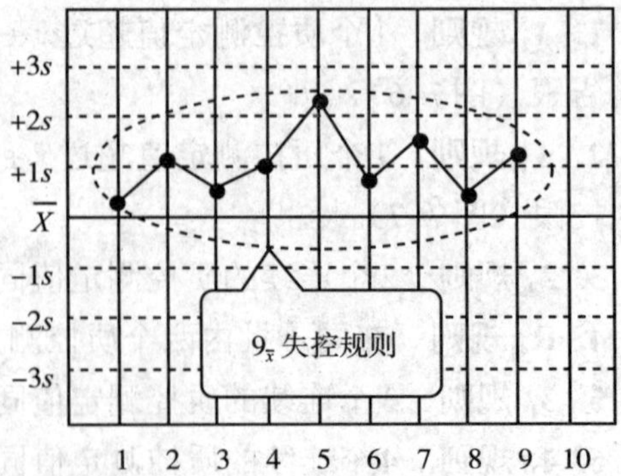

图7–13　$9_{\bar{x}}$规则示意图

9. $10_{\bar{x}}$规则　10个连续的质控测定值落在平均数（$\bar{x}$）的同一侧（图7–14）。

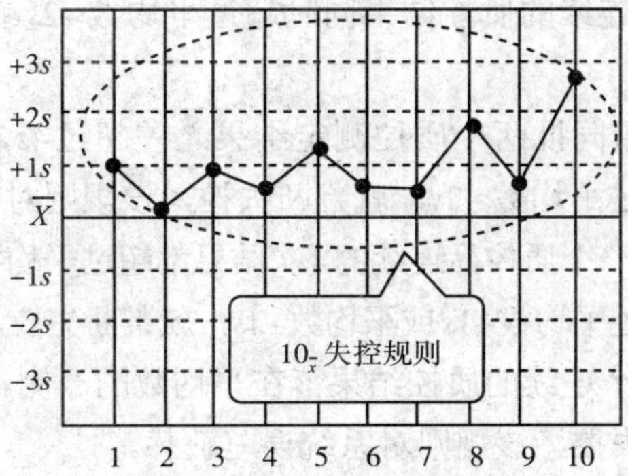

图7-14　$10_{\bar{x}}$规则示意图

（二）Levey-Jennings质控规则

Levey-Jennings质控图是最普及、最简单、最常用的方法。其优点是方便易行，其质控规则仅为单独的1_{2s}或1_{3s}，即仅以一个规则（$\bar{x}\pm 2s$或$\bar{x}\pm 3s$作为质控限）来判断分析批在控或失控。它的局限性在于仅涉及一种质控规则而未同时涉及多个质控规则，相对的简单粗糙，往往不能满足更高的质控要求，如使用具有$\bar{x}\pm 2s$质控限的Levey-Jennings质控图，当每批使用2个质控物时，他的假失控概率往往是不可接受的；如使用具有$\bar{x}\pm 3s$质控限的Levey-Jennings质控图，此质控方法虽然具有较低的假失控率，但其误差检出能力则较低，难以确保检验结果的质量。临床检验质量控制方法在不断发展，正是由于Levey-Jennings方法有其局限性，现已出现了许多更精确、更完善的质控方法，如Westgard多规则质控方法、累积和质控方法等。这些方法能兼顾假失控率和误差检出能力，常需辅以计算机技术及商品化的质控软件一同工作，目前在我国大部分地区已普及使用。

（三）Westgard质控多规则

1. 多规则质控方法的特点　能够通过单值控制图进行简单的数据分析和显示；容易和Levey-Jennings控制图适应与统一；具有低的假失控率；当判断一批为失控时，能确定发生分析误差的类型，由此可以帮助解决问题以及确定失控情况。

考点提示　多规则质控的应用。

2. Westgard多规则质控　由Westgard等人提出的“多规则”质控方法采用了一系列的质控规则来解释质控结果。由于选择的这些规则其单个的假失控概率都很低（0.01或更小），而且其联合规则的假失控概率也很低。这些规则特别是对随机误差和系统误差均敏感，这样提高了误差检出概率。

该方法要求在质控图上绘制平均数±1s，±2s和±3s质控界限线，这样通过加入一组或几组质控限就可在Levey-Jennings质控图上应用（图7-15）。Westgard使用了下列质控规则：

（1）1_{2s}控制规则　1个质控结果超过平均数±2s，仅用作“警告”规则，并启动由其他规则来检验质控数据。

（2）1_{3s}控制规则　1个质控结果超过平均数±3s，就判断失控，该规则主要对随机误差敏感。

（3）2_{2s}控制规则　2个连续的质控结果同时超过平均数+2*s*或平均数−2*s*，就判断失控，该规则对系统误差敏感。

（4）R_{4s}控制规则　表示同批两个质控测定结果之差超过4*s*，即1个质控结果超过平均数+2*s*，另一个质控结果超过平均数−2*s*，就判断失控，该规则对随机误差敏感。

（5）4_{1s}控制规则　表示一个质控品连续的4次结果都超过平均数+1*s*或平均数−1*s*，两个质控品连续两次测定结果都超过平均数+1*s*或平均数−1*s*，就判断失控，该规则对系统误差敏感。

（6）$10_{\bar{x}}$控制规则　10个连续的质控结果落在平均数的一侧（高或低于平均数，对偏离的大小没有要求），就判断失控，该规则对系统误差敏感。

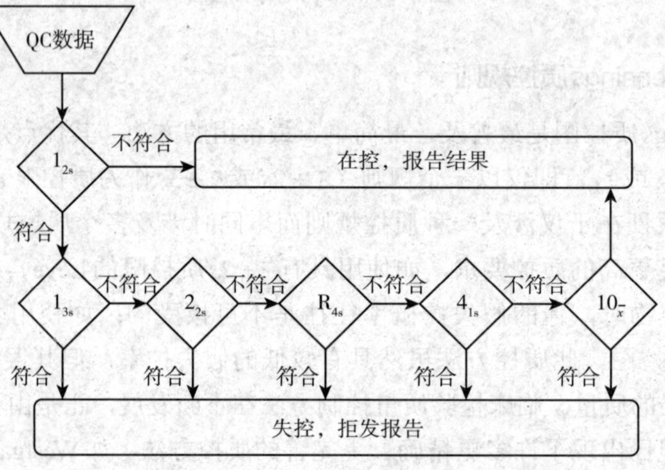

图7-15　$1_{3s}/2_{2s}/R_{4s}/4_{1s}/10_{\bar{x}}$系列质控规则的逻辑图

（四）修改后的多规则质控方法

Westgard多规则（$1_{2s}/1_{3s}/2_{2s}/R_{4s}/4_{1s}/10_{\bar{x}}$）联合使用多个规则对质控图进行判断，这种组合对随机误差和系统误差的检出率均较敏感，有效地提高了误差的检出概率，是非常实用的质控方法。为了改善它们在实际工作中的可操作性，可适当改变各控制判断规则在其中的具体用途，甚至可以排除一些控制判断规则。比如，目前大部分实验室将$4_{1s}/10_{\bar{x}}$规则修改为警告规则，由于启动预防性维护过程，其实用性和可操作性得到了增强。修改后的逻辑检索和方法见图7-16。

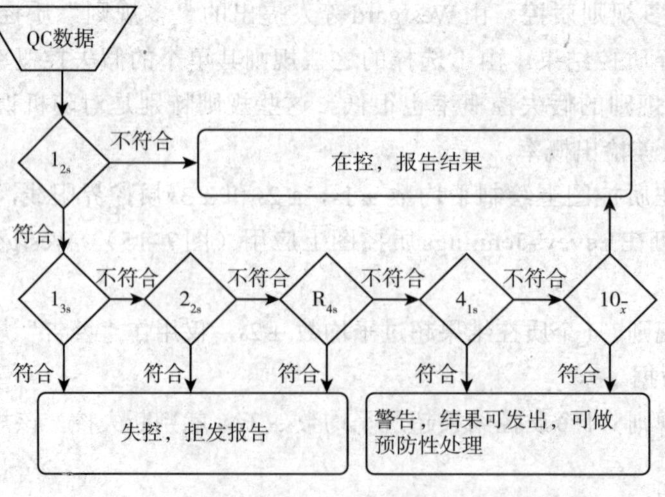

图7-16　修改的$1_{3s}/2_{2s}/R_{4s}/4_{1s}/10_{\bar{x}}$系列质控规则的逻辑图

（五）与质控规则有关的质控方法性能评价指标

1. 误差检出概率（probability for error detection，Ped） 是指常规分析中分析误差发生时，质控规则及其组合能有效发现或检出的概率，相当于临床诊断试验的灵敏度。理想的质控方法Ped应为1.00，即可以100%的检出误差的分析批次，在临床检验质量控制的实际操作中，Ped在90%~99%之间一般认为是可以接受的。

2. 假失控概率（probability for false rejection，Pfr） 当分析过程正确进行时，除了方法固有误差外，在没有其他误差加入的情况下，如果质控规则判断为失控，称为"假失控"，假失控出现的可能为假失控概率。这相当于临床诊断试验的特异性。理想的质控方法Pfr应为0，即所选质控规则对无误差分析批次均判断为在控。在临床检验质量控制的实际操作中，小于5%的假失控概率是可以接受的。

理想情况下，期望所采用的质控规则及组合规则能完全正确地识别"真失控"，不误报"假失控"。但实际情况是，任何质控规则及组合规则都存在不同程度的"假失控"和"假在控"。

研究质量控制方法的目的是最大限度地提高误差检出率，降低假失控概率。各实验室充分地了解和熟悉质控规则的特性，结合行业标准和实验室自身对质量控制的要求，设计出本实验室的质量控制方法，持续改进质控方法，提高检验质量，在不断修正质控方法的基础上提升质量控制效率。

本节介绍的质控规则均只适用于定量检测。对于定性的质量控制，往往以**阴性（negative，N）**、**阳性（positive，P）**的符合率来进行判断，如乙肝标志物的ELISA检测结果阴、阳性对照与预期结果一致方可发出报告；细菌鉴定过程中，作为对照的质控菌株的定名定序应达到较高的一致性；对于半定量检测的项目，实验室根据对质量控制严格程度，在保证常规工作质量的基础上，制订可以接受的波动范围。如尿液干化学检测中，实验室应对允许的波动范围作出规定。

四、失控分析与处理

（一）失控原因分析

失控信号的出现受多种因素的影响，这些因素包括操作上的失误及试剂、校准物、质控品的失效，仪器维护不良以及采用的质控规则、控制限范围、一次测定的质控标本数等。失控信号一旦出现就意味着与测定质控品相关的那批患者标本报告可能作废。此时，首先要尽量查明导致失控的原因，然后再随机挑选出一定比例（例如5%或10%）的患者标本进行重新测定，最后根据既定标准判断先前测定结果是否可接受，对失控做出恰当的判断。对判断为真失控的情况，应该在重做质控结果在控以后，对相应的所有失控患者标本进行重新测定。如失控信号被判断为假失控时，常规测定报告可以按原先测定结果发出，不必重做。

考点提示 失控的处理及措施。

（二）失控处理程序

操作者在测定质控时，如发现质控数据违背了控制规则，应认真寻找失控原因，采取纠正措施，在失控情况得以纠正后才能进行日常标本检测，并及时填写失控报告单，上交科主任或专业组长（主管）进行审阅。若是在日常标本检测过程中执行质控时出现失控情况，应向科主任汇报，由科主任决定做出是否发出与测定质控品相关的那批患者标本检验报告的决定。

（三）失控处理措施

当得到失控信号时，可以采用如下步骤去寻找原因。

1. 立即重新测定同一质控品 此步主要是用以查明人为误差，每一步都认真仔细的操作，以查明失控的原因；另外，这一步还可以查出偶然误差，如是偶然误差，则重测的结果应在允许范围内（在控）。如果重测结果仍不在允许范围，则可以进行下一步操作。

2. 新开一瓶质控品，重测失控项目 如果新开的质控品结果正常，那么判断原来那瓶质控品可能过期或在室温放置时间过长而变质，或者被污染。如果结果仍不在允许范围，则可以进行下一步。

3. 新开另一批质控品，重测失控项目 如果结果在控，说明前一批质控品可能都有问题，检查它们的有效期和贮存环境，以查明问题所在。如果结果仍不在允许范围，则可以进行下一步。

4. 进行仪器维护，重测失控项目 检查仪器状态，查明光源是否需要更换，比色杯是否需要清洗或更换，仪器是否需要维护保养等。另外，还要检查试剂，此时可更换试剂以查明原因。如果结果仍不在允许范围，则可以进行下一步。

5. 重新校准，重测失控项目 用新的校准液校准仪器，排除校准液的原因。

6. 请专家帮助 如果前五步都未能得到在控结果，那可能是仪器或试剂的原因，需要和仪器或试剂厂家联系，请求他们的技术支援了。

（四）失控不当处理

1. 控制结果落在 $\pm 2s$ 线上就认为失控，这是错误的理解。请注意前面每一点讲“超出”的含义，凡未超出 $\pm 2s$，即使在线上都不属有问题，不必作任何处理，更不是失控。

2. 控制结果超出 $\pm 2s$，马上就重做，并且将原来的结果覆盖。①$1_{2s}$ 是警告规则，不是失控规则。出现超出 $\pm 2s$ 限值，不应马上重做，应检查是否发生真正失控的表现。②即使失控，也不要将超出 $\pm 2s$ 的结果或失控结果删除。否则会使控制值结果分布范围变小，下个月控制图的 s 变小；控制范围变得不真实，加大了控制难度。③出现 1_{2s} 表现较好的做法，应先检查是否有失控。确实失控，不仅控制品重做，更应检查失控原因，纠正误差后，连同患者标本一起重做。将失控结果和纠正后结果均点于图上，做好失控记录。若不是失控，既不要重测控制品，也不必作其他处理，正常发报告。符合要求的控制图，应该是所有控制结果符合正态分布规律。

3. 直接使用厂商的定值及允许范围作为控制图上的均值和标准差。每个实验室必须自己通过测定，累积质控值来计算自己的均值和标准差，用于自己的控制图上。严格地讲，各实验室的检测方法（检测系统）不同于厂商定值的检测方法。厂商提供的允许范围是他们的“保险”范围，不是应控制范围，一般都很大。它只是告诉用户，测定值在此范围内，说明控制品没问题，不说明其他的检测系统没问题。

五、室内质控的数据管理

1. 每月室内质控数据统计处理　每月末，应对当月的所有质控数据进行汇总和统计处理，计算的内容至少应包括：当月每个测定项目原始质控数据及除外失控数据后的平均数、标准差和变异系数；当月及以前每个测定项目所有在控数据的累积平均数、标准差和变异系数。

2. 每月室内质控数据的保存　每月末，应将当月的所有质控数据汇总整理后存档保存，存档的质控数据包括：当月所有项目原始质控数据；当月所有项目质控数据的质控图；上述所有计算的数据（包括平均数、标准差、变异系数及累积的平均数、标准差、变异系数等）；当月的失控报告单（包括违背哪一项失控规则，失控原因，采取的纠正措施）。

3. 每月上报的质控数据图表　每月末，将当月的所有质控数据汇总整理后，应将以下汇总表上报实验室负责人：当月所有测定项目质控数据汇总表；所有测定项目该月的失控情况汇总表。

4. 室内质控数据的周期性评价　每月末，都要对当月室内质控数据的平均数、标准差、变异系数及累积平均数、标准差、变异系数进行评价，查看与以往各月的平均数之间、标准差之间、变异系数之间是否有明显不同。如果发现有显著性的变异，要回顾性的分析原因，并采取有效纠正措施。

六、患者数据的质控方法

目前临床实验室普遍应用质控物进行质量控制。但利用质控物进行质量控制时存在一定的局限性，如质控物价格昂贵、质控物的稳定性较差、质控物可能存在的基质效应、不能监测分析前阶段各种因素（标本的采集、运输、分离和储存等各个环节）的影响等。

患者的检验结果是临床实验室的最终产品，使用患者的数据进行质量控制是更加直接的方法，而不是间接的推断分析。它不但可以节省质控活动的成本，还可以提供有关检测过程中与质量相关的信息。常用的患者数据质量控制方法，包括患者数据的均值法、差值检查法、患者结果的多参数检查法及患者标本双份测定的极差质控图法等，如果使用得当，根据患者数据也可以检查出系统误差和（或）随机误差。当然，使用患者数据进行质量控制的方法有其固有的缺点，只能作为统计质量控制方法的补充。

1. 临床相关性分析　临床检验最终为临床服务，检验结果也最终要应用到临床诊疗活动中去。因此，可以对检验结果与患者的有关信息（如临床表现、治疗效果、疾病进展等）进行相关性分析或进行临床正确评价，来判断检验结果的可靠程度。这种方法常用于定性检验项目。

2. 患者标本的双份测定方法　按照随机对照原则，对少数患者标本进行双份平行测定，根据双份测定的差值来检测出批内随机误差。该方法不需要稳定的质控产品，在稳定质控品不可得的情况下，往往作为室内质量控制的一种补充方法。双份测定结果的差值可以绘制在极差质控图上，其控制限为双份测定结果差值的标准差。当同一方法获得双份测定结果时，这种极差质控图仅能反映随机误差的大小，不能对准确度进行评价。如果是两个不同的实验方法获得的双份测定值，这种极差质控图可以综合的反映随机误差和系统误差，但无法区分误差的类型。此种方法还可以扩展成保留患者样品的双份分析，通过对患者标本进行日间数据稳定性传递。患者标本双份测定方法简单易行，是监测实验室数据一致性的有效方式。

3. 基于患者历史检查结果的差值检查法 在患者情况稳定时，患者连续检验结果之间的差值（dalta，Δ值）应该很小。如果dalta值很大并超过预先规定的界限，则可能存在下述情况中的一种：①由于病情的变化或治疗的干预，患者标本的检验结果本身确实发生了变化；②存在人为失误，如标本标记或采集错误；③计算dalta值的两个结果之一可能存在错误。对于接受输血或出血性疾病的患者，在血细胞分析时很可能遇到上述第一种情况，血常规的参数如红细胞、血红蛋白、白细胞、血小板前后变异很大。另外，大手术或补液前后生化指标如营养代谢指标、电解质指标发生巨大变化。

dalta值可以用绝对值表示（$\Delta=A_2-A_1$），也可以用相对数表示（$\Delta\%=(A_2-A_1)\div A_2\times 100\%$）。dalta值的检验界限可以通过有代表性的患者连续配对数据计算确定，也可以根据生物个体内变异和临床实践经验来确定。尽管dalta检查法存在一定局限性，dalta值超出界限也不一定能说明检验过程出现质量问题，但它对分析前和分析后误差还是较为敏感的，进行dalta检查能够增强实验室和临床医生对检验结果的可信度，减少重复检查的次数。

4. 移动均值法 移动均值法又叫Bull算法，是Bull等设计用于血液学质量控制的方法。由于血液检查时红细胞计数可因稀释、浓缩、病理性因素等有较明显的改变，但每个红细胞的体积、细胞内血红蛋白含量以及单位红细胞体积所含的血红蛋白量却相对稳定，几乎不受这些因素的影响。据此特性，Bull等设计出通过连续检测红细胞平均体积（MCV）、红细胞平均血红蛋白含量（MCH）和红细胞平均血红蛋白浓度（MCHC）的均值变化，来进行质量控制。

第三节 质量控制方法的设计与应用

临床检验质量控制的方法评价和设计工具有功效函数图和操作过程规范图等。近几年来，六西格玛质量控制理论逐步引入到临床检验质量控制中来，临床实验室应根据实验室不同检测项目的性能，借助于合适的评价工具和设计工具，选用合适的质量控制规则。

一、功效函数图法

功效函数图（power function graph）是分析批失控概率与该批发生随机误差或系统误差大小关系的图。功效函数图表示统计功效与分析误差大小的关系。利用功效函数图可以评价不同控制方法的性能特征以及设计相应的控制方法，同时功效函数图也是建立控制方法、选择和设计表格以及设计操作过程规范图的基础。利用功效函数图设计室内质量控制方法的流程见图7-17。

1. 确定质量目标 确定质量目标是设计质量控制方法的起点。质量目标可以用**允许总误差（total error allowable，TEa）**的形式来表示。生物学变异可用来导出临床实验检测项目不精密度、不准确度和总误差的分析质量规范。根据实际情况，我国制订了《临床实验室室间质量评价要求》（GB/T 20470—2006），《临床生物化学检验常规项目分析质量指标》（WS/T 403—2012）和《临床血液学检验常规项目分析质量要求》（WS/T 406—2012）。目前国内已确立部分项目的允许总误差水平，参见国家卫生健康委临床检验中心EQA最新要求各专业室间质量评价检验项目及可接受性能准则。

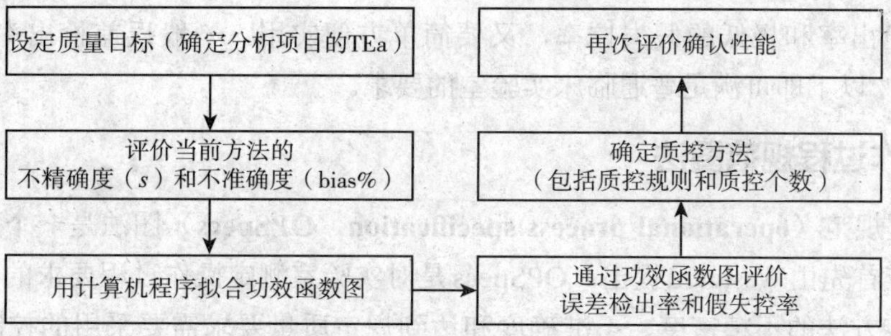

图7-17　利用功效函数图设计室内质量控制方法流程图

2. 评价分析方法　按照方法学评价方案对本实验室定量测定的项目逐一进行评价，确定每一项的不精密度（用标准差*s*表示）和不准确度（用偏倚bias%表示）。其中测定方法固有的不精密度可用较长时间室内质控数据来计算，不准确度可根据参加较高级别的实验室间质量评价获得来确定（测定结果与靶值之间的偏倚）。

扫码"学一学"

3. 计算临界系统误差　临界系统误差$\Delta SEc=[(TEa-|bias\%|)/s]-1.65$。

考点提示　功效函数图的意义。

4. 绘制功效函数图　功效函数图的绘制比较复杂，在临床实验室难以进行相关的实验研究，因为必须控制许多变量。目前一般由计算机模拟程序来完成。功效函数图描述了控制方法的统计"功效"，其中纵坐标（*Y*轴）为误差检出概率（Ped），横坐标（*X*轴）为临界系统误差的大小（图7-18）。作为一种函数，功效函数可以看作自变量为临界系统误差和质控值的测定个数（同一质控品的重复测定次数或不同质控品测定结果的次数），因变量则为误差检出概率（*P*ed）。即*P*ed是质控测定值个数（*N*）和检出分析误差大小的函数，函数图在*Y*轴上的截距为假失控率（*P*fr）。

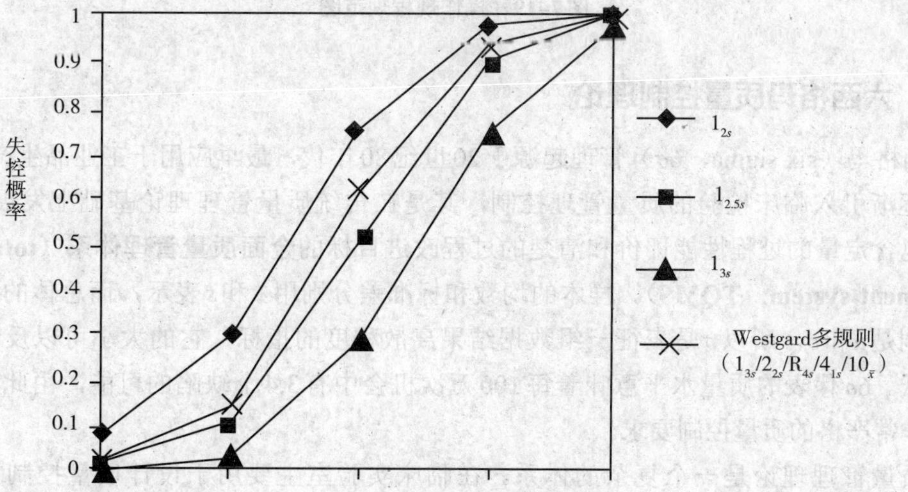

图7-18　多规则检查系统误差的功效函数图

5. 评价质控方法的性能特征 质控方法的性能特征包括误差检出概率和假失控率。

6. 选择质控规则及质控品测定结果的个数 根据评价的结果，选择的质控方法既要有较高的误差检出率和极低的假失控率，又要简单方便实用。一般误差检出率在90%以上、假失控率在5%以下即可满足普通临床实验室的要求。

二、操作过程规范图法

操作过程规范（operational process specification，OPSpecs）图法是一个质量控制设计工具，1992年首先由Westgard提出。OPSpecs是对实验室测定操作过程要求的图示工具，它显示的是测定方法的不精密度、不准确度和达到规定质量要求需要采用的控制方法之间的一种线条图。同时可用于证实当前所采用的质控方法是否恰当或选择的质控方法以及保证常规操作能达到质量分析要求。应用操作过程规范图不需要计算临界误差，减少了不必要的操作，从而简化了控制方法的设计过程（图7-19）。

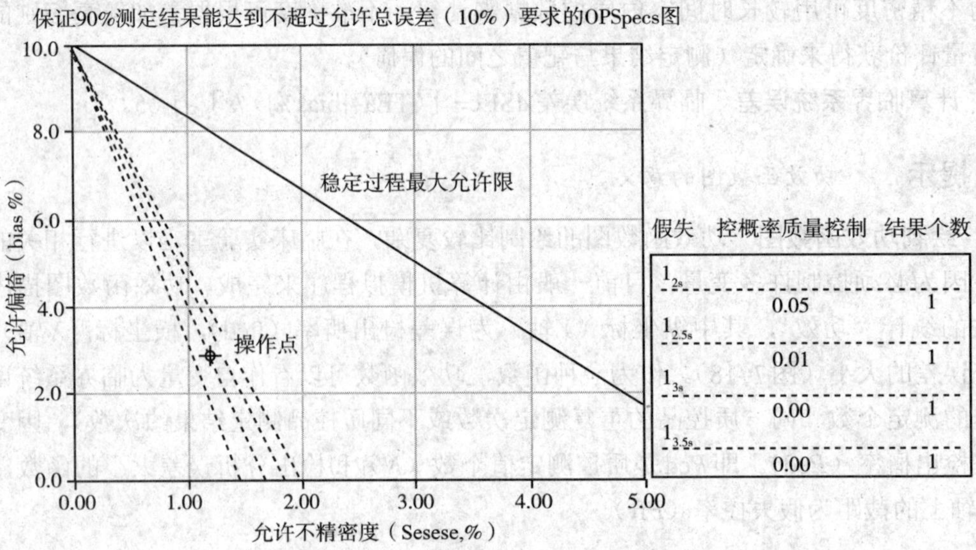

图7-19 操作规程规范图

三、六西格玛质量控制理论

六西格玛（six sigma，6σ）管理起源于20世纪80年代，最早应用于工业品生产管理中，本世纪逐渐引入临床检验的质量管理控制，其是在传统质量管理理论基础上发展起来的，是同时包含定量的过程性能评价和清楚的过程改进目标的**全面质量管理体系（total quality management system，TQMS）**。样本的均数和标准差分别用$\bar{x}$和s表示，而总体的均数和标准差分别是μ和σ，所以σ是表征一组数据结果离散程度的指标，它的大小可以反映质量水平的高低。6σ代表的质量水平意味着每100万次机会中有3.4个缺陷的可能，由此可见，这是一个非常严格的质量控制要求。

6σ质量管理理论是一个复杂的体系。在临床实验室主要用于设计质量控制方案及评价临床检验项目的性能两个方面。其基本步骤是：①计算分析项目的σ水平：σ=（TEa–|bias%|）/CV%，其中，TEa是允许总误差，一般可以采用美国CLIA’88中能力比对试验的分析质量要求，不准确度（inaccuracy）即偏倚（bias%），一般根据参加权威机构组织的室间质量评价的结果计算，不精密度（imprecision）为实验室内对待特定分析项目性能评价结

果或者根据较长时间室内质控数据计算；②根据σ值选择质控规则：在对应TEa的西格玛度量（sigma metrics）水平图上，以σ值对横坐标画垂直线，观察不同候选质控规则的性能。一般选择误差检测概率约90%或更高的质控规则作为相应项目的控制规则；③评价检验项目的性能：对于σ小于6的检验项目，应计算**质量目标指数（quality goal index，QGI）**，QGI=bias%/1.5CV%，如果QGI≤0.8，提示导致方法性能不佳的主要原因是精密度超出允许范围，应优先改进精密度；如果QGI≥1.2，提示方法的准确度较差，应优先改进准确度；如果介于0.8~1.2之间，提示准确度和精密度均需要改进。可见，6σ质量管理理论不仅可以帮助选择质控规则，还可以对检验项目性能现状作出评价，警示作出预防性的维护，为严格的质量控制打下基础。

6σ多规则秉承了原Westgard 多规则的逻辑顺序，实验室的检测系统具有的误差水平（检测系统分析性能）与要求的质量目标一起，进行西格玛尺度的度量，得到的西格玛值可直接在这样的多规则上找到实验室去开展质量控制的做法，非常方便。国家卫生健康委《临床检验定量测定室内质量控制》（WS/T 641—2018）对6σ规则应用如下。

1. 西格玛规则图法　将经典的Westgard多规则逻辑判断图和6σ结合建立西格玛规则图（图7-20和图7-21）。计算西格玛度量值可描述测量程序的精密度和正确度与质量要求之间的关系，同时可计算医学重要的临界系统误差，然后根据临界系统误差和质量控制方法的性能，选择适当的质控规则和每批质控测定值个数。σ度量值可以由下列公式计算：σ=[（TEa-|bias%|）/CV]，其中TEa为允许总误差，bias和CV表示检验程序观测的偏倚和不精密度（变异系数）。

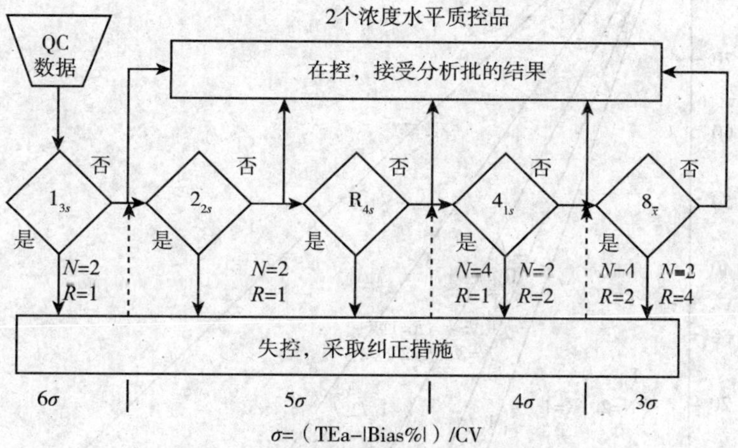

图7-20　2个浓度水平质控品的西格玛规则

*N*代表每批质控测定的结果个数；*R*代表批数

2. 标准化西格玛性能验证图法　用允许总误差、偏倚和变异系数绘制标准化西格玛性能验证图（图7- 22）。图中斜线划分的区域从右上到左下依次代表“σ<2（不可接受）”，无可选的质控规则；“2≤σ<3（欠佳）”，无可选的质控规则；“3≤σ<4（临界）”，$1_{3s}/2_{2s}/R_{4s}/4_{1s}/8_{\bar{x}}$多规则，$N$=4，$R$=2或$N$=2，$R$=4；“4≤$\sigma$<5（良好）”，$1_{3s}/2_{2s}/R_{4s}/4_{1s}$多规则，$N$=4，$R$=1或$N$=2，$R$=2；“5≤$\sigma$<6（优秀）”，$1_{3s}/2_{2s}/R_{4s}/$多规则，$N$=4，$R$=1或$N$=2，$R$=2；和“$\sigma$≥6（世界一流）”，$1_{3s}$规则，$N$=2，$R$=1。

将实验室某个定量测定项目获得的CV和bias分别除以该项目的允许总误差（TEa），得到x轴和y轴数值，根据上述的值可以确定该项目在图上的位置，根据其位置就可以找到相应的质控规则。

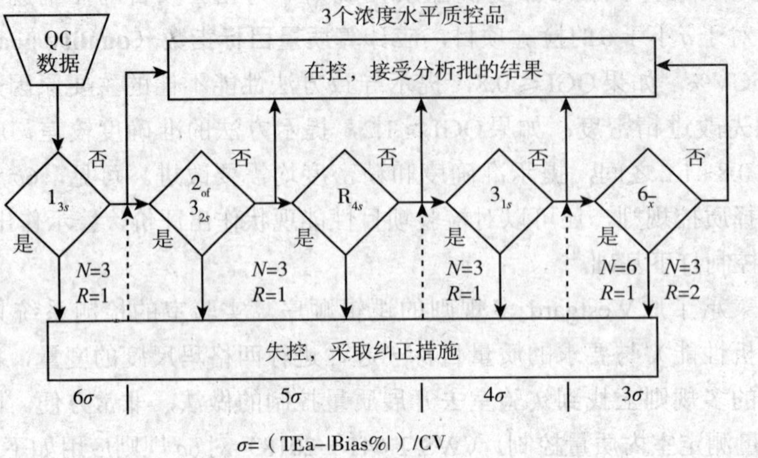

图7-21　3个浓度水平质控品的西格玛规则

N代表每批质控测定的结果个数；R代表批数

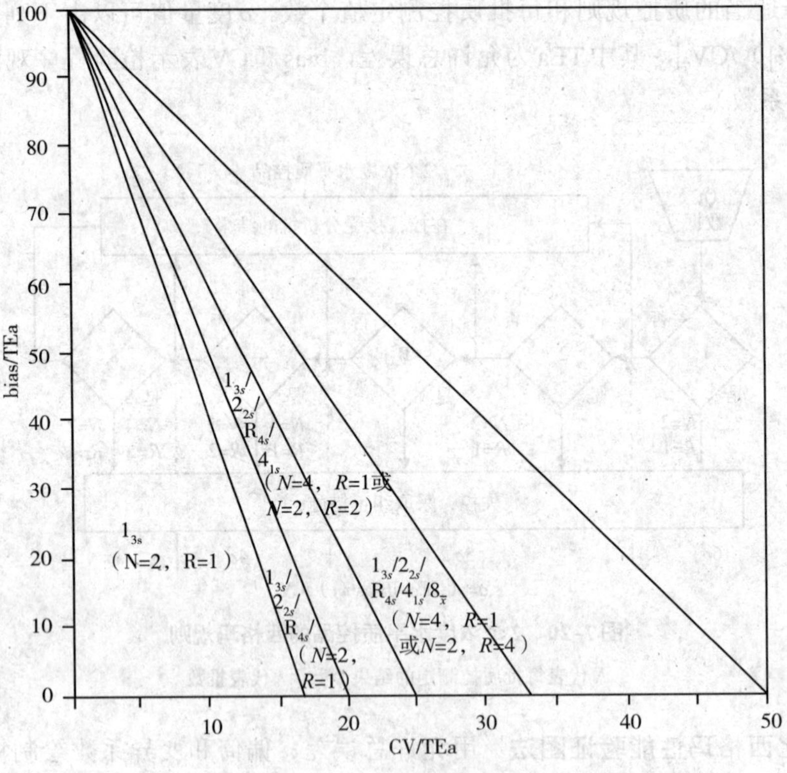

图7-22　标准化西格玛性能验证图法

第四节　室间质量评价

室间质量评价（**external quality assessment，EQA**）是多家实验室分析同一标本并由外部独立机构收集和反馈实验室上报的结果以此评价实验室操作的过程。通过实验室间的比对判定实验室的校准、检测能力以及监控其持续能力，因此室间质量评价也被称为**能力验证**（**proficiency testing，PT**）。在实验室质量管理体系中，能力验证或室间质量评价是重要的组成部分。

一、室间质量评价的目的和作用

《室间质量评价结果应用指南》（WS/T 414—2013）指出：通过实验室间的比对，观察各实验室结果的准确性、一致性，并采取一定措施，使各实验室结果渐趋一致。目前，室间质量评价成绩可作为卫生行政主管部门和医院管理者对实验室质量实施监督的重要工具。进行EQA的目的可归纳为以下几点：①确定实验室进行测量的能力以及对实验室质量进行持续监控的能力；②识别实验室存在的问题，并制定相应的补救措施。这些措施可能涉及如个别人员的行为或仪器的校准等；③确定新的测量方法的有效性和可比性，并对这些方法进行相应的监控；④增加实验室用户的信心；⑤识别实验室间的差异；⑥确定某种检测方法的性能特征；⑦支持实验室认可；⑧实验室质量保证的外部监督工具。

二、室间质量评价的类型

《临床检验室间质量评价》（WS/T 644—2018）给出了质量指标室间质量评价模式（图7–23）。

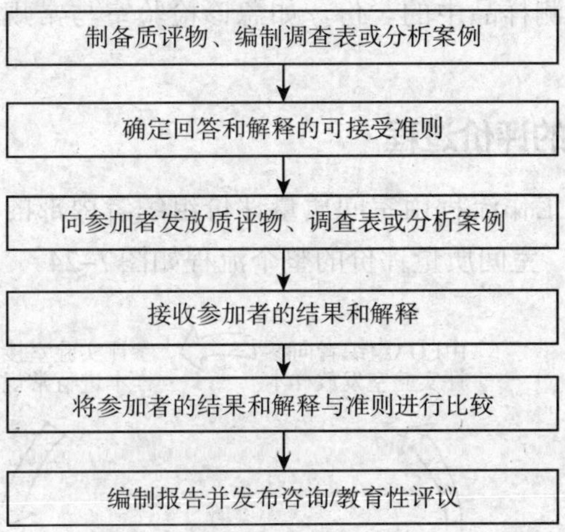

图7–23　质量指标室间质量评价模式

1. 已知值计划　该计划包括制备已知量值的被测物品，通过对实验室的测量结果与指定值的比较来评价实验室的能力。该计划无须多个实验室参加。定期发放质控物调查是我国临床检验中心至今仍采用的方法。做法是：临床检验中心向所有的参加室间质量评价的单位定期发放质控物，各实验室接到室间质量评价样本后，在规定时间内，按常规测定程序予以检测。将测定结果按规定的格式和方式上报临床检验中心。临床检验中心根据各单位返回的检测报告，整理统计分析，评价（评分）检验质量，观察各项结果与靶值的偏离程度，然后将室间质量评价的结果及建议反馈各参加单位，这就是我们通常所称的“室间质评”。这种方法的优点是省时、省钱、覆盖面广；缺点是由于执行不规范，有不按常规程序检测的现象，所以往往不能反映其真实水平。

全国性的临检EQA活动由国家卫生健康委临床检验中心负责组织，各省、市临床检验中心互相配合对全国医院和血站实行分级管理，使全国的各级医院和血站都能参加到这个质控网络中，共同提高。区域性的EQA活动由各省、市临床检验中心组织并负责所辖区的EQA活动。区域性的EQA组织者根据国家卫生健康委临床检验中心的EQA计划，结合本地区的具体情况制定自己的活动计划草案，并广泛征求所辖区各实验室的意见，修订后执行。每次质控活动至少需要有20个实验室参加。若参加的实验室过少，用合议法评价时将降低室间质控的评价意义。

另外，也将试剂生产单位纳入该质控网络中，因为试剂产品的质量直接影响各实验室检验水平。试剂生产单位的参与，可将临床实验室在质控中反映出来的试剂的质量问题反馈回试剂生产单位，使试剂质量同步提高。

2. 实验室间检测计划 实验室室间质量评价组织者选择质控品同时发给参加计划的若干实验室进行检测。参评实验室完成检测后将结果反馈给室间质量评价的组织者组织者再将每个实验室的检查结果与靶值或公议值进行比对，以确定该实验室该项目检测与其他实验室的不同。每次提供给参评实验室的质控品必须充分混匀，从而保证以后出现的任何极端结果排除在质控品原因之外。政府、实验室认可机构等组织在判断实验室检查能力时，通常采用实验室间检测计划。

3. 分割样品检测计划 通常在两个及两个以上的少数实验室中进行，亦可以在一个实验室的若干同类检测系统之间进行。分割样品检测计划在临床实验室中指将样品分成两份或几份，每个检测系统检测样品中的一份，如急诊检验室与常规检验室血细胞分析仪、生化分析仪结果的比对等。

三、室间质量评价的评价过程

我国室间质量评价的工作流程由室间质量评价组织者内部的工作流程和参加质控的实验室工作流程两部分组成。室间质量评价的整个流程如图7–24。

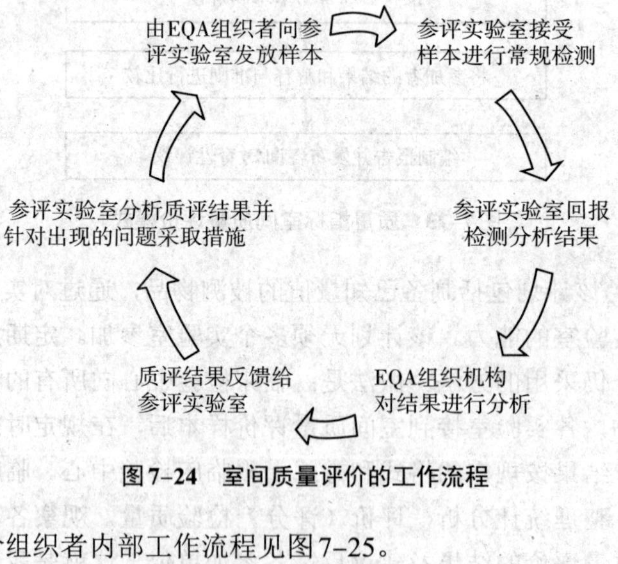

图7–24 室间质量评价的工作流程

1. 室间质量评价组织者内部工作流程见图7–25。
2. 室间质量评价参评实验室工作流程见图7–26。

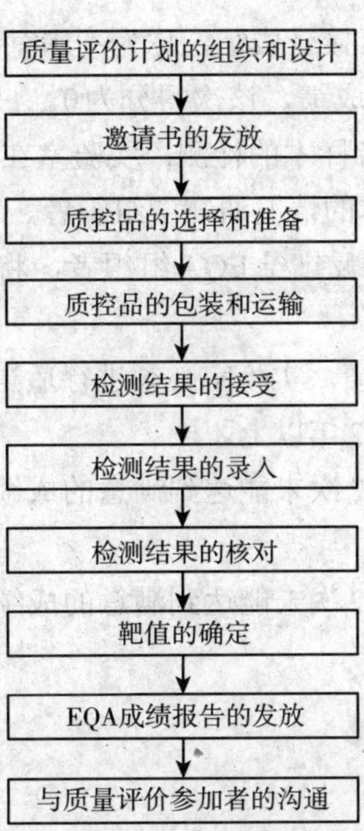

图7-25　室间质量评价组织者内部工作流程

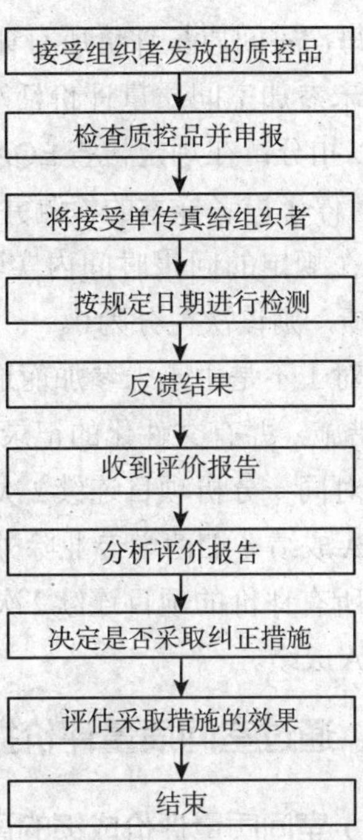

图7-26　室间质量评价参评实验室工作流程

四、室间质量评价的成绩要求

（一）室间质量评价样品的检测

1. 室间质量评价样本必须按实验室常规工作流程，由进行常规工作的人员测试，工作人员必须使用实验室的常规检测方法。实验室主任和样本检测人员必须在由室间质量评价组织者提供的质量评价表上签字，表明室间质评的标本是按常规标本处理。

2. 实验室在检测EQA样本的次数上必须与常规检测患者样本的次数一致。

3. 实验室在规定回报EQA结果给EQA组织者截止日期之前，实验室一定不能进行关于室间质量评价样本结果之间的交流。包括由多个检验场所或者有分开场所之间的实验室交流。

4. 实验室一定不能将EQA样品或样品一部分送到另一实验室进行分析，任何实验室如从其他实验室收到EQA样品必须通知室间质量评价组织机构。当室间质量评价组织机构确认某一实验室意图将EQA样品送给其他实验室检查，则此次室间质量评价定为不满意EQA成绩。

5. 实验室进行EQA样品检测时，必须将处理、准备、方法、审核、检验的每一步骤和结果的报告文件化。实验室必须保存所有记录的复印件至少2年，这包括EQA结果的记录表格以及EQA计划的说明、实验室主任和分析人员的签字、EQA样本与患者样本一样处理的文件。

6. EQA要求只用作患者测试的主要方法的实验室系统、检测方法进行EQA样本的检测。

（二）室间质量评价的成绩要求

1. 每次活动每一分析项目未能达到至少80%可接受成绩，则认为本次活动该分析项目为不满意的EQA成绩（细菌学专业除外）。

2. 每次室间质量评价所有评价项目未达到80%可接受成绩，称为不满意的EQA成绩。

3. 未参加室间质量评价活动定为不满意的EQA成绩，该次得分为0。只有在下列情况下不予以扣分：在规定检查EQA样本时，暂停了患者样本的检测；实验室在提交EQA结果时间内暂停了患者样本的检测并将未能检测EQA样本的情况通知了组织者。

4. 在规定的回报时间内实验室未能将EQA结果反馈给EQA组织者，将定为不满意的EAQ成绩，则该次得分为0。

5. 对于不是由于未参加而造成的不满意EQA成绩，实验室必须进行适当的培训及采取正确的措施，并有文件化的记录。文件记录必须保存2年以上。

6. 对同一分析项目连续2次或连续3次活动中的2次未能达到满意的成绩则统称为不成功的EQA成绩（细菌学专业除外）。

7. 所有评价的项目连续2次或连续3次活动中的2次未能达到满意的成绩则统称为不成功的EQA成绩。

五、通过室间质量评价提高临床检验水平

（一）室间质量评价成绩的评价方式

1. 计划内容和样品检测频率 如有可能，计划应提供每次活动至少5个样品。每年在大概相同的时间间隔内，最好组织3次质量评价活动。每年计划提供的样品其浓度应包括临床上相关的值，即患者样品的浓度范围。标本可通过邮寄方式提供或指定人员进行现场考核。

2. 实验室分析项目的评价 根据下列各项来评价实验室结果的准确度。

（1）为了确定定量项目实验室结果的准确度，计划必须将每一分析项目实验室结果与10个或更多仲裁实验室90%或所参加实验室90%一致性得出的结果进行比较。定量检测项目每一样品的得分由下列（2）到（6）来确定。

（2）对于定量分析的项目，必须通过结果偏离靶值的程度来确定每一分析项目的结果。对每一结果确定靶值后，通过使用基于偏离靶值的百分偏倚的固定准则或标准差的个数来确定结果的适当性，即：

$$\text{偏倚}(\text{bias}\%)=\frac{\text{测定结果}-\text{靶值}}{\text{靶值}}\times 100\%$$

每一检测项目的室间质量评价准则如下。

$$Z=\frac{\text{测定结果}-\text{组均值}}{\text{组标准差}}$$

（3）定性的检测项目可接受的性能准则为阳性或阴性。

（4）对细菌学则考虑是否正确的鉴定以及是否正确的药敏试验结果。

（5）对于每一次EQA调查，针对某一项目的得分，其计算公式如下。

$$\text{某项目得分}=\frac{\text{该项目可接受结果数}}{\text{该项目总的测定样本数}}\times 100\%$$

（6）对于评价的所有项目，其得分计算公式如下。

$$\text{全部项目得分}=\frac{\text{全部项目可接受结果总数}}{\text{全部项目总的测定样本数}}\times 100\%$$

（二）不及格室间质量评价结果的原因分析

1. 校准和系统维护计划失败。
2. 室内质量控制失控。
3. 实验人员的能力欠缺。
4. 结果的评价、计算和抄写错误。
5. 室间质量评价样本处理不当，如冻干质控物的复溶、混合、移液和储存不当。
6. 室间质量评价样本本身存在质量问题。
7. 室间质量评价组织者公议值或靶值定值不准。

（三）基于互联网的室间质量评价数据处理与应用

高速发展的信息技术和互联网技术使得室间质量评价活动迈向信息化、自动化、智能化，EQA系统变得不仅操作简单，运行高效，数据可传输，而且具有灵活开放的扩展功能、多平台联用，数据保密性强以及智能化统计与数据挖掘在线自动完成等特点。这明显提升了临床实验室的质量控制与管理水平，加快了实验室信息化建设与人员培养的步伐，增强了室间质量评价组织者作为行业指导者的地位与监督管理职能的影响力与公信力。

六、实验室间比对

实验室间比对（interlaboratory comparison）是按照预先规定的条件，由两个或多个实验室对相同或类似的测试样品进行检测的组织、实施和评价，从而确定实验室能力、识别实验室存在的问题与实验室间的差异，是判断和监控实验室能力的有效手段之一。利用实验室间的比对，对实验室的校准或检测能力进行判定称为能力验证或实验室水平测试。实验室能力或实验室水平差异分为实验室设备差异和实验室人员技术差异。实验室间比对是借助外部力量来提高实验室能力和水平。

第五节　POCT及其质量控制

扫码"看一看"

1995年，美国实验室标准化委员会（NCCLS）首次提出POCT的概念，同年美国临床化学学会（AACC）年会展览展出了一些能够快捷移动、操作简便、结果准确可靠的技术和设备，即在靠近患者的地方在极短的时间内以混合型实验室的形式获得准确测量结果的装置与仪器，即POCT设备。POCT隶属于体外诊断行业，这一名词的组成包括point（地点、时间）、care（保健）和testing（检验）。**POCT（point-of-care testing）**从英文字面看有两方面的意思：一是从空间上理解，在患者现场进行的"床旁检验"；二是从时间上理解，在患者发病时刻进行的"即时检验"。简单来说，POCT就是在患者身边可以随时随地无需专业技术人员操作来进行一些项目的检验。多应用半自动仪器，检测仅需少量样本，极大方便临床使用，其诊断结果同样具有临床应用价值。POCT已经应用到疾病相关检测的方面，涉及了血气分析、血糖监测、凝血功能的检查、心肌损伤标志物、心衰标志物检测以及感染性疾病、糖尿病、免疫性疾病、甲状腺功能等各方面的检测。近几年，POCT诊断产品不断出现，应用领域已扩展到食品卫生、环境监测、法医、采供血机构等。

考点提示　POCT的概念。

一、POCT的特点、应用现状与发展前景

（一）POCT的特点

1. POCT存在的优点

（1）方便快捷 POCT检验的仪器、试剂体积小，能快速得出结果，携带和操作简便，容易操作，检测周期短，能对患者实施连续监测、诊断、管理和筛查，对基于实验室的分析作重要的补充。床旁检测能做到一滴血、一分钟、一张床、一体化、仪器小型化、自动化、操作简单、快捷，免去了繁琐的标本收集送检等过多的样本传送流程，缩短了发报告的时间，同时也降低了检验成本和发生差错的机会，报告及时准确。床旁检测是医学常规检验的分枝和延伸，是未来医学检验新的发展方向。

（2）人性化 医生根据症状开检验申请单，门诊患者尤其是对于急诊科的患者，绝大多数的症状都是原始的，没有经过药物或手术处理，医生此时开的检验项目都是针对当时的症状，这时的检验结果更能反映患者的真实情况，能对医生的正确诊治将提供非常有益的帮助。检验人员可即时报告结果，有利于和患者当面交流，体现了快速满意的人性化服务。

考点提示 POCT的优点。

2. POCT存在的问题 ①质量控制体系不完善。POCT是新兴产业，发展苗头迅猛，但与发达国家相比，产品质量还存在一定差距，整个产业缺乏完整的质量管理体系；②检验成本偏高；③操作者的技术水平参差不齐。由于操作者未经过专业培训，加上个人检测手法，仪器质控，采血等诸多原因导致检验结果准确率与临床检验存在一定误差，结果不稳定，质量较难保证；④临床管理制度不够完善，结果报告形式不规范等。

（二）POCT的应用现状

1. POCT用于血气分析 临床用动脉血进行血气分析，需要在30分钟内送检，并且避免与空气接触，操作时首先排出气泡，吸液时也要注意不要吸空，操作具有一定技术性且成本高。而床旁的快速检测使用极少的血标本，大大缩短了样品的周转时间，对ICU患者来说可谓争取了宝贵时间。

2. POCT用于血糖监测 目前，便携的血糖仪已经进入医院病房乃至家庭当中，可以实时监测糖尿病患者的血糖水平。但是美国糖尿病协会（ADA）不支持用于糖尿病的诊断和筛查，POCT仅适用于确诊的糖尿病患者的治疗监测，不能代替常规静脉血葡萄糖的检验。

3. POCT用于心血管疾病诊断 在心血管疾病的诊断中，传统实验室标本量大，对于急性重症患者的诊断救治很不利，通过POCT 检测肌酸激酶同工酶（CK-MB）、肌钙蛋白（cTnI、cTnT）及肌红蛋白（MYO）等指标，数分钟内报告结果，结果与检验科传统方法阳性率无明显差异，可以对急性心肌梗死患者（AMI）及时进行治疗，挽救生命。床旁的POCT 快速检测血浆B 型利钠肽（BNP），也有助于对心力衰竭患者的诊断和预后评估。大多数POCT仪用胶体金等纳米材料采用金标法进行检测。目前国内市场上出现的POCT产品多数为定性检测或半定量检测，相配套的检测仪器也大都采用比色法，相比临床如化学发光、免疫荧光等仍有明显不足。

4. POCT用于感染性疾病的检测 血清C-反应蛋白（CRP）在感染、炎症和组织损伤时均出现非特异性升高，CRP高低与感染程度呈正相关，降钙素原（PCT）是衡量细菌感染的

重要指标，IL-6是炎症、脓毒症的早期敏感标志物，床旁POCT对感染性疾病指标的检测，可以判断感染严重程度，对其进行针对性的治疗，以便合理高效使用抗生素。

（三）POCT的发展前景

21世纪健康领域的先进理念是“以患者为中心”，推行人性化的医疗模式，使得以医院为核心、对症治疗的诊疗模式逐步向社区、家庭保健回归的模式发展。人们现在越来越注重保健，所以，POCT这类新型医疗检验技术逐渐进入公众视线当中。床旁即时检验，设备轻巧便携，检验结果快速等优点适应快节奏的社会生活。与传统流水线检验相辅相成，使检测现场实时化，产品多样化，检测结果网络化，可以云端同步医生诊疗系统。2014年中国医学装备协会现场快速检测（POCT）委员会邀请国内专家拟定了《现场快速检测（POCT）在医疗机构（院内）管理建议》、《现场快速检测（POCT）专家共识》和《手持式现场快速检测（POCT）临床应用与质量管理专家共识》，通过对POCT临床应用进行规范化管理，将极大地促进POCT医学装备合理配置，加强了行政管理质量体系和相关政策法规的落实。2015年9月，国务院办公厅印发了《关于推进分级诊疗制度建设的指导意见》，分级诊疗制度的推行对POCT的发展有一定的推动作用。未来POCT的发展任重道远，机遇与挑战并存。

二、床旁检验的质量控制

1. 标本采集和患者准备　临床检验对测试标本都有专门的要求，或是标本类型，或是抗凝剂种类，操作者必须明确患者在受检前要注意或禁忌的事项，这是保证检验结果合理性的前提。由于方法学存在着差异，首先要了解在检测原理上对标本有哪些具体要求，如：光学法检测的仪器多数会受到标本中溶血和乳糜的干扰，化学显色法会受到外源性氧化还原物质的影响，这是分析前质量控制的重要环节。采血对象要处于空腹平静的状态，饱食和油腻食物会干扰血小板因子和纤溶成分的测定；情绪紧张、激烈运动也将导致测量的偏差；血气分析检测时一定要使用动脉血，且应密封保存，还要注意送检过程中是否出现封套脱落等。尿液分析时必须保证标本新鲜，并核实患者是否服用药物，利尿剂可导致亚硝酸盐检验试验出现假阳性，尿液中污染甲醛等可使白细胞检验出现假阳性。血细胞压积高低的不同可能导致全血葡萄糖含量测定的差异，试剂中酶（氧化酶、脱氢酶、己糖激酶）的差异可能在方法学之间被进一步反映出来，甚至毛细血管、静脉血和动脉血之间的含氧差异也可能影响某些分析仪器的检测结果。

若在医院做床旁检验，医护人员必须提醒患者注意相关事项并监测用药，以保证正确取样和处理标本。自行检验的患者也应该对标本采集要求有足够清晰的认识，无论患者是否曾向相关部门进行咨询，医务人员接触到这类患者时都有义务详细地介绍注意事项，尽量防止由于采样和处理的问题造成误判。

2. 试剂（带）的储存和使用　基于免疫层析、色谱和干化学技术的各种试剂条和仪器都会因温度、湿度和pH值的不同而影响反应基质中微蛋白的活性，进而影响结果。特别要注意试剂条的干燥，试纸应随用随取，不要长时间暴露在空气中，以防试纸受潮或污染。基于磁场变化的分析应避免反应卡中的铁粉被磁化，以试管作为检测载体的实验要注意管中激活剂或抗凝剂等的活性和有效期。

3. 仪器校准和质量控制　分析仪使用环境不当也会对检验结果造成影响。潮湿空气附着在仪器光路系统上也会影响结果，所以光学原理检测的仪器（如光学生物传感器）测量葡萄糖、电解质或动脉血气的仪器要特别注意干燥存放。坚持执行质量控制可以确定仪器在使用期间是否出现异常，从而对仪器的运行条件进行优化。原则上仪器校准每周至少一次，例如便携式血凝仪，不仅每天要用仪器厂商提供的正常和异常血浆进行室内比对，每月还要用新鲜的静脉血浆在方法学相同、试剂接近的同类仪器间进行室间比对。仪器保管者和自行监测的患者要熟悉仪器的性能和存放条件，并能够对仪器进行必要的质量检测，保证仪器使用前的稳定性。

4. 操作人员的培训 由于床旁检验可以发生在门诊、患者家中、救护车、事故现场等地点，因此操作者包括医护人员和患者或其家属。根据ISO 15189医学实验室质量管理体系对质量的要求，仪器操作者应该具备相应的资质并须经过上级或主管人员的授权。因此，必须对操作者进行专业而严格的培训和继续教育。具体床旁检验而言，要求负责检验的医务人员应该得到厂商直接的、充分的培训，培训内容应包括了解仪器的技术参数和基本性能以及熟练操作仪器等，考核通过后对其资格和能力予以确认。

在家中自行检测的患者使用的主要是简单的试剂（带）类分析仪，实现了取样与分析的同步进行，检验过程进一步简化。艾滋病检测及口服抗凝剂检测等在国外已经相当普遍，妊娠检测在国内也已普及，如果没有专业的解释说明，缺乏相关的专业知识很可能会产生错误的检验结果或者对结果的误解。因此，对普通患者进行普及教育是必须的，患者也应该与指定的专业人员保持联系，以便在需要时得到必要的咨询服务。

对于相对复杂的床旁检验，专业机构要对普通使用者进行相关培训来保证分析仪的正确使用。在国外，已经有正规的培训机构对口服抗凝剂患者进行PT分析仪的相关培训。培训内容包括理论部分和实践部分，学员将学到凝血检验的基本理论、仪器的使用和相关问题的处理方法，以及食物营养和其他疾病等对口服抗凝药物效果的影响。之后会对学员使用凝血仪的情况进行测试。培训时间为6个小时，分两次进行，统计表明，学员均能在指定的时间内完成指定的学习任务，培训以后在使用过程中遇到问题可以向专业咨询机构进行咨询。呼吸道感染疾病床旁检验也有类似培训。

5. 检验报告及其管理 床旁检验与实验室所用方法应保持一致，标准统一的结果不仅是临床科室与检验科互信的需要，更是救治患者的需要。对于检测PT的POCT仪器，WHO建议对凝血活酶试剂的ISI值予以校正，使全血和血浆试验的ISI保持一致，尽量减少床旁PT检测结果偏低的影响。现代医学的发展使医务人员的分工不断细化，临床医生对于检测设备的理解和接触肯定不如实验室人员深入，因此实验室不仅要加强与临床的信息交流，而且承担着解读检测信息的责任，检验结果差异的产生与消除以及背景知识的介绍都要求实验室工作人员树立高度的临床意识，这也是实验室质量管理对人员的基本要求。

使用床旁分析仪有可能造成试验数据大量缺失，给病情的综合评估和病历管理带来困难。因此，分析仪应尽量与实验室信息系统（LIS）连接，以便记录检测的准确时间和建立患者的电子档案，形成对检测结果的动态观测，从而能够及时进行数据回顾，反馈信息，发现错误。

不仅床旁分析仪与实验室仪器的数据在一定程度上存在着差异，床旁检测的系统特异性也增加了结果处理的难度，干扰了临床决策。因此，需要床旁检测能够对患者的检验数据加以储存、回放、分析甚至生成质控图表。近年来，在追求床旁仪器小型化的同时，部分厂家也推出的配套数据管理系统，包括上述功能，方便了调试人员，并赋予分析仪一定的质量保证。

三、快速血糖仪的床旁检验质量管理

（一）建立全程质量管理保证程序

全程质量保证程序涵盖分析前、分析中和分析后的各个环节。

1. 分析前的质量管理　医嘱申请、患者的准备、标本的采集与处理。这个过程中患者真实身份的正确识别是保证血糖床旁检验安全的重要程序，其目的是要确定这个患者作为要被提供服务或治疗的对象是真实可靠的；给予的服务或治疗是符合要求的，至少用2种惟一性的方法：患者的住院号或就诊号、患者的姓名，以识别患者的身份。

2. 分析中的质量管理　检测患者标本前须确认已执行室内质控并且结果在控。确认仪器状态良好，试纸、质控品必须按要求储存，必须在有效期内使用，开瓶使用后需注明开瓶日期和开瓶后有效期，血糖床旁检验仪更换新电池后都需重做质控品。试纸包装上的标签内容完整（试纸名称、主要成分、保存条件、有效期等），检测过程按SOP操作。

3. 分析后的质量管理　检测结果的审核和报告，检测结束后立刻记录检测结果，记录内容包括：检测日期、检测时间、患者姓名、性别、住院号（就诊号等唯一标识）、检测结果、检测者。建立危急值报告制度。血糖POCT检测应与本单位生化血糖检测进行定期比对，不开展血糖化学检测的社区卫生机构与区域独立实验室开展比对工作。

（二）建立血糖床旁检验设备的档案

建立血糖床旁检验设备的档案，包括仪器的三证、生产使用日期、使用的部门，仪器的序列号，对血糖床旁检验检测系统进行性能评估，内容：精密度、准确度（与生化分析仪比对）、分析测定范围（最低检测限、最高检测限）等，同时包括仪器设备的定期校准、维护保养记录等。

（三）建立血糖床旁检验的SOP

完成方法学可行性评估后编写SOP，包括：仪器的名称型号和序列号、仪器测定原理、所需试剂、校准、质控、技术参数、标本要求、操作的步骤、方法学特征、参考范围、临床意义、注意事项和干扰因素、结果的报告程序和生物安全防护等。

（四）血糖床旁检验的室内质控

1. 室内质控的频次和数量。只要当天有患者检测，就必须做2个水平质控，对质控结果记录分析。如有失控，必须有纠正措施并记录，纠正后才可对患者标本进行检测。

2. 每台血糖床旁检测仪每半年与检验科生化分析仪血糖检测值做比对试验。

（五）操作人员的个人档案

建立操作人员的资质档案，包括岗前技能培训、SOP培训、安全培训（员工防护和生物安全）、故障排除等，每年对操作人员进行一次能力评估。明确规定血糖床旁检验对患者及操作人员安全的相关内容以及患者样本的处理等。每台仪器有专人负责，按照厂商的要求定期进行维护、保养并记录。当仪器发生故障时有专人处理。

本章小结

分析过程中的质量控制分为室内质量控制和室间质量评价。运用设定的判断限或控制规则对控制图上的测定值进行评价，以判断分析质量是否在预期的控制范围内，这个过程称为室内质量控制。多家实验室分析同一样本，由外部独立机构收集和反馈实验室的检测结果，以评价操作过程，这个过程称为室间质量评价或能力验证。应用统计学方法对检验过程中的各个阶段进行检查与诊断，从而达到保证与提高检验质量的目的，同时降低成本、提高效率。

质控品、质控图、控制规则以及失控的判断和处理等是室内质量控制的基本内容。临床检验质量控制的方法评价有功效函数图、操作过程规范图和六西格玛理论法。尤其国家卫生健康委《临床检验定量测定室内质量控制》（WS/T 641—2018）将经典的Westgard多规则逻辑判断和6σ结合建立西格玛规则图，计算西格玛度量值可描述测量程序的精密度和正确度与质量要求之间的关系，同时可计算医学重要的临界系统误差，然后根据临界系统误差和质量控制方法的性能，选择适当的质控规则和每批质控测定值个数。

实验室间比对是按照预先规定的条件，由两个或多个实验室对相同或类似的测试样品进行检测的组织、实施和评价，从而确定实验室能力、识别实验室存在的问题与实验室间的差异。通过实验室间的比对，观察各实验室结果的准确性、一致性，并采取一定措施，使各实验室结果渐趋一致。室间质量评价成绩可作为卫生行政主管部门和医院管理者对实验室质量实施监督的重要工具。

POCT具有简便快捷的特点，已经在多个方面得到应用，是未来发展的趋势，但还存在相关法律法规不健全、质量控制薄弱等问题。对血糖分析仪POCT质量控制应遵循质量管理程序，建立仪器档案、室内质控规则、操作SOP和操作人员个人档案。

扫码“练一练”

习题

一、选择题

1. 正态曲线下面积有一定的规律，$\mu\pm2\sigma$的面积占总面积的

A．80.5%　B．85.5%　C．88.5%　D．90.5%　E．95.5%

2. 正态分布的两个参数是

A．平均值μ和标准差σ　B．平均值$\bar{x}$和标准差s

C．标准差和方差　D．标准差和变异系数

E．平均值和标准误

3. 操作过程规范图中的操作点指的是

A．不精密度和准确度　B．不准确度和精密度

C．不精密度和不准确度　D．允许不精密度

E．允许不准确度

4. 最早在临床检验领域建立室内质量质控图的人是

A．Belk和Sunderman　B．Levey和Jennings

C．J. O Westgard　D．T. P. Whitehead

E．W. A. Shewhart

5．如果实验室在室内质控中采用了1_{2s}规则，n=1（一个质控物），根据正态分布规律，该质控规则的假失控概率应为

A．4.5%　　B．10%　　C．1%　　D．2%　　E．4%

6．在室内质控规则中，对系统误差检出敏感的规则是

A．1_{2s}　　B．$1_{2.5s}$　　C．1_{3s}　　D．2_{2s}　　E．$1_{0.05}$

7．经典的Westgard多规则指的是

A．1_{2s}（警告）/1_{3s}　　B．1_{2s}（警告）/1_{3s}/2_{2s}

C．1_{2s}（警告）/1_{3s}/2_{2s}/R_{4s}/4_{1s}/$10_{\bar{x}}$　　D．1_{2s}（警告）/1_{3s}/2_{2s}/R_{4s}

E．1_{2s}/1_{3s}/2_{2s}/R_{4s}/4_{1s}/$10_{\bar{x}}$

8．误差检出概率指的是

A．假失控批数/（假失控批数+真在控批数）×100%

B．真失控批数/（真失控批数+假在控批数）×100%

C．真失控批数/（真失控批数+假失控批数）×100%

D．假在控批数/（真在控批数+假在控批数）×100%

E．真在控批数/（真在控批数+假在控批数）×100%

9．质控界限通常以（　）表示

A．均值　　B．变异系数　　C．精密度水平

D．准确度水平　　E．标准差的倍数

10．计算delta值Δ（%）公式为

A．Δ（%）=第二次结果－第一次结果

B．Δ（%）=第一次结果－第二次结果

C．Δ（%）=[（第二次结果－第一次结果）/第一次结果]×100

D．Δ（%）=[（第二次结果－第一次结果）/第二次结果]×100

E．Δ（%）=[（第二次结果－第一次结果）/（第一次结果－第二次结果）]×100

11．组织若干实验室，共同在规定的时间内，测得同一批号质控物，收集测得结果做出统计学分析，目的在于调查各实验室的工作质量，观察试验的准确性；比较各实验室间的数值，并采取相应的措施，使各实验室结果渐趋一致。此过程被称为

A．方法比较　　B．室内质量控制　　C．室间质量评价

D．质量保证　　E．质量计划

12．目前，我国各级临床检验中心组织的室间质量评价为

A．实验室间检测计划　　B．测量对比计划　　C．已知值计划

D．分割样品检测计划　　E．定性计划

13．室间质量评价活动中，偏倚的计算公式是

A．（测定结果－靶值）/靶值×100%　　B．（测定结果－均值）/标准差

C．测定结果/均值×100%　　D．（测定结果－靶值）

E．（测定结果－均值）

14．目前室间质量评价活动主要评价的是

A．精密度　　B．灵敏度　　C．准确度　　D．特异性　　E．总误差

15. 室间质量评价样品的检测要求

A. 实验室必须在最佳条件下检测室间质量评价样品

B. 实验室必须与其测试患者样本一样的方式来检测室间质量评价样品

C. 实验室必须在重新维护仪器、重新校准后检测室间质量评价样品

D. 实验室必须在检测室内质控样本后检测室间质量评价样品

E. 实验室必须使用配套的检测系统进行检测室间质量评价样品

16. 每次室间质量评价活动每一分析项目未能达到80%得分则称为

A. 不满意的EQA成绩　　B. 不成功的EQA成绩

C. 满意的EQA成绩　　D. 成功的EQA成绩

E. 及格

17. 在临床化学室间质量评价某次活动中，血钾5个不同批号的检测结果均在可接受范围之内，其得分应为

A. 80%　　B. 40%　　C. 100%　　D. 60%　　E. 0%

18. 在临床化学室间质量评价某次活动中，对于血钾5个不同批号的检测结果其中有一个批号结果超过规定的范围，其得分应为

A. 80%　　B. 100%　　C. 60%　　D. 40%　　E. 20%

19. 某一实验室血糖参加室间质量评价活动，5个标本中有2个结果不在可接受范围之内，得分为60%，并且其偏倚均为正的偏倚，可提示测定系统存在的误差类型是

A. 随机误差　　B. 过失误差　　C. 操作误差

D. 系统误差　　E. 试剂误差

20. 某一实验室血糖在参加室间质量评价活动，5个标本中有2个结果不在可接受范围之内，得分为60%，并且其偏倚一个为正，另一个为负，可提示测定系统存在的误差类型是

A. 随机误差　　B. 过失误差　　C. 操作误差

D. 系统误差　　E. 试剂误差

二、简答题

1. 简述Levey-Jennings质控图的绘制方法。

2. 简述室间质量评价的评价过程。

（严家来）

第八章

检验后过程的质量管理

学习目标

1. **掌握** 检验后过程质量管理的主要内容；检验结果的审核和发放。

2. **熟悉** 检验报告单的主要内容；危急值的概念及危急值报告制度；参考区间和医学决定水平及两者的区别；检验后标本的储存。

3. **了解** 审核的依据和资格；数据的修改和权限；患者的隐私权；咨询服务及抱怨的处理。

4. **学会** 检验后过程的质量管理、咨询服务及临床危急值的报告流程。

5. **具备** 准确审核检验结果的能力。

临床实验室全面质量控制包括检验前、检验和检验后质量控制3个阶段。**检验后过程（post-examination processes）**也称为分析后阶段（post analytical phase），是指样本检测后检验报告单的发出到临床应用这一阶段。检验后过程包括系统性评审检验结果、报告规范格式和解释、授权发布、报告和传送结果以及检验样本的保存和处理等过程。检验后过程质量管理是临床实验室全程质量控制的最后一道关口，是全面质量控制的进一步完善和检验工作服务于临床的延伸，是临床实验室全面质量控制的重要组成部分。

检验后过程质量保证主要包括3个方面：检验结果的审核和正确发出、检验样本的保存和处理、咨询服务与临床沟通。

考点提示 检验后过程质量保证的主要内容。

扫码“学一学”

第一节　检验结果的审核与报告

检验报告是临床实验室工作的最终产品，对疾病的诊断、预防、治疗及预后至关重要，甚至可能影响患者的生命安全。检验结果的质量是检验后过程质量控制的主要内容，临床实验室应保证检验报告的完整性、及时性和准确性。检验报告正确和及时发出是检验后过程质量管理工作的核心。

一、检验结果的审核

检验结果的审核是指检验结果在被授权者发布前的全面复核，是检验结束后的第一件事，也是检验后过程质量控制最关键的环节。必须对检验结果进行严格全面的审核，以保证检验结果准确可靠。临床实验室必须建立相应的保证制度，严格审核检验报告单，保证发出的检验报告“完整、准确、及时、有效”。

（一）建立检验结果系统评审制度

检验项目检测结束后，为确认检验结果的准确性，首先应建立检验结果的系统评审制度，保证检测结果准确、可靠。

1. 复核检验标本是否合格，包括样本采集和标本类型是否正确，是否在规定时间和条件下送检，血清标本有无纤维蛋白析出，有无脂血、溶血影响检测结果，抗凝标本混匀是否充分、是否存在凝块等。在特殊情况下，对于不合格而又进行了检验的样本及其结果，需要明确；不管结果正常与否，原则上应将样本退回重新采集或留取。

2. 评审检测系统和检测条件，检查所用分析仪器工作状态是否正常，仪器有无定期校准和保养，仪器系统误差是否在可接受范围内，有无报警提示；所用检测试剂是否准确、有效、稳定，有无质量问题；校准品的使用及校准程序和质控品的使用是否正确，是否在效期内；实验室的温湿度、水质、光源及电压是否符合要求等。只有检测系统和检测条件正常，才能准确评估检验结果。

3. 评审检测过程，做好室内质量控制，通过质控图或其他质量控制方法来判断该批检测时系统是否在控。判断该批检验结果是否可靠，检验结果能否发出，通常可根据室内质量控制的情况来加以判断。室内质量控制结果如果“在控”，该批检验结果可靠，检验报告可以发出；室内质量控制结果如果“失控”，必须寻找原因，原因未找到前，结果暂不宜发出。在定量分析中，目前主要采用Levey-Jennings质控图法，应用这一质控方法，有两个前提条件：①送检患者标本的质量是有保证的；②所用的质控图是测定过程完全在控制条件下绘制的。即其上下控制界限范围必须小于或等于临床允许误差；根据Westgard多规则质控规则判断有无失控，即此质控图应符合“管理用质控图”的要求。

必须注意，根据质控图来判断检验结果可否发出，这是从整体上进行判断，不代表所有结果一定在控，某些异常结果就属于这种情况。室内质量控制和（或）室间质评成绩不能完全代表该实验室所有检验结果均真实可靠，质控工作只是手段，目的是保证患者样本检验结果的准确性。

在定性分析中，也要用相应阳性、阴性质控品判断检验结果有无假阳性或假阴性，再决定该批检验结果是否能够发出。

4. 检验人员技术是否熟练、操作是否规范，有无操作错误，操作人员有无更换，排除人为因素干扰。

5. 临床医生申请的检验项目是否全部完成，有无漏项或错检；检验结果计算是否准确无误；检验报告填写是否清楚、正确；检验报告单内容填写是否完整；有无异常、难以解释的结果或不符合逻辑关系的检验结果；是否有需要重新采集标本复查的项目等。

6. 根据以前的检验结果进行评估，可以通过实验室信息系统（laboratory information system，LIS）或医院信息系统（hospital information system，HIS）与以前检验结果进行回顾性对比，如果不相符应重复检测后再作决定。还应注意检验结果与可利用的患者有关临床信息的符合程度，判断检验结果能否发出。

（二）建立严格的检验报告单审核签发制度

审核报告时，对于符合审核要求的报告执行签名并发布报告。为规范检验结果的报告程序，确保检验结果的准确性，要制定检验报告单审核发放制度。明确本制度的适用范围及审核人的职责。

1. 检验报告单实行“双签字”制度 检验报告单发出前，主要操作人员应对检验报告进行审核。再由另一个有资格的检验人员审核并签名。在危急情况下或单独一人值班时（如夜班）可由一个人独立检测、审核和发放检测结果。签发诊断性的检验结果，必须由具有执业医师资格的检验人员发出。

实习生、进修生、见习期人员无报告权，不得签发检验结果报告单，需由带教老师签发。检验专业毕业生见习期满，考核合格，临床实验室负责人批准后可获得相应的报告权。

审核中，发现问题，及时纠正；检验结果可疑时应进行复检，不得草率签发。如果检验结果与病情不符，应查明原因，再重新检测，结果仍异常，可重新采集标本检测。

2. 特殊项目的检验结果及关系重大的检验结果实行“主任”复核签名制度 抗HIV初筛阳性的检验结果；初次诊断为白血病及恶性肿瘤的检验结果；发现高致病性病原微生物的检验结果；发现罕见病原体的检验结果等，需由实验室主任或由实验室主任授权的检验人员复核无误并签名后方可发出。

3. 异常结果、危重患者、疑难患者等的检验结果复核制度 ①检验结果异常偏高或偏低；②与临床诊断不符的检验结果；③与以往检验结果相差过大的检验结果；④不符合逻辑关系的检验结果；⑤与相关实验结果不符的检验结果；⑥有争议的检验结果。临床实验室如果遇到上述异常情况时，应复查送检标本是否存在质量问题；或与临床医师联系；必要时查阅病例、查询患者情况；考虑是否进行原样本复查，或者重新采集样本复查；检查当天室内质量控制的可靠性等。对有争议的检验结果不能做出决定时，如一些特殊细菌、寄生虫、细胞的识别鉴定及某些难以解释的结果，除上述处理方法外，也可采用外送会诊的方法处理。

（三）结果转录

检验结果的录入分为计算机自动录入和手工录入。

自动录入是指通过计算机程序直接接收分析仪器传送的检验结果，存入数据库，根据仪器、日期、标本号的不同来进行标识。分析仪器完成检测后，其实验数据可以通过联机导入LIS系统数据库。认真核实联机参数设置，并对参数更改的权限进行控制。同时，每年定期验证LIS系统数据传输的正确性，保证仪器检测结果与LIS系统中导入的数据一致。

手工录入是指各种手工检验项目结果的录入，如粪便、尿液、各种积液等标本显微镜检查的结果。根据不同的检验项目，录入系统中定义对应的虚拟仪器，如门诊手工，选择此虚拟仪器进行登录时，即可录入门诊手工检验项目的结果。

检验结果可一人或双人录入。通常施行一人录入、双人审核的制度来保证手工录入结果的准确性。双人审核中有一人为授权签字人，授权签字人应该审核录入结果与检验结果是否一致、患者资料、试验的质控数据、与临床诊断是否相符等。

（四）检验结果审核方式

随着实验室信息系统和医院信息系统在国内各级医院的普及，已使检验报告审核流程实现了自动化。检验人员对检验结果的审核，可分为计算机自动审核和人工审核检验结果两种。

1. 自动审核 自动审核是指在遵循操作规程的前提下，计算机系统按照临床实验室设置的已通过验证的规则、标准和逻辑，自动对检测结果进行审核并发布检验报告成为医疗记录的行为。在此过程中，与实验室预设的可接受标准相符的结果自动输入到规定格式的患者报告中，无需任何外加干预。

临床实验室可使用LIS或者中间件实施自动审核。中间件是一类基础软件，处在操作系统软件（仪器控制软件）与用户应用软件（LIS）的中间层。实验室可以自己设计自动审核程序或者引进已含有自动审核程序的信息系统实施自动审核。自动审核需要事先设定好审核的条件，即自动审核规则。常用的自动审核规则如下。

（1）患者的描述性信息可以作为自动审核程序中的一个判断参数，包括年龄、性别、送检部门、临床诊断、用药情况等。检测结果与患者信息相符，可以通过审核，不相符则不能通过自动审核。

（2）建立不合格标本的自动识别程序，程序应能识别采集、送检时间不符合要求的标本，能识别影响检验结果的异常标本性状（如溶血、脂血和黄疸），识别出的不合格标本不能通过自动审核，需要人工审核。

（3）仪器提供的错误报警信息设定为审核规则，确定仪器状态是否正常或吸样是否正确，在检测过程中仪器设备出现警示信息，则不能通过自动审核。

（4）室内质量控制失控的检测项目不能通过自动审核。

（5）根据临床医学决定水平，设置某些项目的参考区间，当检测结果超出决定性限值时，不能通过自动审核。

（6）根据科室建立的检验项目的危急值条件设定规则，当检测结果符合科室设定的危急值条件时，系统将自动显示红色危急值提示，提醒操作人员人工审核。

（7）设定各检测项目的生物极限，避免极端的结果通过审核，如检测结果为负值或异常值。

（8）对同一患者（采用住院号为唯一标识）同一检验项目在特定时间段内检验结果的历史数据进行回顾，系统自动将患者本次测定结果与既往结果对比，设定允许变异值，若超过允许范围，即出现提示信息，不能通过自动审核。

（9）相关检验项目逻辑关系分析（如总胆红素应大于直接胆红素），某些项目之间还存在一定的关联性（如血肌酐与尿素、主要阴离子与阳离子、全血血红蛋白浓度与红细胞计数之间的关联性），系统对相关性较强的检验项目自动进行审核，包括同一张检验报告单内不同项目的比较与关联，如果不符合相关性则说明检测结果有误，不能通过自动审核。

（10）对检测项目数量进行设置，检测结果缺项、漏项，则不能通过自动审核。

（11）同一仪器上不同患者的结果，如果存在普遍性或趋势性的变化，则不能通过自动审核。

对符合自动审核规则的检验结果，计算机自动予以审核通过；对于未通过的检验结果，给予未通过原因的信息提示，帮助检验人员快速判断和复检，以便进行第二次审核。审核者应有电子签名。已签发的结果不允许修改。

签发后的检验结果通过LIS与HIS系统的无缝链接，及时向临床发布检验报告，临床无须等待书面报告。

利用自动审核模块可减少人工审核的误差，降低人工核对的工作量，能及时发现检验结果的异常，加快了审核速度，提高了工作效率和医疗质量，确保了检验数据的有效性和安全性，完善了检验后过程的管理和质量控制，缩短了**检测周转时间（turn around time, TAT）**。实验室应制定相应的程序和制度，规定自动审核程序建立、验证、评审、授权实施的流程，并规定相应的责任和权限。

2. 人工审核 人工审核是指由检验人员对检测结果进行浏览检查，审核检验结果。人工审核时需对每一检验数据进行浏览。审核规则参考检验报告单审核制度和自动审核规则。人工审核常用于手工操作检验项目的结果报告。

（五）审核人员的管理

临床实验室检验报告的审核是对检验全过程每一环节进行质控分析审核，确保检验结果真实、准确和可靠。检验报告结果的审核人员要有强烈的责任感、扎实的理论基础、过硬的业务能力和丰富的工作经验。提高检验人员的整体素质，检验报告也更能获得临床医生和患者的信任。

检验报告的审核人员应具有临床检验执业资格，一般是中级职称以上的检验人员、专业组负责人、高年资的检验人员或实验室主任授权人员，熟悉检验管理的流程，能运用相关的临床知识对检验结果的准确性和可靠性进行判断的能力。审核人员应对检验报告单的质量负责。

二、检验结果的内容

（一）检验报告规范化管理

为保证检验质量，对检验结果报告的基本要求是：完整、准确、及时、有效和保护患者隐私。

1. 检验报告内容必须完整，以中文形式出具报告。

2. 符合检验结果的审核标准。

3. 需有检验报告签发和复核人员资格认定的规定和有检验报告签发和复核程序。

4. 实验室管理者与检验人员应共同负责，确保能在规定时间内发出报告。

5. 原始标本质量不合要求，应重新采集标本；如若不能重新采集标本，则应在检验报告单上注明。

6. 应有适宜的临床实验室信息管理系统进行检验数据处理。

7. 实验室应按照国家、区域或地方法规的要求保存检验结果，便于检索和查询。

8. 对于来自委托实验室的检验结果，转录检验结果应保证准确无误。

9. 检验结果的发布应规范化、程序化、文件化，明确检验结果发放程序和责任，防止检验报告单的错发和丢失。

10. 实验室应有更改检验报告的政策及规范，更改报告，必须记录更改的时间、日期、更改的原因、内容及更改者姓名。

检验结果直接影响临床诊断和治疗，必须确保及时、准确的报告结果。注意提高初步结果报告质量和速度，如重要标本涂片或湿片镜检结果、培养皿的判读结果等。

结果报告应与检验内容一致，如粪便沙门菌、志贺菌培养，报告为“未检出沙门菌、志贺菌”。血培养阴性结果报告宜注明培养时间。

（二）检验报告单格式

检验结果通常有文字、数字、图片等形式。检验报告单通常有两种格式：①纸质检验报告单，通常用于门诊患者。患者凭身份证、医保卡、就诊卡或检验条形码到自助查询机打印，或者到检验报告单取单处人工打印检验报告单。②电子检验报告单：临床医生可以通过医院网络信息系统（HIS）或远程互联网获得电子报告单，再根据需要打印报告单。电子检验报告单实现了检验信息的无纸化传送，保护了患者的隐私，同时避免了检验报告单在临床实验室的交叉污染。

（三）检验报告基本信息

检验报告应保证内容完整，临床检验结果报告单一般包含以下基本信息。

1. 实验室的标识 医院名称、实验室名称或委托实验室的名称，最好有实验室的联系方式，如医院地址、实验室联系电话等。

2. 检验项目的标识 检验项目名称，也可注明检验方法或检验程序。

3. 患者的标识 患者姓名、性别、出生年月、科室、病历号；住院患者还应注明所在病房、病区、住院号及病床号；必要时注明民族。

4. 检验申请者的标识 申请医生的姓名、申请日期、科室、联系信息。

5. 标本的标识 标本的类型、采集的日期、时间及采集人。

6. 检验项目及结果 检验项目、检验结果及单位、参考区间及异常结果提示。检验结果必须以中文形式报告，或国际通用的、规范的缩写。

7. 检验结果报告者和审核者的签名 由本实验室授权人员审核并签名。

8. 实验室接收标本的日期和时间、检验报告发布的日期和时间。

9. 备注 可能影响检验结果的原始样品的质和量描述或说明。

10. 需要时对结果进行解释 诊断性的检验报告应有必要的描述，并有“印象”“初步诊断”“诊断”意见，应由执业医师出具诊断性检验报告（乡镇的医疗机构可由执业助理医师出具）。

11. 修正信息 检验结果如有修正，应提供原始结果和修正后的结果。

12. 页数 如果报告单有多页，应注明报告单的页码及总页码。

表8-1为某医院检验报告单。

本检验结果仅对此送检标本负责，如有疑问请立即咨询！

考点提示 检验报告单的基本内容。

（四）异常报告内容的标识

为确保检验审核人员、临床医生和患者能快速准确地识别出异常检验结果，异常检验结果应有明显的标识。常见的检验结果异常情况如下。

1. 高于或低于生物参考区间，一般用升高或降低的箭头标识。
2. 与临床诊断不符。
3. 与既往检验结果相差较大。
4. 与相关联实验结果不符的检验结果。

表8-1　××××医院检验报告单

××××医院检验报告单

肝功			质评合格　省内参考
姓名：张××	科室：产科门诊	标本类型：血清	样本号：957
性别：女	标识号：000295880600	送检医生：刘××	临床诊断：妊娠20周
年龄：35岁	床号：	病区：	备注：

序号	项目名称	结果	单位	参考范围
1	总蛋白（TP）	75.7	g/L	65~85
2	白蛋白（ALB）	46.9	g/L	40~55
3	球蛋白（G）	28.8	g/L	20~40
4	白球比（A/G）	1.6		1.2~2.4
5	总胆红素（TBIL）	7.9	μmol/L	2~25
6	直接胆红素（DBIL）	3.0	μmol/L	1.7~8
7	间接胆红素（IBIL）	4.9	μmol/L	2~14
8	丙氨酸转氨酶（ALT）	19	U/L	5~40
9	门冬氨酸转氨酶（AST）	43↑	U/L	13~35
10	AST/ALT	1.74		
11	碱性磷酸酶（ALP）	54	U/L	40~150
12	γ-谷氨酰转肽酶（γ-GT）	17	U/L	7~45

采样时间：2019/2/23　8：0：53　检验时间：2019/2/23　9：15：20　检验者：陈×　审核者：高××

接收时间：2019/2/23　8：43：23　报告时间：2019/2/23　11：23：41

临床实验室遇到上述异常情况，应先检查室内质控是否在控，检验标本是否存在质量问题；必要时应与临床医生联系，询问患者情况，判断结果是否与患者病情相符；或者重新采集标本复查。复核后的检验结果，如仍是高于或低于生物参考区间，做好标识，便于临床医生和患者能快速准确地识别出异常检验结果。

（五）危急值的确定和报告

1. 危急值定义　危急值（critical values）是指某些检验结果出现异常时（过高或过低），可能危及患者生命的检验数值，也称为紧急值（panic values）或警告值（alert values）。出现危急值，表明患者可能正处于有生命危险的边缘状态，此时临床实验室必须迅速将检验结果报告给临床医生，临床医生得到检验信息，迅速给予患者有效的干预措施或治疗，以挽救患者生命，否则就有可能出现严重后果，失去最佳抢救机会。遇到这种情况，应迅速将检验结果报告给临床医师，避免贻误诊治。

2. 危急值的确定　危急值可因年龄等不同而有差别，也因检测系统的不同而有所不同。危急值的确定要根据医院以及实验室的专业性质，结合服务对象和临床诊疗指南，由临床实验室相关人员和临床医生共同商定，对检测结果综合分析，结合各种项目的医学决定水平以及参考区间来确定，同时遵循危急值对生命体征有影响的原则来制定。

临床实验室应根据国家卫生健康委颁布的《实施患者安全目标指南》中的规定来选择危急值项目，至少应该包括血钙、血钾、血糖、血气、白细胞计数、血小板计数、凝血酶原时间、活化部分凝血活酶时间等。除了这些检验项目外，实验室还应结合医院特点来考虑。例如，儿童医院应该将氧分压、二氧化碳分压、血红蛋白、血细胞压积、胆红素、促甲状腺素作为儿童，特别是新生儿的危急值项目。

危急值界限直接与临床和实验室息息相关。如果界限范围制定过宽，则会导致很多危及生命安全的检测结果没有及时报告给临床，从而对患者生命造成威胁；如果界限范围设置过窄，则会产生很多不必要的检验结果报告，给实验室和临床科室增加工作负担，浪费大量的人力物力。此外，不同科室危急值也不一样。因此，如何制定合理的危急值界限应由实验室负责人和临床医生共同商定，确定关键指标及其“警告/危急”区间，完整记录商定内容，并双方签字。表8-2为某些常用检验项目的危急值。

表8-2　检验“危急值”报告项目和警戒值

实验名称	检验项目	生命警戒低值	生命警戒高值
全血细胞计数	白细胞计数（WBC）	$2.5 \times 10^9/L$	$30.0 \times 10^9/L$
		$0.5 \times 10^9/L$（血液病、放化疗患者）	$40.0 \times 10^9/L$（血液病、放化疗患者）
	血红蛋白含量（Hb）	50g/L	200g/L
		95g/L（新生儿）	233g/L（新生儿）
	血小板计数（Plt）	$50 \times 10^9/L$	$1000 \times 10^9/L$
	血细胞比容（HCT）	0.15L/L	0.6L/L
		0.33L/L（新生儿）	0.71L/L（新生儿）
凝血分析	凝血酶原时间（PT）		30s 抗凝治疗者：INR>6.0
	活化部分凝血活酶时间（APTT）		70s
	纤维蛋白原定量	1g/L	
生化检验	成人空腹血糖（Glu）	2.2mmol/L	22.2mmol/L
	新生儿空腹血糖	1.7mmol/L	16.6mmol/L
	血清钾	2.8mmol/L	6.2mmol/L
	血清钠	120mmol/L	160mmol/L
	血清氯	80mmol/L	115mmol/L
	血清钙	1.75mmol/L	3.5mmol/L
	血清镁	0.5mmol/L	3mmol/L
	血清磷	0.3mmol/L	1.5mmol/L
	血清尿素		36mmol/L
	血清肌酐（Cr）		0.352mmol/L
	血清尿酸		0.72mmol/L
	新生儿血清总胆红素		340μmol/L
	血清淀粉酶		正常参考区间上限三倍以上
血气分析	血气		
	酸碱度（pH）	7.25	7.55
	二氧化碳分压（PCO_2）	20mmHg	
	氧分压（PO_2）	45mmHg	
	碳酸氢根（HCO_3）	10mmol/L	40mmol/L
	氧饱和度	75%	

临床实验室通过LIS信息管理系统，制定识别“危急值”和“特殊结果”的规则，利用计算机系统自动判断，做出醒目的标识。在检测过程中出现危急值，计算机系统就会及时发出报警，检验人员应对检验结果及时审核，结合临床情况，必要时与有关人员一起确认标本采取、送检等环节是否正常，以确定是否要重新复检。审核通过后，及时通知临床科室。

3. 建立危急值报告制度　临床实验室危急值报告制度是《医疗事故处理条例》中的重要部分，也是临床实验室认可的重要内容之一。我国制定的各种医疗管理相关文件中也对危急值报告制度提出了要求。危急值的及时报告是实验室认可和遵守各种法规文件所必须执行的。危急值报告遵循“谁报告，谁记录”原则。各科室应分别建立危急值专用报告登记本，对危急值处理的过程和相关信息做详细记录。危急值报告记录表记录的内容包括：①患者姓名、科室、床号；②标本类型；③检测项目及结果；④检验结果复检记录；⑤危急值通知记录，接电话人姓名；⑥报告者姓名、报告日期和时间。

危急值的报告与急诊报告不能混淆。急诊检验结果不论正常或异常，都必须立即报告。危急值的项目不论是不是急诊项目，出现危急值时必须迅速报告。送至委托实验室的检验样本，出现危急值也要立即报告。

临床实验室发现门诊、急诊患者检查出现危急值时，应及时通知门诊、急诊医生，由门诊、急诊医生及时通知患者或家属取检验报告并及时就诊；一时无法通知患者时，应及时向门诊部、医务科报告，值班期间应向总值班报告。必要时门诊部应帮助寻找该患者，并负责跟踪落实，做好相应记录。医生须将诊治措施记录在门诊病历中。

住院病人检验结果出现危急值时，检验人员立即电话通知病区医护人员危急值结果，同时报告本科室负责人或相关人员，并做好危急值详细登记。临床医生在接到危急值电话报告后，如果认为该结果与患者的临床病情不相符或标本的采集有问题时，应重新留取标本送检进行复查。如结果与上次一致或误差在允许范围内，应在报告单上注明“已复查”，检验科应重新向临床科室报告危急值，临床科室应立即派人取回报告，并结合临床情况采取相应措施。

4. 危急值的标识　制定识别危急值和特殊结果的规则，通过LIS与HIS信息管理系统与临床实验室仪器链接，进行自动判断，并用醒目的颜色标记，设定计算机自动警示功能，检测过程中一旦出现危急值，计算机的界面就会发出警报，提示检验人员对该项目检测结果及时进行审核，审核通过后可通过电话或网络平台立即通知临床科室，保障患者生命安全。如果没有完善的信息系统，则只能靠操作者在检测过程中或报告审核时去筛查，这需要检验人员有过硬的专业知识、丰富的临床经验和责任心。

5. 危急值的通知　危急值报告遵循全程负责制。发现危急值时必须立即报告临床科室。危急值的通知形式通常有三种：①电话报告，然后再发出正式检验报告单；②电子病历，当LIS与HIS联网时，可通过网络信息系统报告；③手机信息平台模式自动通知临床医护人员。

电话报告，要求接听人复述危急值检测结果，防止发生错误，做好危急值登记记录。

6. 危急值的质量监控　一旦发现危急值，必须立即报告，这是基本原则，是保证医疗安全的重要环节。发现危急值，检验人员必须立即确认分析仪器运行状态是否正常、检测试剂是否有效、有无干扰因素、室内质量控制是否在控等。在确认检验过程各环节无异常的情况下，立即复查，复查结果如与前次检验结果相符，应立即通知临床医护人员。同时尽快将书面报告送达相应科室，或在计算机工作单元上确认，发送报告。报告单上注明“结果已复核，已电话通知”等。临床实验室对危急值报告项目应实施严格的质量控制，尤其是检验前过程的质量控制。在样本采集、储存、运送、交接和处理过程中，规范每一步操作，并定期分析危急值原因，对与临床情况不符的危急值结果进行分析，减少假危急值报告给实验室和临床科室带来的负担。

考点提示 危急值是指某些检验结果出现异常时（过高或过低），可能危及患者生命的检验数值，遇到危急值，应迅速将检验结果报告给临床医师并记录。

三、检验报告单的发放和管理

（一）检验数据的管理

1. 建立检验数据管理制度 临床实验室要建立检验数据管理制度。检验报告和原始记录应归档保存。一般检验结果数据至少保存2年，细胞遗传及HIV等检测的相关记录保存的时间要更长。质控和能力验证记录至少保存2年，仪器维修和状态记录要保留到仪器使用终身。LIS系统中的电子数据和报告，信息管理部门要定期备份，临床实验室相关数据至少拷贝3份，保存在不同地方，以防丢失。

2. 检验报告数据的修改和权限 由于各种原因导致出现错误的检验结果，应由操作人员进行修改，并报告该项检验结果的签发人员，征得其同意后，将修正的内容输入检验报告中，经审核者签字后发出。

（1）手工填写的检验报告单的修改 当发现错误时，在征得签发人员的同意后，可通过以下两种形式修改检验结果：①报告填写人员在报告单中注明错误之处，并在错误的旁边加注正确的内容，然后签字、注明日期和时间，再由审核者签字后方可发出；②报告填写人员重新填写一份新的正确的报告单，并注明补发原因，然后签字、注明日期和时间，再由审核者签字后方可发出。

（2）计算机打印的检验报告单的修改 ①错误发生在录入计算机前，由录入人员报告该项目结果签发者，征得其同意后，可将修改后内容录入检验结果报告中；②错误发生在录入计算机后，由操作人员报告该项目结果签发者，由签发人员进行修正。

（3）检验报告签发者发现错误结果而无法解释其原因时，应报上级负责人或实验室主任，由他们对检验报告进行修正并签字发出。

（4）检验结果修改与变更的内容要写入实验室日志，记录的内容包括被修改或变更的内容、修改或变更的内容、修改或变更的原因、修改或变更者、修改或变更的日期及时间、该项检验报告签发者的签字。如由实验室主任修正报告的，记录中应有实验室主任的签字。

3. 要定期检查LIS内的最终报告结果 要定期检查LIS内的最终报告结果与原始数据是否一致，要有防止数据传输错误的程序和记录。

（二）检验报告的发放

检验报告单是临床医生对患者做出诊断、预防、治疗及判断预后的重要依据，是重要的医疗文书，同时也是司法、医疗保险理赔、疾病和伤残事故鉴定以及医疗纠纷和医疗事故处理的重要法律依据。

1. 建立检验报告单发放管理制度，明确发放程序与责任　检验报告单的发放管理直接反映临床实验室的管理水平，实验室要建立完善的检验报告单发放管理制度，明确发放手续、责任，指定专人负责检验报告单的发放与管理，防止检验报告单的丢失或错发。

门诊患者某些检验项目（如血、尿、大便常规检验）能立等取走，可由患者或其陪护人员取走检验报告单；不能立等取走的检验结果（如某些生化、免疫检验项目），其检验报告单应有相应的发放程序，设专门窗口和专人负责，或送达给申请医生。避免患者自行翻阅、取拿，以防检验报告单的丢失、遗落。

随着LIS和HIS系统的发展和完善，门诊患者可自行凭就诊卡或检验取单码到自助报告打印机现场打印报告。住院患者的检测结果，医生可登陆医院信息系统，查询并打印自己管辖患者的检验报告。委托实验室可以按照患者提供的地址邮寄检验报告。

2. 规定报告周转时间　实验室管理层需要确定每项检验项目的周转时间，并制定报告延迟时的处理办法。实验室管理层应对临床医生对报告周转时间的反馈意见监控、记录并评审，必要时采取纠正措施，不断满足临床需要。

对于日常检验及急诊项目的报告期限应有限定，并向临床科室和患者公示。急诊检验项目应在最短时间内报告；日常检验以不影响临床及时诊断和治疗为原则；如临床实验室有特殊情况（仪器故障、结果异常需进一步检验/复核等情况）不能按时发出检验报告，应及时与申请医师取得联系，说明原因。

委托实验室同样需要向委托单位公示检验报告、报告时间、报告方式和途径。

3. 检验报告单签收制度　建立检验报告单签收制度，患者领取检验报告单应有相应的凭据，以避免拿错报告单，同时也可以保护患者的隐私，防止检验报告单的丢失或错拿。需要送达检验报告单的，检验报告单送达后由签收人在《检验报告送达记录》上签字，发放报告者在《检验报告接收登记表》上签字确认，以免出现影响临床诊疗和责任推诿的现象。

4. 急诊检验报告　急诊检验报告单要优先检验、优先报告，临床实验室要积极配合临床科室，为抢救患者生命争取时间。如能立等取走，可由患者的陪护人员或护士取走检验报告单；也可电话报告检验结果后补发检验报告单；或者通过网络信息系统发送等形式报告检验结果。

5. 患者隐私权　患者的隐私权是指法律赋予患者在接受医疗服务时享有的，要求医疗机构及医务人员对合法掌握的涉及患者个人的各种秘密不得擅自泄露，并排斥医疗机构及医务人员非法侵犯的权利。

《中华人民共和国传染病防治法实施办法》第四十三条规定：“医务人员未经县级以上政府卫生行政部门批准，不得将就诊的淋病、梅毒、麻风病、艾滋病人和艾滋病病毒携带者及其家属的姓名、住址和病史公开。”《中华人民共和国性病防治管理办法》第十七条规定：“性病防治机构和从事性病诊断治疗业务的个体医生在诊治性病患者时必须采取保护性医疗措施，严格为患者保守秘密。”

《中华人民共和国艾滋病监测管理的若干规定》第二十一条规定：“任何单位和个人不得歧视艾滋病病人、病毒感染者及其家属，不得将病人和感染者的姓名、住址等有关情况公布或传播。”《关于对艾滋病病毒感染者和艾滋病病人的管理意见》规定：“对检测发现的艾滋病病毒抗体阳性结果的标本将尽快送确认实验室。确认前不得通知受检者，确认报告属个人隐私，不得泄露。”最高人民法院《关于审理名誉权案件若干问题解释》规定：“医疗卫生单位工作人员擅自公开患者患有淋病、梅毒、麻风病、艾滋病等病情，致使患者受到损害，应当认定为侵害患者名誉权。”

隐私权是患者基本权力之一。所有检验结果都属于患者隐私权的一部分，未经本人同意，不得公开；原则上所有检验结果都只发送给检验申请者。门诊患者的检验结果可由患者自取，但应有相应的措施防止误取，如果用电子形式发布的检验结果（如检验结果上网，患者从接触屏自动查询），应有相应的保密措施。但有时从对患者保护角度出发，可能不宜将检验结果直接发送本人，因此，还应将与此有关的说明与指导写进检验报告单发放程序里。

抗HIV阳性、梅毒反应阳性、淋病双球菌阳性、肝炎血清标志物阳性，应直接报送检验申请者本人。抗HIV阳性的结果必要时可同时报告给医务部，但不易扩散；发现高致病性病原微生物时同样按上述原则处理。检验科计算机由有资质检验人员凭密码进入，在工作中要严防泄密，不得以任何理由将病人信息资料泄露给他人，离开工作岗位时要及时关闭工作界面。

临床实验室应有保护患者隐私权的规定和处理程序，明确规定一般检验结果、特殊检验结果的报告方式，但不要复杂化，以免贻误对患者及时诊治和处理。

考点提示 抗HIV阳性、梅毒反应阳性、淋病双球菌阳性、肝炎血清标志物阳性，应直接报送检验申请者本人。抗HIV阳性的结果必要时可同时报告给医务部，但不宜扩散；发现高致病性病原微生物时同样按上述原则处理。

第二节 检验后标本的储存

检验后标本的储存是指对检测完毕的标本按照规定期限进行保留。临床实验室应建立检验后标本的保留、储存和处理程序并记录，包括：标本的识别、采集、保留、索引、获取、安全性、储存、维护和安全处理等。以备临床医生、患者对检验结果提出质疑时进行复查，规范检验后样本处理制度。

一、标本储存目的与原则

检验后标本储存的主要目的是为了必要时的复查。检验结果只能代表该次标本的某些指标水平，也就是说，每份检验报告仅对送检标本负责。当临床医生、患者对检验结果提出质疑时，需要对原始标本在规定时效内进行复检，判断初次检验结果是否准确。样本保存也可用于附加检验项目的检测，还可以用于科研工作开展回顾性调研，以及医疗纠纷时的处理。若超过保存时效，默认对本次检验结果无异议。

扫码“看一看”

二、标本储存的制度

检验结果报告后标本应进行保存，以便复查或与新采集的标本进行结果比对分析。临床医生对检验结果如有疑问，应尽快与临床实验室联系。为了避免医疗纠纷，各实验室要根据行业相关要求制定相应的标本储存制度，并严格按照规定执行。临床实验室应根据有关规定建立标本储存制度，专人专管，重要或敏感标本应加锁重点保管。

标本保存前要进行必要的收集和处理，如分离血清、添加防腐剂等。应对标本做好标识，按照规律存放，一般按照标本类型和日期分别存放，并将标本的原始标识一并保存，到保存期后即行处理。在LIS系统中应建立标本存放信息管理模块，通过管理模块监控标本的有效存放时间和最后销毁时间，并可通过患者信息快速定位找到标本的存放位置。

对保存标本要定期处理以减少不必要的资源消耗。由于检验标本具有或潜在具有生物性危害因子，因此这些标本及容器、检测过程中接触这些样品的材料皆应按《医疗废物管理条例》及《医疗卫生机构医疗废物管理办法》等相关规定处理。实验室应根据相关规定建立医疗废弃物处理程序和实验室生物安全管理程序。

知识链接

医疗废物的处理

根据医疗废物的类别，将医疗废弃物分置于有“生物危害”标识的专用包装袋或容器内，包装袋和容器应符合《医疗废物专用包装物、容器标准和警示标识的规定》。在盛装医疗废物前，应当对包装物或容器进行认真检查，确认无破损、渗液和其他缺陷。盛装医疗废物达到包装物或容器的3/4时，应当使用有效的封口方式，使封口紧实、严密。盛装医疗废物的每个包装物或容器，表面应当有警示标识和中文标签，标签内容包括医疗废物产生单位、产生日期、类别等。医疗废物管理专职人员，定期从医疗废物产生地点将分类包装的医疗废物按照规定的流程进行处理。医疗废物转交出去以后，应当对临时贮存地点、设施及时进行清洁和消毒处理，并做好记录。

三、标本储存的方法

临床实验室要根据不同检验样本的特性及其用途确定保留时间和方法。临床检验标本最常见的是血液、尿液、粪便等标本。尿液及粪便保存价值不大，很少保存。血液因检验项目不同，其保存条件、保存时间也各不相同。细胞形态学分析的骨髓标本、各种积液细胞涂片标本及病理组织标本等，需要以档案片的形式进行长期保存。此外，人工制备物，如组织块、染色切片、电泳带、免疫固定和免疫印迹、核酸提取物、微生物培养物、培养分离的微生物菌落等也需要保存。微生物标本应有专人保管，详细记录名称、编号、来源、保存时间等，不得擅自处理或带出实验室，如确需带出实验室，应做好详细记录。

标本保存时间的长短主要视工作需要及分析物稳定性而定。不同分析物其稳定性不同。表8-3为血液某些分析物的稳定性。通常一般临床生化、临床免疫检测项目在4~8℃冰箱保存时以1周为宜，但检测抗原、抗体的标本可保存较长时间，必要时可冷冻保存；激素类测定标本保存3天为宜；凝血因子、血细胞测定的标本、尿液、脑脊液、胸腹水等由保存目的决定保存时间，一般不作保存。组织学检验、基因检验、儿科检验的标本保留时间较长。

在LIS系统中应建立样本保存信息管理模块，监控样本的存放及销毁处置时间，并能通过信息系统快速定位找到样本的存放位置。保存的标本应按日期分别保存，有明显的标识，到保存期后即行处理。

表8-3　某些分析物在分析标本中的稳定性

项目名称	冰箱	低温冰箱	项目名称	冰箱	低温冰箱
ALT	7天	2天	PT	1天	1月
AST	7天	12周	APTT	8小时	1月
AMY	7天	1年	V因子	4小时	1月
GGT	7天	数年	Ⅶ因子	不稳定	不稳定
LD	4天	6周	Ⅷ因子	4小时	2周
CK	7天	4周	D-二聚体	4天	6月
ALB	3月	3月	IgG	3月	6月
TP	4周	数年	IgM	3月	6月
BUN	7天	1年	IgA	3月	6月
Cr	7天	3月	C3	8天	8天
Glu	7天		C4	2天	3月
HDL	7天	3月	AFP	7天	6月
LDL	7天	3月	CEA	7天	3月
Ch	7天	3月	CA125	5天	3月
TG	7天	数年	CA15-3	5天	3月
cTnT	1天	3月	CA19-9	30天	1月
Cl	7天	数年	SCC	1月	3月
K	1周	1年	PSA	30天	1月
Na	2周	1年	RF	3天	6月
Ca	3周	8月	ASO	2天	
P	4天	1年			
血气	2小时				
FT_4	8天	3月			
FT_3	2周	3月			
E_2	3天	1年			
HCG	3天	1年			
LH	1天	1年			

注：分析标本指的是经前处理用于分析的标本，如经离心分离后的血清或血浆为分析标本

考点提示　检验后标本的储存方法及时间。

第三节　检验结果的查询

检验结果的查询，也是临床实验室服务项目之一。以下情况可以到检验科进行检验结

果的查询：①检验报告单丢失；②对患者病情分析需要以往的检验结果作参考；③在检验结果报告发出之前，需要核对以往或相关的检验结果，以决定检验报告是否发出。

查询方式：一般可根据患者姓名、检验项目、送检日期等进行查询，也可根据门诊号或住院号进行查询。如果补发检验报告单，应注明“补发”字样。

LIS与HIS系统联网，具有较强的查询功能，可查询近期的或全部检验项目的结果。许多医院都提供了网上查询检验结果的服务，门诊患者在医院完成检验后不必在医院等待结果，医院检验报告签发后会通知患者网上查询方式。患者用手机或计算机登录医院网站检验结果查询系统，输入患者就诊信息，就能直接查询到检验结果。网络查询系统可以为患者提供更高效、便捷的服务，也能更好保护患者的隐私。

无论何种原因、何种方式查询，都要注意保护患者的隐私，尤其是一些影响较大的检验结果，不能随意无条件提供查询服务，患者应有病历、就诊卡或身份证等证明文件，患者亲友应有委托手续方可查询。

第四节　咨询服务

临床实验室不仅要为临床医生提供及时、准确的检验信息，还应为临床医生、护士和患者提供检验医学咨询服务，尤其针对新开展的检验项目要及时对临床医护人员进行培训，确保检验结果得到有效利用，提高医疗服务质量。咨询服务是临床实验室的职责之一，检验结果的解释是咨询服务的核心内容。ISO 15189：2012中指出：“实验室也可能提供顾问咨询服务，涉及实验室检验所有方面，包括结果的说明和适当的进一步检验的建议。”《医疗机构临床实验室管理方法》第二十条也指出：“医疗机构临床实验室应当提供检验结果的解释和咨询服务。”临床实验室应在检验报告发出后提供检验结果的解释和咨询服务，检验开始前也应提供检验常识的咨询服务。

咨询的目的是帮助临床医生有效地利用检验信息诊断疾病，帮助护士和患者正确采集标本，帮助患者了解检验结果的临床意义，临床实验室应主动开展咨询服务。

一、咨询服务的主要内容

对检验结果的解释及相应的咨询服务非常重要，它关系到检验结果在临床诊疗中的有效应用。

咨询服务的主要内容如下。

1. 临床实验室开展的检验项目的种类、参考区间、临床意义、检验周期、标本采集等内容。

2. 实验室所开展检验项目的价值，特别是新开展的检验项目的临床意义、检验结果的解释及注意事项等。

3. 对于临床科室要求开展的新项目应积极审核，判断是否可以开展，条件具备的可以开展，条件不具备的应联系其他实验室委托检验。

4. 开展细菌学及抗生素药敏试验的实验室应定期向临床提供近期常见致病菌及耐药情况的信息。

5. 检验组合结果的解释。

6. 当前后两次检验结果不一致时，需提供解释。

7. 标本采集、保存、输送过程中的相关要求。

8. 不同医疗机构检查结果互认中出现的问题，如相同检验项目在不同实验室出现两个不同检验结果时的解释。

9. 为某些患者需要进一步检查时提供的意见。

关于检验结果的解释，非常重要的一点是对参考区间是否合理进行评估。各实验室应建立自己的参考区间，但目前还难以全部做到，许多实验室应用文献上或说明书上的参考区间，这些参考区间是否适合本地区、本实验室，应定期进行评估。其基本方法是考察一个时期内该检验项目对“特定”患者及非“特定”患者检测的阳性率，以考察其敏感性及特异性，与预期是否相符；还可以根据健康人检测结果考察参考区间是否合理。同时还应听取临床医师的意见，使参考区间适合本地区、本实验室的情况。

二、对患者的咨询服务

对于患者的咨询服务，有条件的话，可设立门诊患者咨询服务台。对于患者，主要是提供检验结果的解释。临床实验室可告知该检验项目的参考区间；该检验结果是否正常；该检验项目的主要临床意义等。必须注意的是，除诊断性报告外，不要为患者提供检验项目外的诊断、治疗意见。

三、解释检验结果的注意事项

检验结果的解释是咨询服务中的核心问题，也是最常见的问题。解释检验结果时应注意以下几个问题。

1. 标本的质量问题和患者的状态　当检验结果异常或与临床不符时，首先应考虑标本的质量问题，其次还应考虑病情是否出现变化，或者是否存在实验室误差。也应考虑药物对患者的影响，如有可能，应停药一段时间后再进行检验项目的复查。还有一些特殊病例，如个别患者的离体血液标本中血小板数量会进行性下降，采集的血液标本在不同时间段检测，血小板数量差距比较大。

2. 传染性疾病的“窗口期”问题　“窗口期”是指病毒进入机体到血液中产生足够量的、能检测出相应病毒标志物（抗原或抗体）的时间。各种病毒的“窗口期”是不一样的，一般所称的“窗口期”指的是检测出病毒抗体的时间，但抗原和核酸检测同样存在“窗口期”，病毒感染的个体在“窗口期”内同样具有传染性。“窗口期”有时还会发生在疾病的恢复期。例如：急性乙型肝炎病毒感染的恢复期，乙型肝炎病毒表面抗原消失后到表面抗体出现需要经过一段“窗口期”；有的慢性乙型肝炎患者经过抗病毒治疗后，血液中的表面抗原下降到检测不到的水平，也会出现这样的“窗口期”。疾病检测时应注意患者的病程，并在间隔一段时间后再次复查核实诊断。

3. 定性试验的临界值问题与ELISA检测的“灰区”问题　在定性试验中，结果的报告为“阴性”或“阳性”，阴性、阳性的判断要有一个明确的分界线，即临界值，这是定性测定结果报告的依据。目前很多定性试验、快速检测试验的生产厂家不同，所用的试验方法不同，灵敏度也不一样，判断阴性、阳性的临界值也不一样。

通常情况下，ELISA定性试验以“阴性”或“阳性”来报告结果，两者间的分界线被称为“阳性判断值”（cut off 值，CO值），这是定性免疫测定结果报告的依据。在ELISA测定中，确定合适的cut off值对减少假阳性和假阴性具有重要意义。cut off值的上移或下移，可导致假阴性或假阳性结果的出现，cut off值的确定就是要使依其得到的测定结果的假阳性和假阴性的发生率最低，但是不可能完全避免。由于ELISA CO值的设置不能区分所有正常和异常的人群，尤其是位于CO值附近的人群，并且ELISA检测具有以下几个特点：检测变异大；不同试剂盒CO值存在差异；病毒感染存在窗口期以及个体差异等，因此在CO值附近存在一个临床意义可疑的区域被称之为“灰区”。仅仅依靠CO值来决定感染的有无，尤其是对献血人员的筛查具有较大的风险。由于ELISA检测结果位于“灰区”而造成的“假阳性”和“假阴性”，给患者两种截然不同的报告而导致的医疗纠纷。临床实验室应制定检测值位于“灰区”的标本的确认实验和追踪检测方法，对临床咨询和投诉做出合理的解释。

4. 参考区间　参考区间是指检测值从参考下限到参考上限的区间，通常是取参考对象95%的可信区间。参考区间可帮助临床医生做出正确的诊断和治疗措施，只有提供检验项目可靠的参考区间，才能使临床医生对患者或健康体检者的诊断治疗有明确的指引。

年龄、性别、民族、居住地及妊娠等生物学因素不同，许多检测项目的参考区间也存在差异。同一检验项目可能有多种检测方法，不同检测系统检测结果并不完全相同，参考区间也存在差异。因此，结果解释时，也要考虑这些因素。

考点提示　参考区间的定义。

5. 医学决定水平　医学决定水平（Medicine decide level，MDL）是指在诊断及治疗工作时，对疾病诊断或治疗起关键作用的某一被测成分的浓度，临床上必须采取措施的检测水平。同一指标，常常可有不止一个医学决定水平。

医学决定水平，不同于正常参考值。临床工作中，常用作确定或排除某种疾病。通过观察测定值是否高于或低于这些限值，可在疾病诊断中起排除或确认的作用，或对某些疾病进行分级或分类，或对预后作出估计，以提示医师在临床上应采取何种处理方式，如进一步进行某一方面的检查，或决定采取某种治疗措施等。例如：成人白细胞计数正常参考范围为（4~10）$\times 10^9$/L，当白细胞低于0.5 $\times 10^9$/L时，患者有高度易感染性，应采取相应的预防性治疗及预防感染措施；当白细胞低于3 $\times 10^9$/L时称为白细胞减少症，应再作其他试验，如白细胞分类计数、观察外周血涂片等，并应询问用药史。当白细胞高于11 $\times 10^9$/L时为白细胞增多，此时作白细胞分类计数有助于分析病因和分型，如果需要应查找感染源；当白细胞高于30 $\times 10^9$/L时，提示可能为白血病，应进行白细胞分类，观察外周血涂片和进行骨髓检查。

考点提示　医学决定水平的定义，参考区间和医学决定水平的区别。

6. 敏感性及特异性　敏感性又称真阳性率（true positive rate），是指在患有明确临床疾病的患者中，诊断性试验检测为阳性或超过决定限例数的比例，反映新试验正确判断是否罹患某种疾病的能力。计算公式是：真阳性/（真阳性+假阴性），此值越大，说明诊断性试验越灵敏，理想的测定方法是临床诊断敏感性应为100%。特异性又称真阴性率（true negative rate），是指在没有特定临床疾病的患者中，诊断性试验结果为阴性或在决定限范围内的比例，特异性反映新试验正确排除某疾病的能力。计算公式是：真阴性/（真阴性+

假阳性），此值越大，说明诊断试验越精确，理想的测定方法是临床诊断特异性应为100%。目前没有一个检验项目的敏感性及特异性都达到100%，因此存在着一定的假阴性或假阳性。患者往往因检验结果异常（增高或降低）而来咨询，临床医生也因为检验结果不支持其临床诊断而产生疑义，这主要涉及敏感性和特异性的问题。筛查试验一般选择敏感性高的实验方法，以确保真正罹患某种疾病的患者被检出，与诊断试验或确认试验相比，筛查试验会产生更多的假阳性结果。诊断试验需具有良好的敏感性和特异性。诊断试验后如需进行确认试验，对诊断试验的特异性要求可以稍微降低。确证试验一般选择特异性高的实验方法，敏感性稍微差一些，基本上没有假阳性的。

7. 检验项目的组合 检验项目的数量很多，单一检验项目往往难以满足临床诊疗的需求；不同检验项目的敏感度、特异度及预测值存在差异。为了提高对疾病的检出率或对疾病进行鉴别，往往需将几种试验组合起来进行联合检查，常见的检验项目组合有以下几种情况。

（1）根据检测方法学特点的优化组合 某些检验项目在不同检测方法中的敏感性和特异性有显著差异，可采用不同的检测方法串联或并联检测。如人类附睾蛋白4（HE4）和CA125联合检测以提高卵巢癌的诊断。

（2）根据疾病发生和演变特征的优化组合 如在诊断急性心肌梗死时，肌红蛋白、cTnI（或cTnT）、CK–MB及CK等的组合即属于这一情况。

（3）根据组织器官功能特点的优化组合 评价器官功能特点时需考虑器官的各种功能。如肝脏功能复杂，单一指标难以全面反映肝脏功能，可组合检测反映肝脏功能的不同指标，AST和ALT反映肝细胞坏死和损伤，TBIL和DBIL反映肝脏排泄功能，Alb和ChE反映肝脏蛋白质合成功能等。

（4）根据疾病诊断的优化组合 如糖尿病各检测指标的组合与应用，血糖用于糖尿病的诊断与监测，糖化血红蛋白和糖化血清蛋白作为血糖控制程度的监测指标，尿微量白蛋白用于监测疾病的进展、糖尿病肾病的早期发现，胰岛素、C肽、自身抗体作为糖尿病分型的依据。

在咨询服务中，检验人员应掌握检验循证医学的规律，对检验项目的方法学和临床应用进行评估，优化检验项目组合，不断为临床咨询积累资料。

四、与临床科室的沟通

临床实验室与临床科室经常沟通，可以提高医疗质量，防范医疗事故的发生。

1. 沟通内容 沟通可分为检验前过程的沟通和检验后过程的沟通。检验前过程的沟通主要是检验项目的选择和标本的类型及采集方法。检验后过程的沟通，主要是临床对检验质量的反馈信息。对临床反馈意见的处理，是临床质量管理的一个重要组成部分。反馈意见是临床实验室质量改进的重要途径之一，审核反馈意见，必要时采取纠正措施，在整改的过程中不断完善各项检验制度，提高质量和改进服务态度，减少意见的发生。要保存反馈意见、调查结果及处理措施的记录。

2. 沟通方式 ①最常用的沟通方式是通过电话联系。②编印检验信息之类的刊物发放给临床科室或提供检验项目介绍宣传册。③邀请专家给临床医护人员开展检验医学的专题讲座。④与临床科室进行座谈会。⑤检验人员定期参与查房、病例讨论、会诊。⑥通过医院信息管理系统在网上进行实验室与临床的信息交流。

临床实验室与临床科室沟通的方式很多，医院可以根据实际情况进行选择。

五、对咨询服务人员的要求

做好咨询服务工作，检验人员都有责任，但检验医师更应尽责，作为检验医师，应达到以下要求：①深刻认识“咨询服务”是检验医师的重要职责之一，应努力做好；②掌握检验方法和技能，熟悉检测方法的性能及局限性，同时应学习和掌握临床有关知识及基本技能；③通过交流学习、查房、会诊等途径积累临床经验，并通过沟通途径为临床提供咨询服务；④为全院医护人员提供检验医学相关知识，宣传和介绍检验医学发展的新动态，介绍检验项目的临床应用价值和意义。

本章小结

临床实验室全面质量控制包括检验前、检验中和检验后质量控制三个阶段。检验后过程是指检验后所有过程，包括系统性评审检验结果、规范格式和解释、授权发布、报告和传送结果以及保存检验样品等过程。检验后过程质量管理是临床实验室全程质量控制的最后一道关口，是临床实验室全面质量控制的重要组成部分。这个阶段质量保证的主要工作包括：①检验结果的审核和正确发出；②检验样本的保存和处理；③咨询服务及临床沟通。

检验结果直接关系到患者能否得到正确的诊断和及时的治疗，检测完成后必须对检验报告单进行审核，保证检验报告单“完整、准确、及时、有效”的发出。危急值出现，可能危及患者的生命，其报告应遵循全程负责制。检验报告的发放管理能直接反映临床实验室的管理水平，实验室要建立检验报告单发放管理制度。建立检验后样本的保存、储存和处理程序并记录，以备医生、患者对检验结果有疑惑时进行复查核对。临床实验室应做好咨询服务，注意与临床科室沟通，不断完善检验后过程的质量管理，提高服务质量。

习　题

扫码“练一练”

一、单选题

1. 检验后过程质量保证不包括

A. 检验结果的审核与发布　　B. 检验标本的保存

C. 检验标本的处理　　D. 咨询服务

E. 室内质控

2. 关于检验结果发出的基本原则下面叙述错误的是

A. 公开　　B. 完整　　C. 准确

D. 及时　　E. 有效

3. 下列哪种检测结果需直接报送检验申请者本人，必要时同时报告给医务部

A. 抗HIV阳性　　B. 梅毒反应阳性

C. 淋病双球菌阳性　　D. 肝炎血清标志物阳性

E. 尖锐湿疣阳性

4. 临床生化、临床免疫检验项目的标本保存不应超过
A．2天　　B．1周　　C．1月
D．3月　　E．半年
5. 检验后一般不保存的标本是
A. 血液　　B. 骨髓标本　　C. 积液细胞涂片标本
D．尿液　　E．病理组织标本
6. 检验后标本的保存时间和条件，主要取决于
A．临床医师的要求　　B．临床实验室的客观环境
C．被测物在指定条件下的稳定性　　D．被测标本的类型
E．检验人员的意愿
7. 危急值指的是
A．急诊标本的测定值　　B．危及患者生命的检验数值
C．高于正常参考区间的上限值　　D．低于正常参考区间的下限值
E．超出正常参考区间的数值
8. 对于危急值的报告，正确的是
A．应立即报告检验结果　　B．如果是急诊，立即报告检验结果
C．按常规报告时间报告检验结果　　D．医师询问时报告检验结果
E．不一定，按情况而定
9. 对于急诊检验结果，正确的叙述是
A．结果异常时立即报告检验结果
B．不论检验结果正常、异常都需立即报告检验结果
C．收到标本立即检验，但不需立即报告检验结果
D．医师询问时报告检验结果
E．不一定，按情况而定
10. 对患者咨询服务，一般不包括下列哪项内容
A．检验项目英文缩写的中文名称　　B．检验结果是否正常
C．检验项目的临床意义　　D．检验项目的正常参考区间
E．疾病诊断意见

二、简答题

1. 检验后过程质量管理主要包括哪些方面？
2. 检验报告单的内容有哪些？
3. 检验结果出现危急值时该如何处理？

（马玉红）

第九章

临床实验室仪器、试剂和耗材的管理

学习目标

1. **掌握**　实验室仪器设备的维修与管理、试剂的管理、实验室用水的常用制备方法。
2. **熟悉**　生物试剂的管理、试剂和耗材的管理、实验室用水的等级。
3. **了解**　实验室仪器设备与试剂的论证与采购。
4. **学会**　实验室仪器设备、化学试剂管理要求，实验室用水的制备方法。
5. **具备**　仪器设备的保养维护及校准能力。

随着医学、免疫学、分子生物学、材料学、计算机技术等科学技术的发展，临床检验新技术、新方法层出不穷，检验项目不断增加，仪器设备不断更新，自动化、智能化程度不断提高，从而带动了实验室信息化发展，提高了实验室工作效率和检验结果的准确性，同时也直接影响了检验的成本核算。因此，做好仪器设备与试剂耗材的质量管理，充分发挥仪器设备本身的效能，是临床实验室质量管理的重要部分。

扫码“学一学”

第一节　临床实验室仪器设备的管理

仪器设备是临床实验室开展检验工作的重要资源，在临床疾病的诊断和治疗中发挥着重要的作用。实验室仪器设备包括硬件和软件、测量系统和实验室信息系统。临床实验室设备的规范管理对于实验室质量控制至关重要。

一、仪器设备的配置与采购

临床实验室仪器设备的配置与采购主要包括配置计划、配置论证、采购和验收等管理。

（一）仪器设备的配置计划与配置论证

临床实验室应根据所在医院的规模、性质、学科及科研等方面的要求，由临床实验室及相关职能部门制定仪器配置计划及方案，编制每年医院的预算计划。

临床实验室仪器设备种类繁多，品牌多样，档次不一，采购前应对设备的采购目的、采购预算、使用效益等事项进行严格论证、全面分析，符合质量管理要求，避免重复购置、资源浪费。需要根据医院的发展规模、实际需求、财政状况等因素选择仪器品牌及档次，在满足需要和性价比相同的前提下，尽可能选用投资少、用途广、效益高、实用性强的设备。在设备的性能、质量、价格等满足需求的前提下，应充分考虑设备的售后服务。

（二）仪器设备的招标与采购

我国医疗卫生机构大部分属于国有公共事业单位，医疗设备和器材的购买需遵守《中华人民共和国招标投标法》。

1. 招标原则 招标活动应遵循公开、公平、公正和诚实信用的原则。招标、投标程序要公开、透明，应及时发布招标信息；采购人应按照事前发布的采购条件和标准，客观公正地对待每一位投标人；投标人在参与投标过程中机会平等、权利平等。

2. 招标方式 临床实验室仪器设备的采购可采用公开招标或邀请招标的方式。

（1）公开招标 也称无限竞争性招标，指招标人以招标公告的方式邀请不特定的法人或其他组织投标。公开招标因为投标人较多、竞争充分，且不容易串标、围标，有利于招标人从广泛的竞争者中选择合适的中标人并获得最佳的竞争效益。

（2）邀请招标 也称有限竞争性选择招标，指招标人以投标邀请书的方式邀请特定的法人或者其他组织投标。邀请招标能够按照项目需求特点和市场供应状态，有针对性地从已知了解的潜在投标人中，选择投标人参与投标竞争，有利于投标人之间均衡竞争，招标工作量和招标费用相对较小，可以获得基本或者较好的竞争效果。

3. 招标程序 招标程序通常包括招标、投标、开标、评标、中标、合同签订及验收等。

（1）招标 招标人以公开或邀请的方式发出招标公告，投标人根据公告提供有关资质证明文件及业绩等情况，一般来说，满足资格条件的投标人需达到3家及以上。

（2）投标 投标人通过资质审核后在截止时间内向招标人购买招标文件。

（3）开标 招标单位在规定的时间及地点，在有投标人出席的情况下，现场公开投标资料，宣布投标人的名称、投标价格等信息。

（4）评标 由评标委员会根据规定的评标标准和方法，对各投标人的投标文件进行评价打分。整个过程需要确保评审的科学性、合理性、公平性。

（5）中标 由评标委员会根据综合评分情况，确定中标人，招标人应向中标人发出中标通知书，并同时将中标结果通知所有未中标的投标人，退还未中标人的投标保证金。

（6）合同签订 自中标通知书发出之日起30个工作日内，招标人与中标人根据投标文件，就招标人和中标人之间的权利和义务，签订招标采购合同，合同具有法律效力。

（7）验收 设备到货后，以所签订的合同为依据，核对实物与标书、合同清单是否相符。设备验收分为开箱验收和质量验收，开箱验收主要包括设备配置与附件是否齐全、外观是否正常；质量验收内容包括：开机功能是否正常、性能指标是否满足要求等，应在设备满负荷、全量程运行状态下对应具备的功能进行检查和测试。

二、仪器设备档案管理

临床实验室的仪器设备档案是医疗仪器设备在正常使用和维护过程中产生的文字、图片、视频等具有参考和保存价值的各种文件。仪器设备档案可反映仪器设备的选购、技术性能、运行、维护保养和管理水平等情况，是设备管理的基础。

1. 仪器设备档案管理的特点

（1）系统性 仪器设备档案应进行科学系统地整理、分类、编目和建账等。

（2）完整性 在仪器设备的购置申请、采购、验收、调试、运行、管理、维护、改造和报废等全部活动中具有保存利用价值的文字、图表、声像载体材料、磁盘以及随机材料均要保存和归档，确保仪器设备档案的完整、准确。

（3）及时性　仪器设备到货后应及时归档；仪器设备使用过程中，运行、维修等记录需要及时更新。

2. 仪器设备档案的基本内容

（1）仪器设备信息　包括仪器设备的名称、型号、产地、价格、编号、购置日期、用途、主要性能、保修期、供货方维修等相关承诺、责任人、试剂价格及厂方、经销商和工程师联系方式等。

（2）购置资料　包括可行性方案论证报告、购买仪器设备的申请报告、审批文件、协议、合同等。

（3）技术资料　包括使用说明书、出厂合格证书、技术手册、使用维护手册、安装手册、参数手册、备用件明细表、计算机软件、硬件部分的文件材料、培训材料等。进口仪器主要以英文操作说明书为主，同时配中文操作说明书。

（4）验收调试报告　包括精密度检查记录、安装验收单、调试报告、验收报告。

（5）使用资料　包括仪器设备的正常运行记录、保养记录、校正记录、故障和维护记录及检定记录等。

3. 仪器设备档案的管理方法

（1）专人专职管理　应设专人专职管理，保管人员负责仪器设备档案的收集、整理、保管、使用和统计。

（2）档案整理方法　档案管理人员及时收集、整理、组卷编号、装订、保管有关仪器设备档案，以一台或一套仪器设备为单位立卷，力争系统、准确、完整。仪器设备档案内的文件材料按时间先后排列，并填写卷内目录，目录位于卷宗的首页，或贴于卷宗封面。

（3）档案存放方法　设备档案应有特定放置场所，同时建立不同的档案盒，标明日期并建立索引，以便查找。

（4）借阅规定　设备档案限于院内相关部门和实验室内有关人员借阅。借阅人员必须保护好档案资料，不得勾画、污损或毁坏，原则上仅出借复印件。如因特殊需要须借出原件，应经实验室负责人同意后办理借阅手续。

三、仪器设备的使用与维护

（一）仪器设备的使用

1. 建立仪器标准操作程序（SOP）　为保证临床实验室检验质量，指导检验人员严格按正确的操作程序进行操作，须建立由本实验室人员编写的仪器标准操作程序，包括仪器的简介、开关机程序、试剂加载程序、样品加载程序、检测项目检测参数设置程序、质控程序、数据计算与传输、维护与保养程序、注意事项及报警记录等。

2. 培训　使用新购仪器的人员必须经过严格、系统的培训，包括应用培训和维修培训。由于目前临床实验室的大型仪器主要由生产厂家或经销商负责维修，因此主要是应用培训，维修培训主要是针对设备科的维修人员或实验室的工程人员。

应用培训通常由仪器生产厂家或经销商负责，培训的内容包括仪器的工作原理、日常操作程序、质控或校准的实施、保养方法、常见故障排除、检测结果分析等。培训对象主要为实验室使用该仪器的技术人员。

3. 使用权限 专用仪器的使用应设定权限，以保证仪器的正常运转。权限设置可分为以下等级。

（1）日常使用权限 适用于操作该仪器完成日常工作职责的技术人员，非本专业技术人员一般无此权力，但用于急诊检验的仪器除外。

（2）校正或参数设置权限 仪器的正确校正和各项参数设置直接影响仪器检测结果的准确性，当仪器进行了参数设置和校准后，不应随意改变参数，故应规定使用此权限，权限外其他人员不能随意改变已设置好的参数。

（3）特殊保养和简单故障排除权限 专用仪器结构精密，保养和故障排除较复杂，操作不当易造成仪器损坏，只有经验丰富的技术人员具有此权限，宜由兼具电子机械、计算机相关知识的技术人员承担此项任务。

（4）维修权限 临床实验室技术人员都不具备维修权限，只有医院维修中心、仪器生产厂家或经销商工程师才具有此权限。

（二）仪器设备的维护

仪器设备的维护由专人负责，做到经常化、制度化和责任制。包括每日维护、每周维护、每月维护、每季维护和必要时维护等，以确保仪器设备处于完好状态。

（1）每日维护 仪器外部的清洁、开机前的检测与管道冲洗、工作结束后的清洗、断开电源、清理废液等。

（2）每周维护 包括对仪器管路的清洗、接触血样部件的擦洗、仪器机械部件运行情况的检查等。

（3）每月维护 对机械部件的润滑、试剂残留物及灰尘清洗、通风滤网清洗等。

（4）每季维护 主要是对检测结果起关键作用部件的特殊维护，如血气分析仪电极膜更换等。

（5）必要时维护 指仪器在任何时候出现检验结果不准确或不能运行时，有必要对某一部件进行保养。

（三）仪器设备的维修

仪器设备的维修是指修复由于某种原因造成的仪器损坏和精度变化。通过修理或更换磨损、老化、腐蚀的零部件，可以使仪器的性能得到恢复。

维修可分为预防性维修、改善性维修、定期维修、事后维修和强制性维修。临床实验室的仪器一旦发生故障，操作人员应及时向上级主管汇报，以便采取相应的措施，同时注意保管不能及时处理的标本。维修工作不能随意进行，即使是简单的故障排除也应由熟练使用该仪器的操作人员实施，并且只能在有把握的情况下进行。仪器操作人员对出现的故障先根据仪器所提示的情况进行初步判断，然后与厂家或经销商联系，获得指导。有远程会诊功能的仪器，联网传送故障信息，由厂商工程师制订维修方案。如为较大的维修，应联系厂家，由专业工程师完成。

设备故障修复后，应首先分析故障原因，如果设备故障影响了分析性能，应通过合适的方式进行相关的检测、验证，如可校准的项目实施校准；质控物检测结果在允许范围内；其他仪器的检测结果比较；使用留样再测结果进行判断。

维修结束后要做好记录，记录内容应包括日期、故障现象、排除方法、更换的零部件名称和型号，维修工程师应签字确认。

（四）设备的检定和校准

设备的检定或校准是保证检验结果准确的前提，设备在投入使用前及使用中应定期进行检定或校准，以证实其能够满足实验室的使用要求和相应的国家或行业标准。

1. 设备的检定　检定（verification）是指查明和确认计量器具是否符合法定要求的程序，包括检查、加标记和（或）出具检定证书。检定工作由计量机构负责强制实施。如对天平、分光光度计、温度计以及其他有关仪器应按照国家计量法规定，定期接受计量检定机构的校验，并保留校验证书。

检定具有法定性，属于《计量法》计量管理范畴的执法行为，检定的结论具有法律效力；检定是对测量器具的计量特征及技术要求的全面评定，这种全面评定属于量值统一的范畴，是自上而下的量值传递过程；检定按照审批公布的法定程序进行。检定的结果必须给出合格或不合格的结论，对合格者出具合格检定证书，对不合格者出具不合格通知书。检定标识应粘贴在被检定仪器或器具上，并做到清晰可辨。属强制检定的计量器具必须实施检定，非强制检定的计量器具可采用校准、比对、测试等方式达到统一量值或溯源的目的。

2. 设备的校准　校准（calibration）是一组操作，第一步在规定条件下确定由测量标准提供的量值与相应示值之间的关系，这里测量标准提供的量值与相应示值都具有测量不确定度；第二步则是用此信息确定示值与所获得的测量结果的关系。

校准不具有法定性，是临床实验室的自愿溯源行为，校准的结论不具备法律效力，给出的《校准报告》属于技术文件；校准目的是对照计量标准，评定测量装置的示值误差，确保量值准确，属于自下而上量值溯源的操作。如果符合检测目的和要求，可按制造商校准程序进行。应至少对分析设备的加样系统、检测系统和温控系统进行校准。分析设备和辅助设备的内部校准应符合CNAS-CL31：2011《内部校准要求》。

仪器的校准分为定期校准和必要时校准。定期校准是根据仪器性能特点制定校准周期，定时重新校准。必要时校准指在仪器放置位置改变后或仪器重新重大维修后进行的校准。

考点提示　设备的检定、校准的区别及作用。

四、仪器设备的转移与报废

仪器设备转移与报废是指仪器设备的调拨、借出、报废、毁损、丢失等内容，这些变动必须按仪器设备管理要求填写专项报表，并经仪器设备管理部门办理登记审批手续后，方可进行处理。

（一）仪器的转移

临床实验室的仪器设备通常不外借，也尽量少移动。若需要在实验室内部进行位置转移或外借给其他单位时，一定要征得临床实验室负责人或医院领导同意。仪器移动后要进行维护、校准或重新定标、质控等，通过后才可使用，仪器转移时所有附件、专用配件、档案资料等都应一起移交。

（二）仪器的报废

由于临床实验室检验项目增多和工作量增大或原有仪器设备无法满足日常工作的需要，

应更新仪器设备。事前要进行充分的论证决策，以免造成损失。对工作运转正常，因工作效率不能满足工作要求的仪器可不作报废处理，可降级为备用仪器或承担次要工作。面对故障率高、维护费用高且技术落后的仪器可申请报废处理。报废、毁损的仪器设备必须经仪器设备管理部门会同有关单位及专业技术人员进行准确的技术鉴定，确实无法修复或无修复价值的，方可办理报废手续。报废的仪器应移出临床实验室，并做好报废及转移记录，记录包括仪器报废的审批文件、报废仪器的去向、报废后的处理方式、经手人姓名等。

第二节 临床实验室试剂的管理

临床实验室是使用试剂最多的部门，目前大部分试剂是由试剂公司提供的商品化试剂盒，还有少数需要人工配制，试剂的使用和管理是影响试验质量的主要因素之一，并直接关系到临床实验室的成本效益。因此要建立严格规范的临床实验室质量管理制度。临床实验室质量管理制度主要包括试剂的采购、接收、储存、化学试剂的管理、生物试剂的管理及试剂和材料的账务管理等几个方面。

一、试剂的采购

（一）采购计划和预算

临床实验室负责人根据实验室各种试剂每月用量、现库存量，列出购买清单。临床实验试剂管理负责人每月根据购买清单，制定下个月试剂购买计划。部分临床实验室已采用计算机系统管理试剂账目，应在相关管理软件设置每种试剂有效期和最小库存量报警功能，便于及时提醒采购人员购买试剂，目的在于保证足够供应的前提下，尽可能避免浪费、保障试剂的质量。

（二）采购原则

选择证照齐全的生产厂家。生产厂家必须要提供《药品经营许可证》、《药品生产许可证》以及药品注册证、批准文号、检测报告等。凡是国家规定“批批检”的试剂还需提供批检的相关证明。优先选择质量好、性价比高的试剂。尽量选择与仪器配套的专用试剂。

二、试剂的验收和储存

（一）试剂的验收

试剂送达后，由试剂负责人员、项目操作人员及后勤主管部门人员共同验收，核对试剂规格、生产批号、试剂数量、批准文号等。核对无误后在厂家的供货清单上签字。项目操作人员负责试剂质量验收（主要包括试剂的内、外包装等），试剂负责人员核对试剂的数量和价格，供货清单交实验室负责人保管，试剂完成接收后登记入账。如接收试剂时发现试剂盒破损、试剂溢出及过期等情况，一律退回。

（二）试剂的储存

试剂登记后，及时放入试剂储存库房，严格按照试剂说明书中有关存放条件的要求储存试剂。冷冻、冷藏保管的试剂应保存在低温冰箱或普通冰箱内，定期检查并记录冰箱温度。当实验室不是接收单位时，应该核实接收地点是否具备充分的储存和处理能力，以保证购买的试剂不会损坏、变质。

三、试剂盒的选择与评价

试剂盒是指用于检验项目测定的所有配套试剂的组合，包括测定所必需的全部试剂及使用说明书，也称为试剂组合。商品化的试剂盒在临床实验室中使用广泛，为实验室工作带来了极大的方便，减少了试剂配制的工作量，使试剂更加标准化，不同实验室间检测结果更具可比性，提高了检测结果的准确性。选择符合实验室分析要求的试剂盒是提高检测结果质量的关键，选择的试剂盒应符合原卫生部颁布的WS/T 124—1999《临床化学体外诊断试剂盒质量检验总则》的要求。

（一）试剂盒种类

试剂盒种类繁多，分类方法也各有不同，如根据物理性状分为：液体型、粉剂型、片剂型；根据组合分为：单一试剂、双试剂、多试剂等；另外，还有近几年出现的快速反应试剂盒、一步法试剂盒、卡式试剂盒、多项同测组合试剂盒、浓缩试剂盒等。

（二）试剂盒的主要性能指标

1. 准确度 通常用回收率、定值血清的靶值范围、对照试验及干扰试验的结果来分析判断试剂盒的准确度。回收率越接近100%，准确度越高，一般以100% ± 5%为合格标准。对于某些无法准确加入标准物的试剂盒，可用低、中、高浓度的定值血清来替代，测得值符合定值血清的靶值范围（$\bar{x} \pm 2s$）的为合格。对维生素C、黄疸、溶血、乳糜等因素的耐受程度，其干扰值越小越好。

2. 精密度 针对试剂的瓶间差异、批内和批间差异3组测定值，通过求平均值、标准差、变异系数等方法计算试剂盒的精密度。

3. 线性范围 线性范围是指该试剂盒按其说明使用时可准确测量的范围。试剂盒的测定线性范围是衡量试剂盒质量的一个指标，也是正确使用试剂盒的关键之一。试剂盒测定线性范围要求能覆盖临床的参考区间和常见疾病的医学决定水平，从而有利于减少样本稀释、重测的机会。

4. 灵敏度 在定量分析中，灵敏度一般指测定方法和检测仪器能检测出物质的最低量或最低浓度。试剂盒的质量与灵敏度密切相关，灵敏度达不到要求的试剂盒不能使用。

5. 稳定性 试剂盒稳定性是指试剂盒在规定条件下储存仍保持其性能指标的期限。该期限应符合规定的储存期。评价时必须保证在储存条件进行，严防污染。

6. 均一性 试剂的均一性问题主要表现在3个方面：试剂盒在原料生产过程中每一组的均匀性，分装过程中由于加样误差引起的均一性，使用过程中复溶水的加入误差造成瓶与瓶间同一组分浓度不尽一致引起的均一性问题。

（三）试剂盒选购的注意事项

1. 选购试剂盒的要求

（1）采用的测定方法特异性好，灵敏度、准确度、精密度符合国家卫生健康委临床检验中心、IFCC、WHO等推荐的方法性能。

（2）试剂盒的储存期至少为1年。

（3）水溶性好、低浓度、无腐蚀、无毒害、不爆炸、不易燃、不污染环境。

（4）所用标准品或标准参考物符合国家卫生健康委临床检验中心、IFCC、WHO推荐的标准和要求。

2. 试剂盒选购的注意事项

（1）仔细阅读试剂盒的说明书，对试剂盒选用方法有所了解，科学研究工作时应选择参考方法试剂盒，医疗预防工作应选择推荐的常规方法试剂盒，或选择公认的测定方法试剂盒。

此外，对试剂盒的组成、方法性能指标加以分析，是用于手工操作，还是用于自动分析仪。如属于后者，应考查其实验参数是否与本单位自动分析仪的实验参数相符。

（2）对试剂盒的包装、理学性能、方法性能指标进行考察和检测，符合说明书规定及本实验室要求的才能购买。

（3）根据本单位的日工作量、分析仪器试剂用量、试剂复溶后4℃稳定期等因素综合分析，选购具有合适包装、近期出厂的产品。

（4）注意季节对试剂质量的影响。一般在气温较低的季节购买试剂，防止试剂盒在运输途中变质。

（5）在确保试剂盒质量的前提下，应选购价格低、有批准文号的产品。没有生产批准文号的试剂盒，不能在临床使用。

四、对自配试剂的管理要求

自配的试剂应按如下内容进行管理。

1. 配制好的试剂瓶标签应写明试剂名称、试剂浓度（效价、滴度）、配制日期和失效日期、储存条件以及配制人姓名等，并按照不同的保存方式进行保存。有毒试剂，应遵循用多少配多少的原则进行配制，剩余少量试剂应该送到危险品、毒物储藏处保管或报领导适当处理，并做好处理记录。

2. 自配试剂使用之前一定要做校正或比对试验，未校正试剂不能用于实验。比对实验和评价报告应保存，以备检查或评审时查阅。

3. 配制试剂应保存在实验操作区域内，并经常检查自配试剂的剩余量，及时补充，如发生变质，立即废弃。

4. 废弃的试剂不能直接倒入下水道，特别是易挥发、有毒的化学试剂更不能直接倒入下水道，应倒入专用的废液瓶内，由实验室定期统一妥善处理。

5. 带有放射性的试剂应远离生活区，存放于专用安全场所。

五、化学试剂的管理

溶液配制需要使用各种化学试剂，化学试剂的分类、性质、规格及使用是临床实验室工作人员应当掌握的基本知识。

（一）化学试剂的分类与品级

化学试剂品种丰富，目前没有统一的分类方法，一般按用途或品级分类。

1. 按试剂用途分类　主要分为一般试剂、基准试剂、无机离子、分析用试剂、色谱试剂、生物试剂、指示剂及试纸条等。

2. 按试剂品级分类　即根据化学试剂的纯净程度进行分类（表9-1），此外，还有生物试剂和专用试剂（如光谱纯、闪烁纯、色谱纯等）。

表9-1　化学试剂的等级

名称（符号）	等级	标签颜色	试剂纯度	主要用途
优级纯（GR）	一级品	绿色	保证试剂，纯度高，杂质含量低	精密科研和配制标准液
分析纯（AR）	二级品	红色	纯度略低于优级纯，杂质含量略高	科研和临床定量与定性分析
化学纯（CP）	三级品	蓝色	质量略低于二级试制，高于实验试剂	教学和一般化学分析、定性分析
实验试剂（LR）	四级品	黄色	杂质含量较高，比工业品纯度高	一般定性试验

（二）化学试剂的管理

化学试剂是在化学试验、化学分析、化学研究及其他试验中使用的各种纯度等级的化合物或单质。化学试剂大多数具有一定的毒性及危险性，加强实验室化学试剂的管理，不仅是质量控制的需要，也是确保实验人员及实验室安全的一项重要工作。

1. 环境　存放化学试剂的环境应该保持空气流通、湿度在40%~70%范围内、避免阳光直射、温度控制在28℃以下，安装防爆型照明。

2. 容器　见光分解的试剂应该装入棕色瓶内避光存放，碱类及盐类试剂不能装在磨口试剂瓶内，应该使用胶塞或木塞对容器进行密封。

3. 存放　按固体、液体和气体分开存放，归类存放。对于易燃、易挥发的试剂应用蜡密封瓶塞，并贮存在阴凉干燥处或冰箱内。强酸、强碱试剂必须分开存放。化学危险品应按其特性单独存放，且由两人以上负责保管。

4. 安全　性质不同或者灭火方法相抵触的化学试剂不能存放在同一间实验室，化学试剂储存室内必须安装消防器材。

5. 保管　实行专人保管的方法，建立严格的账目管理制度。

（三）易制毒化学试剂管理

易制毒化学试剂是指用于非法生产、制造或合成毒品的原料、试剂等化学物品，包括用来制造毒品的原料、试剂、溶剂、稀释剂及添加剂等。易制毒化学试剂分为三类：第一类是可以用于制毒的主要原料，如胡椒醛、邻氨基苯甲酸、黄樟素等；第二类是醋酸酐、乙醚、苯乙酸、哌啶、三氯甲烷；第三类是盐酸、高锰酸钾、硫酸、甲苯、甲基乙基酮、丙酮等。

易制毒化学试剂具有双重性，因为其本身并不是毒品。易制毒化学试剂既是一般医药、化工的工业原料，又是生产、制造或合成毒品必不可少的原料。根据《易制毒化学品管理条例》、《危险化学品安全管理条例》和实验室质量体系的要求，需建立易制毒化学试剂管理制度，明确职责，对所涉试剂的购买、存放、使用等环节，采取多项措施，防患未然，保障试剂的安全使用。

1. 实验室应指派专人管理易制毒化学试剂，并填写购买单，由实验室负责人复核确认、审核后才能购买。

2. 易制毒化学试剂购回后，管理员应注意核对实物与购买计划是否一致。

3. 管理员验收后，登记易制毒化学试剂领用记录，记录内容包括：试剂名称、产品批号、试剂规格、试剂毛重、购买日期、保管人员等信息。

4. 易制毒化学试剂必须存放于双人双锁的房间内，由实验室负责人与管理人员各持一把钥匙，实行双人双锁负责制。

5. 易制毒化学试剂实行专账管理，每次开启和存放时，均必须两人同时在场，称取领用，必须登记，登记内容包括：试剂名称、产品批号、取用日期、试剂重量、使用量、剩余量、用途、取用人姓名等。

6. 过期报废的易制毒化学试剂或检验剩余的少量毒性试液应按要求处理。如强酸试剂用碱中和后，再用大量水稀释后才能冲入下水道中；易溶于水且无毒的试剂用大量水稀释后可冲入下水道中；三氯甲烷与稀释的氢氧化钠或氢氧化钾反应生成甲酸钠或甲酸钾后才能进行报废处理。

7. 易制毒化学试剂的报废销毁处理过程由实验室负责人批准后，由管理员按批准方法进行销毁并详细记录销毁过程，记录至少保存10年。

第三节　临床实验室用水的管理

实验室用水主要用于溶解、稀释和配置溶液以及仪器和器皿的洗涤等。临床实验室分析用水的质量关系到检验结果的准确与否，正确选择和使用实验室用水是保证检验质量的基础。因此，应加强临床实验室用水管理，建立水质量监测制度，以确保实验室用水的安全与质量。

一、实验室用水的等级

2008年，原国家质量监督检验检疫总局和国家标准化管理委员会联合发布中华人民共和国国家标准《分析实验室用水规格和试验方法》(GB/T 6682—2008)，该标准对我国分析实验室用水进行了规范，并将分析实验室用水分为三个等级（表9-2）。

考点提示　实验室用水的分级及应用。

1. 一级水　基本上去除了溶解或胶状的离子和有机污染物，适用于有严格分析要求以及颗粒要求的试验，如高效液相色谱分析用水。一级水可由二级水经过石英设备蒸馏或离子交换混合处理后，再经0.2 μm微孔膜过滤制备。

2. 二级水　无机物、有机物或胶体污染物含量非常低，用于无机痕量分析等试验，临床实验室大部分检测如生化和免疫分析等均用二级水。二级水可用多次蒸馏或离子交换等方法制备。

3. 三级水　适用于大部分实验室及试剂制备，如一般的化学分析试验、自动化仪器的冲洗、配制微生物培养基、高压灭菌和普通洗涤等。三级水可用蒸馏或离子交换等方法制备。

表9-2　分析实验室用水规格（GB/T 6682—2008）

名称	一级水	二级水	三级水
外观	无色透明	无色透明	无色透明
pH 范围（25℃）	–	–	5.0~7.5
电导率（25℃）（mS/m）	≤ 0.01	≤ 0.10	≤ 0.50
可氧化物（以 O 计）（mg/L）	–	≤ 0.08	≤ 0.40
吸光度（254nm，1cm 光程）	≤ 0.001	≤ 0.01	–
蒸发残渣（105℃ ±2℃）含量（mg/L）	–	≤ 1.0	≤ 2.0
可溶性硅（以 SiO_2 计）含量（mg/L）	≤ 0.01	≤ 0.02	–

分析实验室用水标准并没有对微生物等的污染做出规定，而临床实验室经常出现有机物、微生物的污染，严重干扰临床样本的测试。因此，分析实验室的用水标准不能完全适用临床实验室。

目前，检测界多数参考美国国家临床实验室标准委员会（NCCLS）的C3-A3版标准，并将其分为三个等级（表9-3）。

表9-3　NCCLS实验室用水规格（C3-A3，1997）

名称	一级水	二级水	三级水
微生物含量（菌落 /ml）	≤ 10	≤ 10^3	–
pH 范围	–	–	5.0~8.0
电阻率（MΩ · cm）（25℃）	≥ 10.0	≥ 1.0	≥ 0.1
硅（以 SiO_2 计）含量（mg/L）	≤ 0.05	≤ 0.1	≤ 1.0
微粒	0.22μm 微孔膜过滤	–	–
有机物质	活性炭过滤	–	–

二、实验室用水的常用制备方法

天然水中含有许多杂质，包括悬浮物（泥沙、藻类、动植物组织等）、胶体物质（土、溶胶等）、可溶性物质（钠、钙、镁等的化合物）及水中的各种微生物。天然水经简单的物理、化学方法处理，除去悬浮物质和部分无机盐得到自来水。天然水和自来水经蒸馏、反渗透等处理，除去杂质，即成实验用水。实验用水的质量高低直接影响到所配试剂的质量，影响实验结果的准确度和精密度。

（一）蒸馏法

将自来水（或天然水）在蒸馏装置中煮沸气化，蒸气经冷凝制备而成。此种方法制水耗能大，冷却水消耗多，产水速度慢。冷凝时会有杂质混入，如少量金属离子、挥发性物质（NH_3）及CO_2等。蒸馏水是实验室中常用的较为纯净的洗涤剂和溶剂。蒸馏水在25℃时其电阻率为$1\times10^5\Omega\cdot cm$左右。

（二）活性炭吸附法

活性炭的吸附过程是利用活性炭的孔隙大小及有机物通过孔隙时的渗透率来达到去除有机物的目的。活性炭的吸附率与有机物的相对分子质量及分子大小有关。活性炭孔隙的大小和分布，决定了去除污染物能力的强弱。对于使用活性炭吸附方式来去除有机物的水纯化系统，活性炭必须定期更换，以避免有机物污染。活性炭吸附法通常配合其他处理方法使用，如活性炭过滤器安装在离子交换树脂之前以除去有机物。

（三）离子交换法

离子交换法是将水通过离子交换柱（内装阴、阳离子交换树脂）除去水中杂质离子的方法。因树脂可交换活性基团的不同，离子交换树脂分为阳离子交换树脂和阴离子交换树脂两大类。当水通过阳离子交换树脂时，水中Na^+、Ca^{2+}等阳离子与树脂中的活性基团$-H^+$发生交换；当水通过阴离子交换树脂时，水中Cl^-、SO_4^{2-}等阴离子与树脂中的活性基团$-OH^-$发生交换。因此离子交换法制备纯水的过程是水中的杂质离子通过扩散进入树脂颗粒内部，再与树脂的活性基团中的$-H^+$和$-OH^-$发生交换的过程。离子交换法能有效地去除杂质离子，但无法去除大部分的有机物和微生物。本法得到的去离子水纯度较高，25℃时电阻率达$5\times10^6\Omega\cdot cm$以上。

（四）反渗透法

反透法是纯水系统中最好的一种前处理方法。使用一个高压泵对高浓度溶液提供比渗透压差大的压力，水分子将被迫通过半透膜到低浓度的一边，这一过程称为反渗透。反渗透膜由乙酸纤维酯或聚硫胺与聚砜基质混合制成，其滤孔结构比超滤膜更为致密，可去除所有颗粒、细菌以及相对分子质量大于300的有机物，但一些更微小的离子如硝酸根以及溶解氯仍不能被有效地去除。反渗透纯水的电阻率一般在$10^4\sim10^5\Omega/cm$，比蒸馏水纯度略低。

（五）微孔过滤法

微孔过滤法包括深层过滤、筛网过滤及表面过滤。主要用于预过滤处理或澄清液体，可去除水中的悬浮物和细菌，所得的水需要进一步纯化，但微孔过滤法可保护下游的纯化装置免遭阻塞。

（六）紫外线照射法

紫外线照射法已广泛应用于水处理系统，大多适用于清洁用水灭菌。细菌的DNA及蛋白质吸收254nm的紫外线而导致细菌死亡。现已经有同时产生185nm和254nm波长的紫外灯管，这种波长组合可以利用光氧化化合物，将纯水中的总有机碳浓度降低至5ppb以下。该方法不能去除水中的重金属和化学物质，杀死的细菌菌体仍残留在水中成为热源。

（七）纯水系统

纯水系统可有效将净化水技术工作原理集中在一台纯水机上，包括活性炭过滤、反渗透、离子交换树脂去离子等，以产出高质量的超纯水，电阻率达到$18.2\times10^6\Omega\cdot cm$（25℃）。目前实验室多用此方法制备纯水，所制备的超纯水一般用于要求较高的实验，如精密仪器分析，标准品、基准试剂配置，组织细胞培养，氨基酸分析，分子生物学及生命科学研究等。

考点提示 实验室用水的常用制备方法。

三、实验室用水的纯度检查

临床实验室要建立用水检查制度，规定水质检测的标准及频度。水质检测应有完整的记录。若水质不符合要求，应有纠正措施。

（一）电导率

水的导电能力强弱程度称为电导率，可与电阻率进行换算，电阻率是电导率的倒数。需要用电导仪测定，使用前要进行校准，由于电导率受温度影响，一般将温度补偿到25℃作为衡量标准。一级水、二级水的电导率需用新制备水进行“在线”测定，要求每天测定并记录。

（二）pH值

纯水能溶解任何接触到的物质且没有缓冲能力，很容易被污染而改变其pH值。纯水不含任何离子，显中性，如暴露在空气中，CO_2会与水反应生成碳酸，pH值下降。纯水的pH值用电位法，按照GB/T 9724—2007进行测定。用酸度计严格按照操作规程，按照厂家说明进行酸度计的校正，再用标准缓冲溶液校正，互相校正的误差pH不得大于0.1单位，应注意温度补偿，国际标准规定在（25±1）℃条件下测定。

（三）细菌菌落计数

细菌污染的水可通过酶的作用使试剂失活或改变基质，或由于细菌代谢物的产生使水中总有机物含量增加，从而改变水的光学特性，引起背景吸光度增加，并可产生热源或内毒素。常见水中的细菌污染是革兰阴性杆菌，通过总菌落计数进行测定，推荐平皿法、过滤法和细菌采样法。

（四）可溶性硅酸盐

在一些地区，水中可溶性硅酸盐是主要问题。硅可能影响酶和微量元素的测定及电解质分析。硅酸盐的检测可采用原子吸收法，也可使用商品试剂盒或采用钼酸盐法检测。

（五）有机物

可使用紫外分光光度计或高效液相色谱法评估水中有机物污染程度，但以上方法不适合临床实验室日常使用。实验室纯水系统应能有效除去或降低可溶性有机物。

（六）内毒素

内毒素是革兰阴性菌细胞壁上的一种脂多糖和蛋白的复合物，当细菌死亡或自溶后释放出来。实验用水中内毒素的存在对实验结果有影响，可用鲎试剂测定水中内毒素的含量。

四、实验室用水的管理

（一）盛水容器

实验用水在贮存期间，污染的主要来源是容器内金属、有机物，空气中的CO_2和其他杂质。

选择容器时应注意：①容器不能引起新的污染。玻璃在贮存水样时可溶出钠、钙、镁、硅等元素离子，聚乙烯材料的溶出离子和有机物较少；②容器壁不应吸收或吸附某些待测组分。一般的玻璃容器易吸附金属，聚乙烯等塑料易吸附有机物质、磷酸盐和油类；③容器不应与某些待测组分发生反应，如测氟时玻璃可与氟化物发生反应；④深色玻璃能降低光敏作用。

不同类型的水应用不同的容器盛装，大容量盛水容器倾向使用不锈钢、聚偏氟乙烯、玻璃纤维强化树脂等材料，小容量储存容器可以使用玻璃容器。

（二）使用时间

实验室用水应该标明启用时间，长时间贮存会使水质下降，对储存时间较长的蒸馏水应弃去，一级水不可贮存，需要在使用前制备。

（三）纯水系统的维护

纯水系统容易染菌的部分为活性炭过滤器、储水罐、输送管道。活性炭过滤器吸附的有机物易滋生细菌，须反冲洗以去除吸附的聚集物。自动冲洗装置可以清洗反渗透滤膜，避免滤膜表面水垢的产生，延长滤膜使用寿命。定期消毒反渗透膜、定期清洗水箱、更换耗材可避免菌膜的产生并保持纯水器的良好状态。用紫外光氧化法灭菌后，再用0.2μm的微孔过滤器过滤，可进一步保证水质。而且，制水系统及设备的使用、维护及每日水质监控记录应严格管理，特别是制水系统的管路连接应合理、有序并定期检查，以免管路漏水而损坏仪器设备，做到安全用水。

临床实验室用水质量关系到检验结果的正确与否，正确地选择和使用不同级别的实验用水，是保证检验质量的基础。有效的水质分析和质量控制方法，尤其是使用制水系统时，对其水质进行定期检测和分析，对系统进行定期维护，验证和校验，是临床实验室用水质量的重要保障。

扫码“看一看”

第四节　临床实验室材料的管理

临床实验室常用的材料品种繁多，主要有玻璃器材和塑料一次性材料。材料的管理影响检验质量、成本消耗，还直接关系到生物安全防范，是临床实验室管理的重要内容之一。

一、实验消耗品的种类与用途

（一）玻璃器材

1. 分类　常用玻璃仪器分为容器类和量器类。容器类玻璃仪器为常温或加热条件下物质的反应容器和贮存容器，包括试管、烧杯、锥形瓶、滴瓶、漏斗等。量器类玻璃仪器用于计量溶液体积，不可用作实验容器，不可量取热溶液，不可长期存放溶液，包括量筒、移液管、吸量管、容量瓶和滴定管等，使用时应遵循保证实验结果精确度的原则选择量器。

2. 清洗　玻璃器材的清洗分为一般清洗和特殊清洗，清洗不干净，会影响检验结果的准确性。容器类可用洗涤剂刷洗，再用自来水反复冲洗，最后用蒸馏水反复润洗3次，以容器壁不挂水珠为洁净，置于器具架晾干或烘干备用。量器类不能刷洗，可用自来水反复冲洗，晾干后浸泡在重铬酸钾洗液中4~6小时或过夜，再用自来水洗去残留的重铬酸钾洗液，最后用蒸馏水反复润洗3次以上。被污染的容器，首先用含氯消毒剂浸泡24小时，或先进行高压灭菌后，再按上述方法清洗。玻璃器材的清洗通常由清洁人员承担，检验技术人员也应参与，特别是实验要求较高的玻璃器材。

3. 存储　应设置专用仓储场所，玻璃试管按不同规格放置，同一规格的试管按一定的数量包好后再放置。吸管应每根用纸包好，特别注意管尖的保护。量杯、量筒应设置专用放置架，烧杯、试剂瓶、平皿、容量瓶等玻璃器具放置时，箱内要用柔软物质把玻璃器具彼此隔开，如牛皮纸、海绵等，或把上述玻璃器具放入专用柜。

（二）一次性塑料制品

临床实验室常用的一次性材料主要有真空采血系统和一次性塑料制品，如注射器、塑料试管、样品杯、培养皿、吸样头等。

1. 真空采血系统　真空采血系统由真空采血管、持针器、双向采血针组成。

（1）真空采血管　是一种带有胶塞头盖的真空管，在生产过程中预先抽成真空负压，双向针一端插入真空采血管内，另一端在持针器的帮助下刺入静脉，血液在负压作用下自动流入试管内，同时采血管内预置了不同的添加物，如抗凝剂、促凝剂、缓冲剂、保护剂、分离胶等，用于临床的多项血液检验。这种封闭式采血无需容器之间的转移，减少了溶血现象；能有效地保护血液有效成分，保证待检样本原始性状的完整性，使检验结果更可靠；避免了血液外溢引起的污染，利于标本的转运和保存，避免医护人员和患者间的交叉感染。印刷在管壁不干胶标签上的主要内容是真空管容量、用途、内添加剂名称、有效期及部分品牌商标。

（2）持针器　连接针头与采血管，采样时只需换双向针头，不被血液所污染，可以反复使用。

（3）双向采血针　包括静脉穿刺针和管塞针，一次进针，多管采血。

高质量的真空采血管应无菌，再加上封闭操作，可大大减少患者、抽血者、实验操作者被感染的机会。不同用途的采血管有不同颜色的管塞和标签，易于辨认。真空采血管头盖应使用合格的软塑料并严格密封，以免漏气使负压消失。试管外壁应有清晰的刻度，便于观察采血量。试管内壁光滑，无异物特别是干扰实验的物质。

2. 一次性注射器　一次性注射器通常由聚丙烯塑料制成，经环氧乙烷或射线消毒灭菌，无毒、无菌、无热源。临床实验室主要用来抽取血样本，由于一次性使用，可有效地控制医院内的交叉感染。常用规格有2ml、5ml和10ml等，规格多，使用普遍。由于它容易被不法分子再次利用，使用后的一次性注射器消毒、回收十分重要，是医院感染管理的重要环节。

3. 一次性塑料试管　一次性塑料试管大多由聚丙乙烯塑料制成，临床实验室常用来盛装血样本，可用作某些试验（放射免疫等）的反应管。由于使用方便、规格多、价格低，在临床实验室广泛应用，而玻璃试管的使用逐步减少。但塑料试管的质量相差较大，对离心的承受力不同，需注意其适用性。

4. 样本杯　临床实验室的许多自动化仪器，例如自动生化分析仪、发光免疫分析仪等仪器均都需要使用一次性塑料样本杯。部分进口专用仪器有特定的反应杯和比色杯，它们可以随试剂配送（或另购），有些仪器可以用国产替代品，但要注意品质和规格，试用合格后才能批量购买。

5. 培养皿　用于细菌培养的塑料平皿，常用规格有直径7cm、9cm和12cm。它有轻便、一次性使用、易灭菌、免清洗的优点，部分取代了玻璃培养皿。但它也有缺点，除成本增加以外，塑料的透明度不及玻璃，须打开培养皿盖才可观察菌落。

6. 吸样头　吸样头指与加样器配套使用的一次性吸头。吸样头对检验结果的影响较大，主要是与加样器之间的匹配程度。如为定性试验，一般与吸样器匹配的吸头能满足试验的质量要求；如为定量试验，除加样器本身需要计量准确以外，对吸头要求较高，不但要求严密匹配，加样后的残留量还要小。

7. 塑料离心管（Eppendorf管） 塑料离心管简称Ep管，自带密封盖，子弹头状，存在多种容量规格。广泛应用于临床实验室的标本采集、离心分离、样品保存和运送等。临床基因扩增实验室的核酸纯化和分离、PCR扩增反应或实时荧光定量PCR的反应管大多采用0.5ml的离心管，对离心管材质有较高的质量要求。

二、实验室材料的质量评价

（一）购置

一次性实验材料在购置时需要商家提供三证：注册证、生产许可证、卫生许可证，严格认定生产批准文号、合格证、使用有效期等。每一批一次性实验材料，都要由相关人员进行质量验收和登记，并定期对购置的一次性无菌物品进行抽查监测。

（二）储存

一次性实验材料应有严格的保管制度，物品应存放于阴凉干燥、通风良好的物架上，如发现无菌器材包装破损，应禁止使用。

（三）用后处理

一次性实验材料使用后需进行无害化处理。实验室将使用后的吸管、试管、采血针、注射器针头等分类后进行消毒、毁形处理。统一回收，集中处理，处理单位必须具有当地卫生主管部门颁发的卫生许可证。严禁将使用后未经无害化处理的用品直接按废弃物处理，以防危害社会。

三、实验材料的无害化处理

临床实验室的一次性实验用品较多，使用后常带有传染性病原体，应严格按照《医疗卫生机构废物管理办法》要求，分步进行无害化处理，以免污染环境。

（一）第一次消毒

一次性塑料制品如试管、吸头、注射器等使用完后立即浸泡于2000mg/L含氯的消毒液中；金属一次性用品如采血针、注射器针头应用1000mg/L含氯的消毒液浸泡24小时。

（二）第二次消毒

第二天清晨可对第一次消毒过的一次性用品进行第二次消毒，达到彻底消毒的目的。尽可能进行高压灭菌。

（三）毁形处理

对经两次消毒的一次性用品要进行毁形处理，一次性金属用品可用钳子夹弯，一次性塑料制品可用刀具毁形，有条件的医疗机构可采用专用毁形机粉碎，然后把金属和塑料制品分别盛放，由专人负责保管。

（四）无害化处理

将经消毒毁形的一次性用品定时交给一次性用品集中处理单位进行无害化处理或回收。

集中处理单位应具有当地卫生主管部门颁发的卫生许可证。不得将使用后的一次性医疗用品出售给未经卫生主管部门许可的单位和个人，或者以其他方式流入社会。严禁将未经无害化处置的一次性医疗用品向环境排放或混入生活垃圾。

本章小结

仪器设备是临床实验室开展正常检验工作的基础，做好仪器设备与试剂的质量管理，是临床实验室质量管理的重要部分。

临床实验室仪器设备采购前必须进行论证评估，使之符合质量管理要求。实验仪器的管理需要制定规范的标准操作程序，并且定期进行检定或校准，做到及时维护和校正，转移和报废要慎重进行。

试剂及实验耗材的使用和管理也是影响检验质量的主要因素之一，实验室应制定规范的试剂和耗材接收、储存和验收管理制度，并严格按照制度及制造商的说明储存收到的试剂和耗材。

实验室用水分为三个等级，制备方法有多种。实验室用水的纯度检查项目有电导率、pH、细菌菌落计数、可溶性硅酸盐、有机物、内毒素等。实验室需要建立用水管理及监测制度，以确保实验室用水的质量。

实验室常用材料主要有玻璃器材和一次性塑料材料。玻璃器材的管理包括清洗、存储和放置。一次性塑料制品要注意产品的购置、储存和用后无害化处理。

扫码“练一练”

习　题

一、选择题

1. 某医院检验科购置了一批100 μl的微量移液器投入使用，以下说法正确的是

A．首次使用无须检定/校准

B．可以一直使用，无须检定/校准

C．应周期性检定/校准

D．损坏维修后即可使用，无须检定/校准

E．上级主管部门检查工作前做一次检定/校准

2. 我国制定的《分析实验室用水规格和试验方法》的国家标准规定了分析实验室一级水的技术指标，下列选项中符合一级水的要求是

A．电导率（25℃）/（mS/m）≤0.5

B．吸光度（254mm，1cm光程）≤0.01

C．可允许微量的无机、有机或胶态杂质

D．基本上不含有溶解或胶态离子及有机物

E．可溶性硅（以SiO_2计）含量（mg/L）≤0.02

3. 如果设备故障影响了分析性能，在设备故障修复后，应通过合适的方式进行相关的检测验证，这些方式不包括

A．可校准的项目实施校准

B．在下一个工作日再做室内质控并在允许范围内

C．与其他仪器的检测结果比较

D．使用留样再测结果进行判断

E．质控物检测结果在允许范围内

4. 化学危险品试剂的管理不包括以下哪种方式

A．易燃易爆试剂与易产生火花的设备应隔离放置

B．金属氧化剂要置阴凉处放置

C．压缩气体和液化气体要避免日晒，不能放置在热源附近

D．易燃品的库房应通风散热、阴凉干燥，并有防热降温设施

E．有毒物品可存放在开放的试剂柜中，需要时可随时取用

5. 为了查明或确认计量器具是否符合法定要求，常用的方法是对仪器进行检查、加标记和（或）出具合格证书，进行量值传递以保证量值准确一致，称之为

A．仪器的定标　　B．仪器的检查　　C．仪器的检定

D．仪器的校准　　E．仪器的维护

6. 以下药品中，可以与水直接接触的是

A．金属钠、钾　　B．电石　　C．白磷

D．金属氢化物　　E．金属氧化物

7. 实验室使用过的有机溶剂废液不应采取下列哪种方式处理

A．汇集后排放入下水道

B．回收一部分用于要求较低的实验中

C．少量残液置于安全的空旷地点充分燃烧排放

D．将废液分类集中于废液瓶中

E．集中回收后交于专门机构处理

8. 仪器设备的维护由专人负责，做到经常化、制度化和责任制，不包括以下哪项维护

A．每日维护　　B．每周维护　　C．每季维护

D．每年维护　　E．必要时维护

9. 以下哪项不是选购试剂盒的要求

A．试剂盒的储存期至少为1年

B．所用标准品或标准参考物符合标准和要求

C．选购具有合适包装，近期出厂的产品

D．应选购价格低、有批准文号的产品

E．一般在气温较高的季节购买试剂

10. 取用化学药品时，以下哪些事项操作是正确的

A．取用腐蚀和刺激性药品时，尽可能带上橡皮手套和防护眼镜

B．倾倒时，切勿直对容器口俯视

C．倾取化学药品时，应该使用橡皮球

D．开启有毒气体容器时应戴防毒用具

E．以上都正确

二、简答题

1. 临床实验室设备的维护主要包括哪些方面？

2. 如果你是临床实验室的管理人员，应当如何对实验室设备进行有效的管理？

（张西强）

第十章

临床实验室安全管理

学习目标

1. **掌握** 临床实验室生物危害、安全防护要求。
2. **熟悉** 临床实验室的主要危害源和生物安全相关知识。
3. **了解** 国家临床实验室生物安全的法律法规和生物安全管理体系。
4. **学会** 安全防护的操作规程和意外事故的应急的处理方法。
5. **具备** 临床实验室安全意识和防护能力，特别是生物安全防护能力。

扫码“学一学”

第一节 概 述

临床实验室是开展临床实验、教学和科研等工作的特殊场所，日常工作需接收大量有生物危害的临床样本，是医疗机构中病原微生物最为集中的区域。临床样本涉及各种已知和未知的病原微生物，其对实验人员及环境具有潜在的生物危害，甚至可能危害人类的生命安全。实验中危险化学品、用电、噪声和电离辐射也易导致工作人员发生意外事故。因此，安全管理为临床实验室管理工作的核心内容，临床实验室安全管理工作需强化工作人员安全防护意识，加强人员的安全防护培训，建立法制化、规范化和日常化的实验室安全管理体系；配备必要安全设备，规范安全操作技术和方法，以更好地保障实验室人员及环境的安全。

一、实验室生物安全的有关概念

1. 生物因子（biological agents） 可能引起感染、过敏或中毒的所有微小生物体，包括基因修饰的、细胞培养的和寄生于人体的一切微生物和其他相关的生物活性物质。

2. 生物危害（bio-hazard） 由于生物因子对环境及生物体的健康所造成的危害。

3. 生物风险（biological risk） 实验室涉及的生物因子将要或者可能形成的危害，是伤害概率及其后果严重性的综合。

4. 风险分析（risk analysis） 系统运用所掌握的资料，对实验室活动可能形成的风险进行分析，找出减少风险的措施。包括风险因素的确定，风险评估、管理和交流等过程。

5. 风险评估（risk evaluation） 对风险因素发生的概率、危害及后果进行客观估计。包括对涉及生物因素的风险大小评估和对可能的生物因子风险可接受与否的评估。

6. 风险控制（risk control） 为最大限度地降低生物风险而采取的综合措施。

7. 气溶胶（aerosols） 悬浮于气体介质中的粒径一般为0.001～100μm的固态或液态微

小粒子形成的相对稳定的分散体系。

8. 实验室相关感染（laboratory-associated infection） 实验室工作人员因直接或者间接操作病原微生物而获得的感染。

9. 生物安全（bio-safety） 为避免危险生物因子造成实验室人员暴露，向实验室外扩散并导致危害而采取的综合措施，达到对人和环境安全防护的目的。

10. 实验室生物安全（laboratory bio-safety） 在从事病原微生物活动的实验室中避免危险生物因子对实验室人员及相关工作人员的危害，对环境的污染和对公众的伤害，其生物安全条件符合相关法规、标准等对实验室安全责任的要求。

二、临床实验室的主要危害源

在临床实验室中，主要的危害源通常分为3类：生物危害源、化学危害源及物理危害源。

考点提示 临床实验室的主要危害源。

（一）生物危害源

临床实验室的生物危害源主要来自患者样本中的微生物，尤其是病原微生物，如细菌、病毒、真菌及寄生虫等。发生相关感染的原因通常因工作人员不规范操作或失误等导致，如在直接或间接接触病原微生物的实验中，吸入气溶胶，被锐器刺伤，感染性材料处理不当等。

（二）化学危害源

化学危害源是指临床实验室在实验操作过程中所使用的危险性化学品，主要包括易燃易爆类、腐蚀类、毒害类和放射类等。化学危险品危害途径有皮肤接触，黏膜吸收，呼吸道吸入、食入、针刺或注射等。化学危险品的危害可累及皮肤及黏膜组织、呼吸系统、消化系统、泌尿系统、神经系统和造血系统等，导致出现身体的局部或者全身症状，部分化学品还可能致畸或致癌。

（三）物理危害源

物理危害源主要来自电离辐射、紫外线和激光照射、用电及火灾等危害。

1. 电离辐射危害 工作人员若长期暴露于电离辐射，可能导致皮肤损伤、脱发、贫血、胃肠系统和生殖系统损伤等，甚至可引起白血病、皮肤癌、肺癌等恶性肿瘤的发生。

2. 紫外线及激光的危害 实验室人员若过度暴露于紫外线或者激光下，可导致皮肤损伤，出现红斑或色素沉着，严重者可诱发皮肤癌；易损伤眼组织、角膜和晶状体等，诱发白内障。

3. 电及火灾的危害 在临床实验室中，电危害包括直接危害和间接危害。直接电危害为用电不规范或者操作不当等导致的用电意外，间接危害则因不规范用电，如超负荷用电、线路老化和设备不使用时长时间开机等导致的火灾而产生危害。

三、生物安全相关的法律法规和标准

（一）国际的法律法规和标准

1. WHO《实验室生物安全手册》 实验室生物事故造成的损害及隐患给临床实验室的

安全管理敲响了警钟，为此世界卫生组织（WHO）于1983年出版了《实验室生物安全手册》，鼓励各国接受和执行，指导病原微生物实验室制订生物安全操作规范，并于1993年组织了美国、英国、加拿大、俄罗斯、瑞典和澳大利亚等国的专家编写了该手册的第二版。2004年，WHO正式发布了《实验室生物安全手册》（第三版），继续发挥其在国际生物安全领域的指导作用，并在第二版的基础上全面阐述了临床实验室所面临的生物安全管理和安全保障的问题，增加了危险评估、实验室生物安全保障、重组DNA技术的安全利用以及感染性物质运输等方面的内容。

2. 各国法律法规 美国疾病预防控制中心（CDC）和美国国家卫生研究院（NIH）于1993年发布了《微生物学和生物医学实验室的生物安全手册》（第三版），该手册提出了将病原微生物和实验室活动分为四级，并于1999年发布了第四版，目前被国际公认为“金标准”。欧洲经济共同体（EEC）委员会指令93/88，对微生物危险等级的分类，仅限于对人类有致病性的微生物，并对从事病原微生物工作人员的预防免疫做出了相应的规定。英国、法国、比利时、德国、加拿大等国都有相应的病原体分类标准。

（二）我国的法律法规和标准

1. 我国的生物安全法律法规 为加强生物安全管理，我国先后发布了《中华人民共和国传染病防治法》、《病原微生物实验室生物安全管理条例》、《医疗废物管理条例》等法律法规，这对加强传染病及病原微生物的管理、加强卫生监督以及医疗废物的安全管理、防止传染病病原体扩散、保护环境和公众健康起到了重要作用。

2. 我国有关实验室生物安全的标准和规范

（1）中华人民共和国国家标准 《实验室生物安全通用要求》（GB 19489—2008）是我国实验室生物安全强制执行的标准，对不同级别生物安全实验室或动物实验室的布局、设施、安全设备、个人防护、实验室生物安全标准操作规程等均做了详细描述。《医学实验室安全要求》（GB 19781—2005/ISO 15190：2003）规定了临床实验室建立并维持安全工作环境的要求，主要包括临床实验室的管理、安全设计、实验室标准操作程序、职业性疾病及意外事故的报告、职工培训、个人防护设备及医学实验室其他安全要求等。《生物安全实验室建设技术规范》（GB 50346—2011）主要规定了生物安全实验室的建筑平面、装修和结构的技术要求；实验室的基本技术指标的要求；空气调节和空气净化、给水排水、气体供应、配电、自动控制和消防设施配置的原则；施工、验收和检测的原则等，为我国生物安全实验室的建设和改造提供技术依据。

（2）中华人民共和国卫生行业标准 《病原微生物实验室生物安全通用准则》（WS 233—2017），《人间传染的病原微生物名录》《可感染人类的高致病性病原微生物菌（毒）种或样本运输管理规定》《临床实验室生物安全指南》等主要包括生物安全防护的基本原则，实验室的分类和分级，生物安全实验室的基本要求等，明确了实验活动所需的生物安全实验室级别和可感染人类的高致病性病原微生物菌（毒）种或样本的运输管理。

（3）《病原微生物实验室生物安全环境管理办法》（第32号）规定了我国实验室从事实验活动的生物安全环境管理。

知识链接

我国医疗卫生系统生物安全法律法规与标准

我国医疗卫生系统的生物安全法律法规与标准主要由卫生行政管理部门或者相关机构制定，具体指导临床实验室生物安全管理工作，包括《病原微生物实验室生物安全通用准则》《临床实验室生物安全指南》《医学实验室安全要求》《人间传染的病原微生物名录》《人间传染的高致病性病原微生物实验室和实验活动生物安全审批管理办法》《中国医学微生物菌种保藏管理办法》《人间传染的病原微生物菌（毒）种保藏机构管理办法》《可感染人类的高致病性病原微生物菌（毒）种或样本运输管理规定》《医疗卫生机构医疗废物管理办法》《医疗废物专用包装物、容器标准和警示标识规定》等。

四、实验室的安全标识

考点提示 临床实验室的安全标识。

临床实验室中存在感染性物质、危险化学品、电离辐射等潜在危害，通常应采取加贴警示标识方式以对各种危害进行识别，用于提醒进入临床实验室危险区域的人员免受危害。

（一）生物危害标识

国际通用的生物危害警告标识如图10–1，其使用如下：

1. 实验室入口　在处理危险度二级或更高危险度级别的微生物时，在实验室入口处应贴有生物危害警示标识。

2. 生物安全设备　在生物安全柜、离心机等生物安全设备外面，也应贴有生物危害标识。

（二）感染性物品标识

储存、运输和处理含有感染性物质的物品外包装上应贴有感染性物品标识（图10–2）。

（三）电离辐射标识

若在实验室区域存在电离辐射危险时，应在门上张贴“当心电离辐射”警示标识（图10–3）。

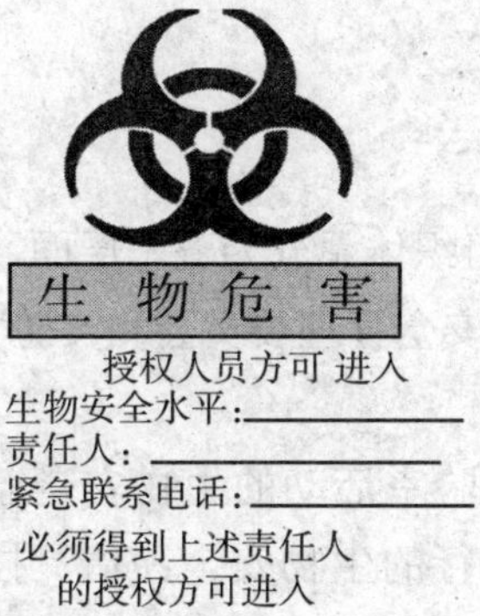
生　物　危　害
授权人员方可 进入
生物安全水平：
责任人：
紧急联系电话：
必须得到上述责任人
的授权方可进入

图10–1　生物危害警告标识

感染性物品

图10–2　感染性物品标识

图10–3　当心电离辐射标识

（四）危险化学品警示标识

通常将危险化学品进行分类并通过标识来了解其危险性，在临床实验室中遇到的危险化学品（图10–4）主要如下。

1. 爆炸品 在外界作用下（如受热、受压、撞击）能发生剧烈的化学反应，瞬间产生大量的气体和热量，使周围压力急剧上升，发生爆炸，如叠氮钠等。

2. 压缩气体或液化气体 在一定温度下经加压液化后充装在钢瓶里的气体，分为易燃气体、不燃气体和有毒气体等。常见有氨气、一氧化碳、氧气和氮气等。

3. 易燃液体 在常温下容易燃烧的液态物质，通常闪点在45℃下的液态物质被认为是易燃液体，如乙醛、丙酮、苯、甲醇、环辛烷、氯苯和苯甲醚等。

4. 氧化剂 如氯酸铵、高锰酸钾等。

5. 腐蚀品 包括酸性腐蚀品，如硫酸、硝酸和盐酸等；碱性腐蚀品，如氢氧化钠等。

6. 剧毒化学品 具有非常剧烈毒性危害的化学品，包括人工合成的化学品及其混合物（含农药）和天然毒素等。

图10–4 危险化学品标识

第二节 实验室生物安全管理体系

一、生物安全管理组织体系的建立

（一）生物安全管理委员会的建立及职责

1. 实验室生物安全管理组织体系分级 实验室生物安全管理组织体系分为五个层面，分别为：国家、地区、单位上级主管部门、实验室所在医疗机构生物安全管理委员会和实验室。

2. 实验室生物安全专家委员会职责

（1）国家级管理委员会 主管人体健康有关的实验室及其实验室活动的生物安全监督工作，承担从事高致病性微生物相关实验活动的实验室设立与运行的生物安全评估、技术咨询和论证工作。

（2）地区级管理委员会 在各自职责范围内负责实验室及其实验室活动的生物安全工作，承担本地区实验室的设立和运行的技术咨询工作。

（3）单位上级主管部门管理委员会　加强对实验室生物安全活动的管理，负责咨询、评估和监督实验室的生物安全相关事件，制定新的安全政策以及仲裁安全事件纠纷。

（4）实验室所在单位生物安全管理委员会　实验室感染控制工作，负责咨询、指导、评估和监督实验室的生物安全相关事宜。制定所在单位的生物安全规章制度，定期检查实验室的生物安全防护措施，病原微生物菌（毒）种和样本保存与使用、安全操作，实验室排放废物处置等规章制度的实施情况；对某些研究方案如对实验中的感染因子、动物使用、重组DNA以及基因修饰物质等进行审查和风险评估；加强对实验室日常活动的管理。

（5）临床实验室　管理层对实验室人员及环境安全负责，负责安全管理体系的设计、实施和改进，如为实验室人员提供履行职责所需的恰当权力和资源，明确实验室安全管理的组织结构，规定所有人员的职责、权力和相关关系，制定生物安全手册，建立实验室工作程序确保符合国家安全管理体系要求，定期检查、维护和更新，负责实验室生物安全的日常监督和检查等。

（二）生物安全管理体系文件

通常情况下，生物安全体系文件包括生物安全管理手册、程序文件、作业指导书和记录等四层文件。

1. 生物安全管理手册　生物安全管理手册是生物安全管理纲领性文件，其核心内容是生物安全方针、目标、原则、组织机构及各组成要素的描述。通常包括：封面、目录、批准页、修订页、概述、适用范围、目标、方针、定义，安全管理要求和技术要求等，应对组织机构、人员岗位职责、安全管理体系、文件架构、安保要求等进行规定，对安全要求不可低于国家和地方的相关规定及标准。

2. 生物安全管理程序文件　生物安全管理程序文件是对实验室生物安全进行全面策划和管理，对各项生物安全管理活动程序的方法所作的规定，如个人防护程序，实验室生物安全维护程序，生物因子危害程度评估程序，样品采集程序，实验室废弃物处理操作程序等。通常包括：文件标题、目的、适用范围、职责、规程要求、记录表格、支持文件等。

3. 生物安全管理作业指导书　生物安全管理作业指导书是指导实验室工作人员实验操作技术的细节性文件。作业指导书包括实验活动涉及的安全风险，以及如何在风险最小的情况下开展实验室活动的相关内容，包括微生物标准操作手册、化学品操作手册和仪器操作手册，如接种环、微量移液器和生物安全柜的操作等。

4. 生物安全管理记录　生物安全管理记录是实验活动的记录，为实现可追溯性提供可靠依据，通常采用表格形式，简单、明了。

二、生物安全管理制度及规范

临床实验室应当依据《病原微生物实验室生物安全管理条例》的规定制定严格、科学的管理制度，并定期对有关生物安全规定的落实情况进行检查，加强实验室生物安全的日常监督，保证实验室工作人员环境及样本的安全。

1. 建立安全管理的规章制度　临床实验室应根据生物安全管理相关的法律法规、标准，结合本实验室具体情形制定。应主要有：①实验室安全管理制度；②实验室监督管理制度；③生物安全防护制度；④实验室准入制度；⑤人员安全培训制度；⑥微生物实验室菌（毒）种管理制度；⑦实验室消毒灭菌及实验室医疗废弃物处理制度；⑧实验室感染事故报告制度；⑨传染病病原体报告制度；⑩生物安全紧急应急预案等。

2. 生物安全管理规范 人员、硬件和软件是构成临床实验室生物安全的三要素，人员是其核心要素。实验室应每年定期对实验室相关工作人员进行安全防护培训，保证其可熟练掌握实验室技术规范、操作规范、生物安全防护知识和实际操作技能，并定期进行考核，考核合格才能上岗工作。

第三节 实验室生物安全风险评估

一、生物因子风险程度分级

GB 19489—2008《实验室生物安全通用要求》根据生物因子对个体和群体的危害程度将其分为4级。

1. 危害等级Ⅰ（低个体危害，低群体危害） 不会导致健康工作者和动物致病的细菌、真菌、病毒和寄生虫等生物因子。

2. 危害等级Ⅱ（中等个体危害，有限群体危害） 能引起人或动物发病，但一般情况下对健康工作者、群体、家畜或环境不会引起严重危险的病原体。实验室感染不导致严重疾病，具备有效治疗和预防措施，传播风险有限。

3. 危害等级Ⅲ（高个体危害，低群体危害） 能引起人类或动物严重疾病或造成严重经济损失，但通常不能因偶然接触而在个体间传播或能使用抗生素、抗寄生虫药治疗的病原体。

4. 危害等级Ⅳ（高个体危害，高群体危害） 能引起人类或动物非常严重的疾病，一般不能治愈，容易间接或因偶然接触在人与人、动物与人、人与动物、动物与动物间传播的病原体。

二、病原微生物危害程度分类

我国《病原微生物实验室生物安全管理条例》中根据病原微生物的传染性以及感染后对个体或群体的危害程度，将病原微生物分为四类。

1. 第一类病原微生物 能够引起人类或者动物非常严重疾病的微生物，以及我国尚未发现或者已经宣布消灭的微生物。

2. 第二类病原微生物 能够引起人类或者动物严重疾病，比较容易直接或者间接在人与人、动物与人、动物与动物间传播的微生物。

3. 第三类病原微生物 能够引起人类或者动物疾病，但一般情况下对人、动物或者环境不构成严重危害，传播风险有限，实验室感染后很少引起严重疾病，并且具备有效治疗和预防措施的微生物。

4. 第四类病原微生物 在通常情况下不会引起人类或者动物疾病的微生物。

考点提示 高致病性病原微生物是指第一类和第二类病原微生物。

三、生物安全实验室分级及适用范围

考点提示 BSL-1、BSL-2、BSL-3、BSL-4实验室的适用范围。

根据所操作的生物因子采取的防护措施，将实验室生物安全防护水平（biosafety level，BSL）分为四级，分别表示为BSL-1、BSL-2、BSL-3、BSL-4，其中，一级防护水平最低，四级防护水平最高。

1. 一级生物安全防护实验室（BSL-1） BSL-1实验室防护水平最低，实验室的结构设施、安全操作规程、安全设备适用于对健康成人已知无致病作用的微生物，如适用于教学的普通微生物实验室。实验室和建筑物中的一般行走区无需分开，按照操作规程，在开放的实验台面上开展工作，对外来人员的进入无严格限制，一般不要求特殊的安全设备和设施，也无需使用生物安全柜。

2. 二级生物安全防护实验室（BSL-2） BSL-2实验室涉及感染与人类相关的病原体的实验操作，病原微生物着重通过摄入以及皮肤黏膜暴露引起的感染危险。实验室的结构设施、安全操作规程、安全设备适用于对人和环境有中等危害或者具有潜在危险的致病因子。与BSL-1实验室的区别：实验人员均接受过致病因子处理方面的特殊培训，并由有资格的工作人员指导；实验室入口处应有明确的生物安全防护标识，进行实验时，限制人员进入实验室；某些可能产生传染性气溶胶或液体飞溅、溢出等操作均应在生物安全柜中进行。作为临床实验室，其主要工作为接受、处理和检测各种临床样本，临床样本均具有不同程度的潜在传染性。一般情况下，针对血液途径传播的病原体的操作（如HIV、HBV和HCV等），建议在BSL-2实验室进行。BSL-2实验室应配置生物安全柜和高温消毒灭菌装置。在《病原微生物实验室的生物安全通用准则》（WS 233—2017）中对BSL-2实验室的缓冲间、核心工作间、排风系统和实验室安全设备提出了更为严格的要求，建设加强型BSL-2实验室。

3. 三级生物安全防护实验室（BSL-3） BSL-3实验室结构和设施、安全操作规程、安全设备用于主要通过呼吸途径使人传染上严重的甚至是可导致生命危害的致病微生物以及毒素，通常已有预防传染的疫苗。如艾滋病病毒的研究（血清学实验除外）应在三级生物安全防护实验室中进行。实验人员应在处理致病性的和可能使人致死的致病因子方面受过专业训练，并由对该致病因子工作有经验的、有资格的工作人员监督。实验室由双重门或气闸室与外部隔离的实验区域组成，非实验工作人员禁止入内，必须配置生物安全柜和高温灭菌锅等设备。实验室送风必须经过三级过滤，室内空气也必须经过粗、中、高三级过滤后通过高空排放至室外大气中，禁止循环回风。实验室排风须独立设置，并采取有效措施以保证风系统平衡，保证各个实验区域之间的负压要求。

扫码“看一看”

4. 四级生物安全防护实验室（BSL-4） BSL-4实验室结构和设施、安全操作规程、安全设备适用于对人体具有高度的危险性，通过气溶胶途径传播或传播途径不明、目前尚无有效的疫苗或治疗方法的致病微生物及其毒素。有些危险的外源性致病因子，具备因气溶胶传播而致实验室感染和导致生命危险疾病的高度个体风险，有关工作均应在BSL-4实验室中开展。若为与上述情况类似的不明微生物，也必须在四级生物安全防护实验室中进行。实验室成员应在处理特别危险的传染源方面受过特殊和全面的训练，应了解标准和特殊操作中生物安全柜的作用、安全设备和实验设计性能。实验由在有关致病因子方面受过训练并有工作经验的、有资格的工作人员监督。实验室负责人应严格控制人员进入实验室。实验室采用独立的建筑物或建筑物内有独立的隔离区域，应远离公共场所，不得设在城市商业区或居民小区内。根据相应的隔离等级使室内保持负压，实验操作在Ⅱ级B2型或在Ⅲ级生物安全柜中进行。对于某些实验，工作人员必须穿特制的正压防护服。

四、生物安全风险评估

风险评估是指评估风险控制的大小及确定是否可容许的全过程。

（一）生物安全风险评估分类

实验室生物安全风险评估一般分为七大类：与病原微生物有关的风险评估；与实验动物有关的风险评估；与实验人员有关的风险评估；与实验活动有关的风险评估；与实验室仪器设备有关的风险评估；与实验室环境有关的风险评估；实验室安全管理制度方面的风险评估等。

（二）风险评估内容

风险评估内容包括生物因子已知或未知的生物学特性，如生物因子的种类、来源、传染性、传播途径、易感性、潜伏期、剂量–效应关系、致病性、变异性、在环境中的稳定性、与其他生物和环境的交互作用、相关实验数据、流行病学资料、人员安全状况评估、预防和治疗方案等。

（三）风险评估时间

风险评估开始于实验室设计建造之前，实施于实验活动中，在实验活动中需定期进行阶段性评估。若实验室因实验条件发生改变，应及时对实验室生物安全风险适时进行重新评估，保证风险评估报告的及时性。

（四）评估办法

评估办法应严格执行中华人民共和国卫生行业标准《临床实验室生物安全指南》（WS/T 442—2014）。

1. 临床实验室应建立并维持实验室风险评估和风险控制程序，持续进行危险识别、风险评估和实施必要的控制措施。

2. 当临床实验室活动涉及致病性生物因子时，实验室应进行生物风险评估。风险评估应考虑（但不限于）下列内容。

（1）生物因子已知或未知的特性。

（2）适用时，临床实验室本身或相关实验室已发生事故的分析。

（3）临床实验室常规活动和非常规活动过程中的风险（不限于生物因素），包括所有进入工作场所的人员和可能涉及的人员（如合同方人员）的活动。

（4）设施、设备等相关的风险。

（5）适用时，实验动物相关的风险。

（6）人员相关的风险，如身体状况、能力、可能影响工作的压力等。

（7）意外事件、事故带来的风险。

（8）被误用或恶意使用的风险。

（9）风险的范围、性质和时限性。

（10）危险发生的概率评估。

（11）可能产生的危害及后果分析。

（12）确定可接受的风险。

（13）适用时，消除、减少或控制风险的管理措施和技术措施及采取措施后残余风险或新带来风险的评估。

（14）适用时，运行经验和所采取的风险控制措施的适应程度评估。

（15）适用时，应急措施和预期效果评估。

（16）适用时，降低风险和控制危害所需资料、资源（包括外部资源）的评估。

（17）对风险、需求、资源、可行性、实用性等的综合评估。

3. 应事先对所有拟从事活动的风险进行评估，包括对化学、物理、辐射、电气、水灾、火灾、自然灾害等的风险进行评估。

4. 风险评估应由具有经验的专业人员（不限于本机构内部的人员）进行。

5. 应记录风险评估过程，风险评估报告应注明时间、编写人员和依据的法规、标准、研究报告、权威资料、数据等。

6. 应定期进行风险评估或对风险评估报告进行复审，评估周期可根据临床实验室活动和风险特征而确定。

7. 开展新的临床实验室活动或欲改变经过评估的临床实验室活动（包括相关的设施、设备、人员、活动范围、管理等），应在改变之前或重新进行风险评估。

8. 操作超常规量或从事特殊活动时，临床实验室应进行风险评估，以确定其生物安全防护要求，适用时，应经过相关主管部门的批准。

9. 当发生事件、事故等时应重新进行风险评估。

10. 当出现原因未明的突发性、传染性公共卫生事件且有必要时，临床实验室应根据临床资料、流行病学资料和其他可获得的有关资料进行紧急风险评估。

11. 当相关政策、法规和标准等发生改变时应重新进行风险评估。

12. 采取风险控制措施时，宜首先考虑消除危险源（如果可行），然后再考虑降低风险（降低潜在危害发生的可能性或严重程度），最后考虑采用个体防护装备。

13. 危险识别、风险评估和风险控制的过程不仅适用于临床实验室、设施设备的常规运行，而且适用于对临床实验室、设施设备进行清洁、维护或关停期间。

14. 除考虑临床实验室自身活动的风险外，还应考虑外部人员活动、使用外部提供的物品或服务带来的风险。

15. 临床实验室应有机制监控其所要求的活动，以确保相关要求及时并有效地得以实施。

16. 临床实验室风险评估和风险控制活动的复杂程度取决于实验室所存在风险的特性，适用时，临床实验室不一定需要复杂的风险评估和风险控制活动。

17. 风险评估报告是临床实验室采取风险控制措施建立安全管理体系和制定安全操作规程的依据。

18. 风险评估所依据的数据及拟采取的风险控制措施、安全操作规程等应以国家主管部门和世界卫生组织、世界动物卫生组织、国际标准化组织等发布的指南、标准等为依据；任何新技术在使用前应经过充分论证，适用时，应得到相关主管部门的批准。

19. 风险评估报告应得到临床实验室所在机构生物安全主管部门的批准；对未列入国家相关主管部门发布的病原微生物名录的生物因子的风险评估报告，适用时，应得到相关主管部门的批准。

第四节　临床实验室生物安全防护

一、临床实验室生物安全防护类型

实验室生物安全防护（bio-safety protection for laboratories）指在实验室内处理和保存危险生物因子的过程中采用的一系列防护措施，包括一级防护屏障和二级防护屏障。

1. 一级防护屏障　一级防护屏障（primary barrier）也称一级隔离，是通过个人防护设备、生物安全柜、负压罩等实现操作对象和操作者之间的隔离。

2. 二级防护屏障　二级防护屏障（secondary barrier）也称二级隔离，是生物安全实验室和外部环境的隔离。通过建筑技术如气密建筑结构、平面布局、通风空调和空气净化系统、污染空气及污染物的过滤除菌和消毒灭菌直至无害排放，达到防止有害生物微粒从实验室散逸到外部环境的目的。

知识链接

临床实验室生物污染

根据生物污染的对象不同，临床实验室的生物污染分为空气污染、水污染、人体感染及物体表面污染。空气污染：在临床实验室的工作中，实验室平面布局及气流方向不合理，实验室死空间过大等因素导致实验室内空气污染。水污染：临床实验过程中产生的污水中可能含有细菌、病毒和寄生虫卵等微生物。如不经消毒灭活处理或处理不彻底而直接排入水体导致环境和水源污染。人体感染：病原微生物可通过呼吸道、消化道和皮肤黏膜进入人体引起感染，主要见于工作接触、气溶胶的吸入及实验室意外事故。物体表面污染：感染性物质溢出或者溅洒后处理不当，实验室内及仪器设备清洁或消毒不彻底等导致物体表面污染。

二、临床实验室的主要安全设备

考点提示　生物安全柜的分级及特点。

（一）生物安全柜

生物安全柜（biological safety cabinet，BSC）是一种负压过滤排风柜，在操作原代培养物，菌（毒）物以及诊断性标本等具有感染性的实验材料时，用来保护操作者本人、实验室环境以及实验材料，使其避免暴露于上述操作过程中可能产生的感染性气溶胶和溅出物而设计的。根据气流及隔离屏障设计结构分为Ⅰ、Ⅱ、Ⅲ三个等级。

1. Ⅰ级生物安全柜　Ⅰ级生物安全柜设计简单，是最基本的一类生物安全柜，用于保护操作人员和环境安全，但不保护样本安全，不能排除样本被实验室空气污染或者交叉污染，用于对处理样品安全性无要求且生物因子危险度1级、2级和3级的操作，也可用于操作放射性核素和挥发性有毒化学品。

Ⅰ级生物安全柜如图10–5，室内空气从前窗操作口进入安全柜，空气经过工作台表面，并经排风管排出安全柜。微生物操作时产生的气溶胶混合外界空气进入安全柜，经**高效空气粒子过滤器（high efficiency particulate air filter，HEPA）**将粉尘颗粒或者感染生物因子过滤，再将干净无污染的气体排到外界环境中。

2. Ⅱ级生物安全柜　Ⅱ级生物安全柜一般分为A1、A2、B1和B2四种类型，不同类型主要区别在于排气的比例及气体经过空气高压再循环的比例不同。Ⅱ级生物安全柜只允许HEPA过滤的（无菌）空气流经工作台表面，用于生物因子危险度1级、2级和3级的操作，如病毒繁殖的细胞培养、组织培养以及其他用途的培养。在有正压服的情况下，其也可用于操作危险度4级的传染性生物因子。Ⅱ级生物安全柜既可保护操作人员和实验室环境免受危害，也可保护样本操作过程中免受污染。

（1）Ⅱ级A1型生物安全柜（图10–6）　内置风机通过前窗操作口吸入室内空气到达前面的进风网栅，气流在前窗操作口的流速至少应达到0.40m/s，进入空气先通过进风HEPA过滤器，然后向下流向工作台。下降气流为安全柜的部分流入气流和部分下降气流的混合气体，经过HEPA过滤器过滤送至工作区。工作台面上产生的所有气溶胶都立即被下降的气流捕捉，带至前面或后面的排风栅，70%的空气通过HEPA过滤器再循环至工作区，另外30%流经排气口HEPA过滤器排出。Ⅱ级A1型生物安全柜用于生物因子危险度1级、2级和3级的操作，不能用于挥发性有毒化学品和放射性核素的实验。

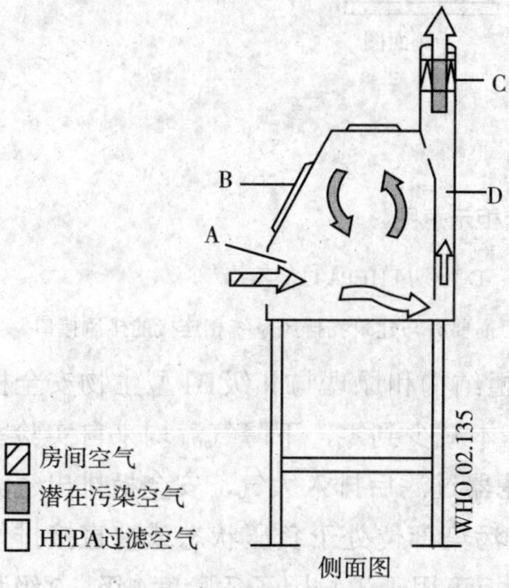

图10–5　Ⅰ级生物安全柜示意图

A为前开口；B为后开口；C为排风HEPA过滤器；D为压力排风系统

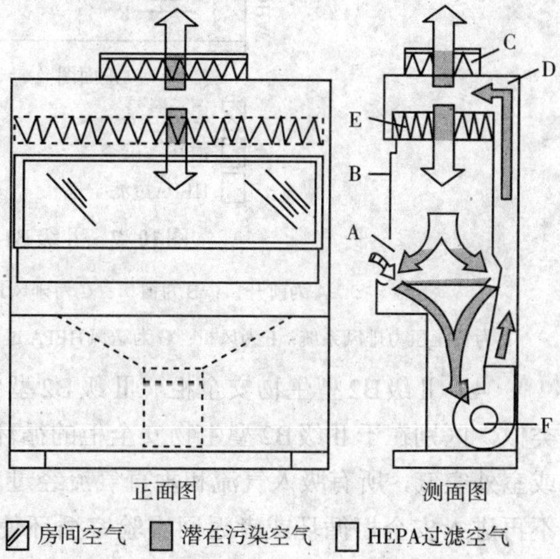

图10–6　Ⅱ级A1型生物安全柜示意图

A为前开口；B为后开口；C为排风HEPA过滤器；D为压力排风系统；E为供风HEPA过滤器；F为风机

（2）Ⅱ级A2生物安全柜　Ⅱ级A2型生物安全柜结构和原理与A1型类似，区别在于A2型生物安全柜在前窗操作口的气流流速至少要达到0.50m/s。下降气流为部分流入气流和部分下降气流的混合气体，经过HEPA过滤器后送至工作区。所有废气必须经过HEPA过滤器过滤后排出室外。安全柜内所有污染区域均处于负压状态或被负压通道和压力通风系统环绕。Ⅱ级A2型生物安全柜用于生物因子危险度1级、2级和3级的操作，也可用于少量挥发性有毒化学品和痕量放射性核素为辅助剂的微生物实验，但须连接功能合适的排气罩。

（3）Ⅱ级B1型生物安全柜（图10-7） 前窗操作口的气流最低平均流速为0.50m/s，无正压污染区，下降气流大部分由流入气流循环提供，经过HEPA过滤器过滤后送至工作区，经过HEPA过滤器过滤后的70%垂直通过专用风道排出室外。Ⅱ级B1型生物安全柜可用于生物因子危险度1级、2级和3级的操作，也可用于操作有微量挥发性有毒化学物质或痕量放射性核素的实验，但对这些化学物质或放射性核素的处理应在安全柜的直排风区内或在进行垂直气流循环时。

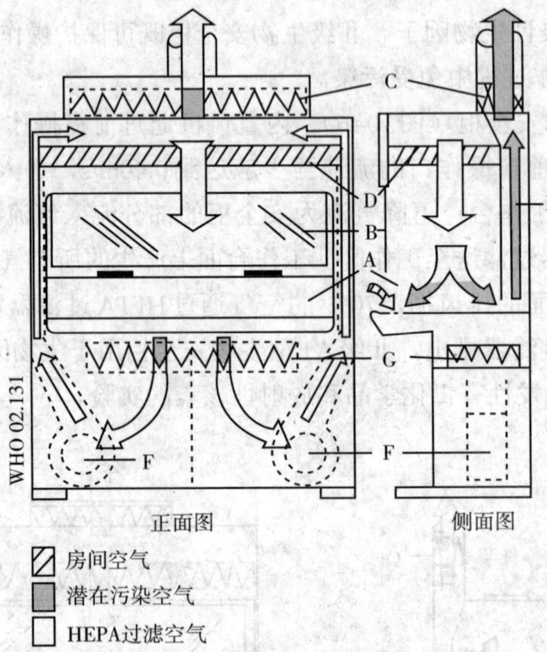

图10-7 Ⅱ级B1型生物安全柜示意图

A为前开口；B为窗口；C为排风HEPA过滤器；D为供风HEPA过滤器；

E为负压压力排风系统；F为风机；G为送风HEPA过滤器。安全柜需要有与建筑物排风系统相连接的排风接口

（4）Ⅱ级B2型生物安全柜 Ⅱ级B2型生物安全柜结构和原理与Ⅱ级B1型生物安全柜类似，区别在于Ⅱ级B2型生物安全柜的循环风量已基本减少到零，下降气流均来自实验室或室外空气，所有吸入气流和垂直气流经过HEPA过滤器过滤后排入大气，安全柜排出气流不再进入安全柜循环或者返回实验室循环使用。所有污染部位处于负压状态或被直接排气的负压通道和压力通风系统环绕。Ⅱ级B2型生物安全柜可用于生物因子危险度1级、2级和3级的操作，也可用于操作有挥发性有毒化学物质或放射性核素的实验。

3. Ⅲ级生物安全柜（图10-8） 采用安全密闭设计，实验操作通过前窗与安全柜连接的密闭手套进行，实验物品则通过安全柜侧面的隔离通道送入柜内。安全柜内部始终处于负压状态（大约124.5Pa）。Ⅲ级生物安全柜进入气流需经过HEPA过滤器后，排出气流应经过两道HEPA过滤器过滤或者通过HEPA过滤器过滤后再经过焚烧或者化学灭活处理。Ⅲ级生物安全柜连接有一个附属通道，可连接灭菌装置。Ⅲ级生物安全柜适用于三级和四级生物安全防护实验室，可用于生物因子危险度1级、2级、3级和4级的操作。

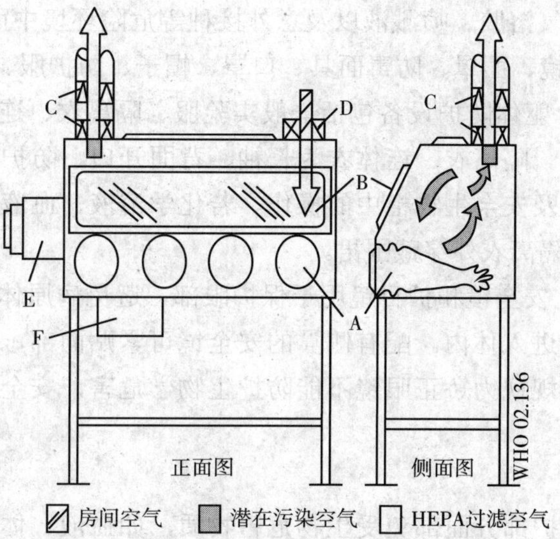

图10-8 Ⅲ级生物安全柜（手套箱）示意图

A为用于连接等臂长手套的舱孔；B为窗口；C为两个排风HEPA过滤器；D为送风HEPA过滤器；E为双开门高压灭菌器或传递箱；F为化学浸泡槽。安全柜需要有与独立建筑物排风系统相连接的排风接口

（二）超净工作台

超净工作台的气流由外部经HEPA过滤后进入实验室操作区域，通过工作区后由工作台前和侧开口区流向实验人员而进入实验室。超净工作台可保护实验物品，但不能保护实验人员及环境，只可用于无毒、无刺激性挥发气体，以及无感染性材料的实验操作。

（三）通风橱

部分实验操作会涉及有害气体，易燃、易爆、腐蚀性物质，为了保护实验人员的安全，免受危险化学制剂的危害并防止有害气体污染环境，在污染源附近安装使用排风设备。通风橱可有效遏制化学危险品造成的危害。

（四）高压灭菌器

设计需经批准，具有有效的加热灭菌功能，确保感染性物质在废弃或者重复使用时安全。

（五）洗眼装置

洗眼装置是当工作人员的眼睛或者面部不慎接触有毒、有害以及腐蚀性化学物质时所必备的应急保护措施，以避免对人体造成进一步伤害。洗眼装置应安装在室内明显和易取用的地方，并保持洗眼水管的通畅。

（六）紧急喷淋装置

紧急喷淋装置通常安装在使用腐蚀性化学品附近的地方。当工作人员身体不慎接触到危险化学品试剂时，可采用紧急喷淋装置冲淋，以减少损伤的发生。

三、临床实验室个人安全防护装备

个人安全防护装备（personal protective equipment，PPE）指用于防止工作人员受到物理、化学和生物等有害因子伤害的器材和用品。在临床实验室中，个人安全防护装备主要是保护实验人员免于暴露在气溶胶、喷溅液以及意外接种等危险环境中而设立的一种物理屏障，主要包括护目镜、安全镜、面罩、防毒面具、口罩、帽子、防护服、手套和鞋套等。

1. 躯体防护设备 躯体防护设备包括一般实验服、隔离衣、连体衣和围裙等。一般实验服用于最基本的防护。隔离衣、连体衣为长袖、背面开口，防护效果优于实验服，适用于在微生物学实验室以及安全生物柜中的操作。若化学溶液、血液或培养液等物质可能发生溢出，应在实验服或隔离衣外穿戴围裙。

2. 眼睛防护设备 安全镜和护目镜用于保护眼部，避免病原体血液、气溶胶和喷溅液进入眼内而透过其黏膜进入体内。配有侧翼的安全镜可紧贴面部，阻挡侧面的喷溅液，保护功能优于护目镜。常规视力矫正眼镜不能防护生物学危害，安全眼镜或者护目镜应戴在其外面。

3. 头面部防护设备

（1）口罩 可以保护部分面部免受生物危害物质，如血液、体液、分泌物以及排泄物等喷溅污染，常用医用外科口罩和N95系列口罩。正确佩戴口罩可降低被感染概率。

（2）防护面罩 防护面罩可保护实验室人员面部免受碰撞或者切割伤害，避免血液、体液、分泌物以及排泄物等感染性物质喷溅或者接触到面部造成危害。口罩使用时可与防护面罩结合，以有效保护整个面部。

（3）防护帽 防护帽常为无纺布制成的一次性简易防护帽，可保护工作人员避免化学和生物危害物质飞溅到头部（头发）造成污染，罩住全部头发还可同时保护负压实验室的空气过滤器。

4. 手部防护设备 当进行实验操作时，手可能被污染，佩戴手套可防止常见的锐器刺伤、化学危险品毒害、擦伤、动物抓伤、咬伤等，防止接触血液、体液、分泌物和渗出液等感染性物质。

根据用途不同选择合适的手套，临床实验室工作人员在操作血液、体液和分泌物等感染性物质的一般实验时，可使用乳胶手套、橡胶手套或者一次性聚乙烯涂塑手套。而如遇极冷的干冰或液氮时应使用耐冷并绝缘的手套，在进行尸体解剖等可能接触尖锐器械的情况下，应使用不锈钢网孔手套。在操作感染性物质后，结束生物安全柜内的工作及离开实验室前，均应该摘除手套并彻底洗手。已使用的一次性手套应同实验室的感染性废弃物一并丢弃。

5. 足部防护设备 合适的鞋子、鞋套可防止实验人员足部受到损伤，尤其可防止血液、体液等潜在感染性物质的喷溅污染以及化学危险品的危害，并可防止将病原体带离实验区域。防护鞋应舒适，鞋底防滑，可使用皮质或者合成材料等不渗液体的鞋类。鞋套应具备防水和防滑功能。在从事可能出现液体渗出的工作时可穿一次性防水鞋套，在实验室特殊区域、BSL-3实验室或BSL-4实验室则要求穿专用鞋。

四、临床实验室的消毒与灭菌

（一）消毒和灭菌的方法

临床实验室生物安全防护常用的消毒和灭菌方法有化学消毒灭菌法、物理消毒灭菌法。

1. 化学消毒灭菌法 化学消毒灭菌法是指用液体化学试剂杀灭微生物繁殖体和芽孢，适用于不耐高温的物品。消毒对象包括物体及材料表面，空气和污染物等，方式有擦拭消毒法、熏蒸和浸泡等。

2. 物理消毒灭菌法　物理消毒灭菌法是用物理因素杀死或清除病原微生物及其他有害微生物。常用的物理消毒灭菌法有热力灭菌法、辐射杀菌法和焚烧等。

（1）热力灭菌法　热力灭菌法可分为干热灭菌法和湿热灭菌法。

干热灭菌法通过高温使菌体蛋白分子变性或者细胞质浓缩，可杀死全部微生物，并可以破坏热原。该法无腐蚀性，可用于处理耐受160℃或更高温的物品。

湿热灭菌法利用湿热条件下蛋白质容易变性或凝固的特性，水分子的穿透力比空气大，更易均匀传递热能，蒸气有潜热，故该法的灭菌效果优于干热灭菌法，是最常用的灭菌法。湿热灭菌法主要包括：高压蒸气灭菌法、间歇蒸气灭菌法、流通蒸气消毒法、煮沸法和巴氏消毒法。

（2）辐射灭菌法　通过紫外线和γ射线的高能量电子束，对某些细菌、病毒和真菌等病原体造成辐射损伤，使其蛋白光解、变性或核酸酶被破坏，从而杀灭微生物。主要方法有紫外线法、电离辐射法和微波法等。

（3）过滤除菌法　通过过滤器将液体或者空气中的某些细菌除去。

（4）焚烧　焚烧是医疗废弃物消毒的终末环节，在处理某些经过或事先未经清除污染的动物尸体、解剖组织及其他实验室废弃物时，焚烧是一种有效方法。只有在实验室可以控制焚烧炉的条件下，才能用焚烧代替高压灭菌来处理感染性物质。需要被焚烧物品应使用专用袋运送至焚烧室。负责焚烧的工作人员应接受如何装载和控制温度等培训。

（二）消毒灭菌的措施

临床实验室通常分为清洁区、半污染和污染区。消毒灭菌包括实验前、实验期间和实验后。实验室应针对实验期间和实验后可能引起病原微生物的扩散及感染性疾病传播的各类物品和操作环节制定消毒灭菌措施。

1. 清洁区消毒灭菌措施　清洁区包括休息室、办公室和会议室等。应每天开窗通风，自然换气，擦拭桌面和地面。每周或每半月定期用有效氯浓度500mg/L的含氯消毒剂或相当剂量的化学消毒剂擦拭桌面和地面。

2. 半污染区消毒灭菌措施　半污染区包括缓冲间、更衣室和卫生通道等区域，可能潜在病菌污染。通常采用紫外灯照射消毒和空气净化器消毒等。桌面、门窗等表面用有效氯浓度500mg/L的含氯消毒剂擦拭消毒，实验服应每日用紫外灯照射消毒，每周由医院进行统一消毒处理。

3. 污染区消毒灭菌措施　污染区包括实验室样本收集区、处理区、实验区和废弃物处理区等。

（1）空气消毒　用紫外灯照射消毒、空气净化器消毒［安装数量一般平均1.5（μW·s）/cm，照射时间不少于30分钟］。

（2）手消毒　可用0.3%~0.5%的碘伏消毒液或专用手消毒剂（氯已定－乙醇、苯扎溴铵－乙醇、75%乙醇等）涂擦手指、手掌或手背。

（3）门窗桌面、贵重仪器设备等物体表面消毒　可用有效氯浓度500mg/L的含氯消毒剂擦拭。

（4）被样品污染的表面消毒　用有效氯浓度1g/L的含氯消毒液消毒30~60分钟。若对病毒和结核杆菌污染表面消毒，需用有效氯浓度5g/L的高浓度含氯消毒液消毒60分钟以上。

五、临床实验室应急事故的处理方法

由于仪器设备或设施出现意外故障或因操作人员疏忽和错误，可能对实验人员或者环境造成危害，及时和妥善处理临床实验室的意外事故，对保障实验室的安全至关重要。

考点提示 临床实验室应急事故的处理方法。

（一）建立临床实验室意外事故应急方案

制定临床实验室意外事故应对方案时，结合实验室的客观实际，充分的考虑高危险度等级微生物，高危险区域的地点和处于危险的个体和人群等不安全因素，明确责任人员及其责任，建立应对方案，如在实验室显著位置张贴发生紧急救助时的联系对象，明确能够接受暴露或者感染人员的治疗和隔离单位，暴露或感染人员的转移方法，应急设备及药品的供应等。

（二）刺伤、割伤及擦伤时的处理

1. 意外受伤后应停止工作，脱下防护服，流动水清洗双手和受伤部位，使用恰当的皮肤消毒剂，必要时进行医学处理。

2. 详细记录受伤原因和相关微生物，须在48小时内报告有关部门，并报告感染管理科，评估感染发生的严重程度，同时须在72小时内做HIV、HBV、HCV等传染病的基础水平检查。

（三）潜在感染性物质的食入处理

若误食感染性物质时，应立即用大量清水或者生理盐水冲洗食管和胃，实验室生物安全相关的责任部门应与相关医师共同研究医学处理方案，了解食入材料的鉴定和事故发生的细节，制定必要的隔离和预防治疗方案，保留完整恰当的医疗记录。

（四）容器破碎及感染性物质溢出的应急处理

1. 外溢至实验场所的处理 立即用布或纸覆盖受感染性物质污染的物品或感染性物质溢洒的破碎物品，再向纸或者布上倾倒规定浓度的消毒液，使消毒液浸过污染表面，覆盖周围区域，保持30~60分钟，再从溢出区域的外围开始，向中心进行擦拭处理，清理所有污染物至污染性废弃物容器内，玻璃碎片应用镊子清理。

2. 外溢至实验人员的处理 实验人员应立即用流动清水冲洗被污染部位，及时到急诊室就诊，根据造成污染的病原微生物或化学物质的不同性质用药，及时（48小时内）向有关部门汇报，并报告感染管理科。

（五）潜在危害性气溶胶的释放

1. 所有人员必须立即撤离相关区域，任何暴露人员应接受医学咨询。

2. 应当立即通知实验室负责人和生物安全员。

3. 为了使气溶胶排出和使较大的粒子沉降，在一定时间内（如1小时内）严禁人员入内。若实验室没有中央通风系统，则应推迟进入实验室（如24小时）。

4. 实验室门口应张贴“禁止进入”的标识，经过规定时间后，在生物安全员的指导下清除污染。

5. 应穿戴恰当的防护服和呼吸保护装备。

（六）离心管破裂时的处理

1. 未装可封闭离心桶的离心机内盛有潜在感染性物质的离心管破裂时处理

（1）如果机器正在运行时发生破裂或怀疑发生破裂，应立即关闭仪器电源，保持仪器密闭30分钟以使气溶胶沉积。

（2）如果机器停止后发现破裂，应立即将盖子盖上，并密闭30分钟。

（3）发生以上两种情况时都应通知生物安全员。后续所有操作都应戴结实的手套（如厚橡胶手套），必要时可在外面戴适当的一次性手套。

（4）清理玻璃碎片时，应当使用镊子或用镊子夹着棉花进行清理。所有破碎的离心管、玻璃碎片、离心桶、十字轴和转子都应放在无腐蚀性、已知对相关微生物具有杀灭活性的消毒剂内，未破损的带盖离心管应放在另一个有消毒剂的容器中，然后回收。

（5）离心机内腔应用适当浓度的同种消毒剂擦拭，并再次擦拭，然后用水冲洗并干燥。

（6）清理时所使用的全部材料都应按感染性废弃物处理。

2. 在可封闭的离心桶（安全杯）内离心管发生破裂时的处理

（1）所有密封离心桶都应在生物安全柜内装卸。

（2）如果怀疑在安全杯内发生破损，应松开安全杯盖子并将离心桶高压灭菌，也可以用化学消毒法对离心桶消毒。

（七）火灾和自然灾害时的处理

发生火灾等自然灾害时，应根据条件让实验室所有人员转移，就实验室建筑内或附近建筑物的潜在危险向当地或国家紧急救助的人员提出警告，告知潜在的感染性物质。救助人员应在熟悉实验室的布局和设备、受过训练的实验室工作人员的陪同下方可进入实验室区域。感染性物质应收集在防漏容器内，由生物安全员依据相关规定决定是否继续利用或丢弃。

六、生物安全防护实验室技术规范

临床实验室的安全操作规范应包括以下内容。

1. 建立并执行临床实验室准入制度。

2. 进入临床实验室应进行洗手、淋浴（适用时）等个人日常清洁和消毒。

3. 在临床实验室工作区不得饮食、抽烟、处理隐形眼镜、使用化妆品和存放食品等。

4. 正确使用适当个体防护装备，如手套、护目镜、防护服、口罩、帽子和鞋等。

5. 戴手套工作，每当污染、破损或戴一定时间后，更换手套，每当操作危险性材料的工作结束时，应除去手套并洗手，离开实验间前，除去手套并洗手。严格遵守洗手的规程，不要清洗或重复使用一次性手套。

6. 如果微生物或其他有害物质有可能溅出，应佩戴防护眼镜。

7. 存在空气传播的风险时需要进行呼吸防护，用于呼吸防护的口罩在使用前要进行适配性试验。

8. 工作室穿防护服。在处理生物危险材料时，穿着适宜的指定防护服。离开临床实验室前按照程序脱下防护服。用完的防护服要消毒后再洗涤。工作用鞋要防水、防滑、耐扎、舒适。

9. 安全使用移液管，应使用机械移液装置。

10. 配备降低锐器损伤风险的装置和建立操作规程。在使用锐器时应注意：①不应试图弯曲、截断、破坏针头等锐器，不应试图从一次性注射器上取下针头或者套上针头护套，必要时，使用专用的工具操作。②使用过的锐器要置于医用利器盒中，不超过规定的盛放容量。③重复利用的锐器要置于专用的耐扎容器中，采用适当的方式消毒和清洁处理。④不应试图直接用手处理打破的玻璃器具等，尽量避免使用易碎的器具。

11. 按规程小心操作，避免发生溢洒或产生气溶胶，如不正确的离心操作、移液操作。

12. 工作结束或发生危险材料溢洒后，要及时使用恰当的消毒剂对工作表面和被污染处进行处理。

13. 建立良好的内务规程。

14. 临床实验室内不应放或养与工作无关的动、植物。

15. 所有生物危险废物在处置前应进行可靠的消毒。需要运出临床实验室进行消毒的材料应置于专用的防漏容器中运送。

16. 从临床实验室内运走的危险材料，应按照国家和地方的有关要求进行包装。

17. 在临床实验室入口处设置生物危险标识。

18. 采取有效的防昆虫和啮齿类动物的措施，如防虫纱网、挡鼠板等。

19. 员工的上岗培训和能力评估与确认。如员工长期未工作、操作规程或有关政策发生变化时，员工要接受再培训。

20. 对个人健康状况监督、职业禁忌证、易感人群的政策。必要时，为员工提供免疫计划、医学咨询或指导。

第五节　实验用菌（毒）种的管理和处理

病原微生物菌（毒）种和样本是国家重要生物资源，保障生物安全和国家经济安全与稳定的重要战略资源。由于其本身的特殊性，病原微生物菌（毒）种和样本的采集、携带、运输、保藏管理和使用过程中必须强调生物安全防护要求，更要强调所有管理人员和工作人员在日常工作中常备不懈的防护意识和守法观念。

一、病原微生物样本的采集

病原微生物样本采集要求如下。

1. 具有与采集病原微生物样本所需要的生物安全防护水平相适应的设备，包括个人防护用品（隔离衣、帽、口罩、鞋套、手套、防护眼镜等）、防护材料、器材和防护设施等。

2. 具有掌握相关专业知识和操作技能的工作人员。

3. 具有有效防止病原微生物扩散和感染的措施。

4. 具有保证病原微生物样本质量的采集技术方法和手段。

采集高致病性病原微生物样本的工作人员在采集过程中应当防止病原微生物扩散和感染，并对样本的来源、采集过程和方法等作详细记录。

二、菌（毒）种及样本的运输

从事疾病预防控制、医疗、教学、科研、菌（毒）种保藏以及生物制品生产的单位，因工作需要，可以申请运输高致病性病原微生物菌（毒）种或样本。菌（毒）种及样本的运输依据《中华人民共和国传染病防治法》《病原微生物实验室生物安全管理条例》《可感染人类的高致病性病原微生物菌（毒）种或样本运输管理规定》等法律、法规执行。

1. 菌（毒）种及样本运输的总体原则　国内运输中执行本国标准，进关前和出关后执行国际标准。若运输高致病性病原微生物菌（毒）种或者样本，需经我国卫生主管部门批准，应当尽量采用陆路运输，保证运送包装、容器和标识符合相关法规规定，由不少于2人的专人护送，并采取相应的防护措施。若通过我国民用航空运输的，还应当经国务院民用航空主管部门批准，符合我国民用航空危险品运输管理规定，我国民航部门目前提出，若将菌（毒）种及样本通过民航运输，统一按照国际标准包装和标识。

2. 感染性物质运输的包装要求　感染性和潜在感染性物质的运输应采用三层包装系统：内层容器、中层包装以及外层包装。将样品采用防水防漏的内层容器包装并贴上指示内容物的标签后装入中层容器。内层容器和中层容器间应放置足量的吸水性材料，以便内层容器打破或泄漏时，能吸收溢出的所有液体。然后将中层容器固定在硬质外层容器中，以免中层容器在运输过程中受到物理性损坏。

3. 联合国对感染性物质的运输分类　病原微生物在运输过程中所造成的危害和在实验室操作过程中的危害程度可能不一致。运输工作人员通常并不直接接触菌（毒）种及样本，感染微生物的风险远比实验室操作人员低。和实验室操作时的四级危害分类不同，国际上对运输的感染性物质分为A和B两类。A类比B类危害性大。

（1）A类　人感染后发病的可能性大，传染性强，对人群危害性大的烈性感染性物质。高度怀疑具有严重危害性的感染性物质也属于A类，通常采用P620包装。

（2）B类　除A类外，仅具有一般危险性，引起感染的机会较少的感染性物质为B类，通常采用P650包装。

三、菌（毒）种及样本的保藏

病原微生物菌（毒）种及样本集中保藏，有利于国家加强临床实验室安全管理，有利于避免病原微生物菌（毒）种资源的优化配置，又可最大限度地避免其因保管不善造成泄露，危害实验室工作人员和公众的健康。

（一）保藏机构

由国务院卫生主管部门或者兽医主管部门指定保藏中心或专业实验室承担集中储存病原微生物菌（毒）种和样本的职责。实验室在结束相关实验活动后，应及时将病原微生物菌（毒）种和样本就地销毁或者送交保藏机构保管。

我国的保藏机构有：中国医学真菌菌种保藏管理中心、中国医学细菌菌种保藏管理中心、中国医学病毒保藏管理中心等。

（二）保藏机构的要求

1. 保藏机构设施、技术和规章制度要符合生物安全要求　建设符合要求的生物安全室，对病原微生物菌（毒）种及样本专库、专柜保存，具备安全保护设施，保证菌（毒）种质量，避免其死亡、退化、变异或污染。

保藏机构应当制定严格的安全保藏制度，做好病原微生物菌（毒）种和样本的进出和储存记录。建立档案制度，并指定专人负责。保藏机构储存、提供病原微生物菌（毒）种和样本不得收取任何费用，其经费由同级财政在单位预算中予以保障。

2. 对保藏机构人员的要求 保藏机构人员应掌握菌（毒）种生物安全法规和实验室操作技术，掌握复苏、增殖、保藏和鉴定等基本技术，能够正确进行菌（毒）种分类、管理、使用和销毁。责任心强，身体健康（免疫预防接种），考核合格方可上岗。

（三）保藏方法涉及生物安全的关键点

1. 细菌样本保藏方法的关键点 真空冷冻干燥；玻璃材质应抗压、不易破碎；无菌脱脂棉塞管口；标签牢固。

2. 病毒样本保藏方法的关键点 液氮；容器特制；不可使用保温瓶存放液氮；确保螺旋口塑料冻存管密闭完好；戴面罩和厚布手套；标签牢固。

四、菌（毒）种管理与监督系统文件

（一）菌（毒）种及样本的管理

菌（毒）种及样本的管理是实验室生物安全的重要内容，国家通过菌（毒）种及样本的管理法规的制订和执行，对我国菌（毒）种保藏机构的组成和任务、菌（毒）种的采集、分类、保藏、供应、使用、领取、邮寄和国际交流做了相应的规定。通过严格规范的管理制度和有效的监督，以防止在传染病防治、科学研究以及生物制品生产过程中造成菌（毒）种的扩散或遗失，避免发生实验室感染或引起传染病的传播，避免菌种差错，保证菌（毒）种保藏的质量，确保实验结果的可靠性。

（二）菌（毒）种及样本的管理特点

1. 所有生物安全的内容均涉及。
2. 政策性强。
3. 菌（毒）种及样本的管理和生物安全防护等级不完全一致。

（三）菌（毒）种及样本的管理相关法规

1.《中华人民共和国传染病防治法》规定，由国家建立传染病菌种、毒种库，对传染病菌种、毒种和传染病检测样本的采集、保藏、运输和使用实行分类管理，建立健全严格的管理制度。

2.《中国医学微生物菌种保藏管理办法》对我国菌（毒）种保藏机构的组成和职责，菌（毒）种的收集分类、保藏、供应使用、领取邮寄和国际交流作出相应的规定。

3.《病原微生物实验室生物安全管理条例》对病原微生物的分类、样本采集、高致病性病原微生物（毒）种、样本运输、菌（毒）种和样本的集中保藏进行了规定。

4.《可感染人类的高致病性病原微生物菌（毒）种或样本运输管理规定》对可感染人类的高致病性病原微生物菌（毒）种或样本运输审批、流程和接收条件等进行了规定。

5.《人间传染的病原微生物名录》对人间传染的病原微生物危害程度、实验室活动所需生物安全实验室的级别和运输条件等进行了规定。

第六节　临床实验室医疗废弃物的管理和处理

一、医疗废弃物的定义

1. 废弃物　指使用者不再使用的一切物质，即将要丢弃的所有物品。

2. 医疗废弃物　指医疗卫生机构在医疗、预防、保健以及其他相关活动中产生的具有直接或者间接感染性、毒性以其他危害性的废物。

二、医疗废弃物的危害性

1. 传染性　临床实验室每天需检验分析大量患者样本，样本内可能携带有传染性的致病微生物，在采样、运送、保存、分析和残留物的处理等环节稍有疏忽则可能对实验室造成污染，造成实验室内感染和疾病播散。

2. 生物危害性　分子生物学和分子遗传学技术快速发展，基因重组、杂交、克隆等基因工程技术为人类提供优良的生物品种和高效生物制剂的同时也制造和形成了大量的、无效的基因、基因片段、蛋白肽和基因重组体，其可能具有一定的感染能力、存活能力甚至繁殖传代能力，存在潜在的生物危害性。

3. 化学危害性　临床实验室在实验过程中大量使用各类化学试剂，其中部分为危险化学品，具有腐蚀性、毒害性、易燃易爆等危害。

三、医疗废弃物的管理和处理

临床实验室医疗废弃物处理应符合国务院颁布的《医疗废弃物管理条例》及原卫生部颁布《医疗卫生机构医疗废物管理办法》的相关规定，实验室废物管理的目的：一是将操作收集运输处理废物的危险减至最低；二是将其对环境的有害作用减至最小。

（一）医疗废弃物的管理

1. 临床实验室应指定专人负责和协调各类废物的管理。

2. 临床实验室应建立废弃物分类、隔离、包装、保存及处置程序。

3. 建立有关废弃物管理制度、紧急情况的处理和安全操作等程序。

4. 对运输、处理废弃物的人员进行岗前培训，持证上岗。

5. 严格按照废弃物处理的制度和程序操作，并有处置记录。

（二）医疗废弃物的处理

1. 根据医疗废弃物的类别，将医疗废弃物分别置于符合《医疗废弃物专用包装、容器的标准和警示标识的规定》的包装物或容器内。盛放医疗废弃物的每个包装物外应有明确的警示标识。

2. 应严格区分感染性废弃物和非感染性废弃物。非感染性废弃物不要混入感染性废弃物，以免增加废弃物的处理成本。感染性废弃物或者有潜在危害的废弃物收集时必须采用专门设计的、带有处置危险废弃物标记的专用容器，通常采用黄色塑料袋包装。严禁将医疗废弃物混入生活垃圾。

3. 所有废弃的实验室微生物标本、培养物和被污染的废弃物在实验室区取走之前，应当在产生污染性废弃物的地点进行高压灭菌或化学消毒处理，然后再按照感染性废弃物处理。

4. 医疗废弃物中的所有锐利物，如针、小刀、玻璃碎片等可穿透聚乙烯包装袋的物品，必须放置在硬质、防漏、防刺破材料的容器内，并与其他废弃物分开。严禁对废弃的针头等锐器进行折弯、折断、回帽等毁形处理。

5. 在盛装医疗废弃物前，应对医疗废弃物包装物或容器认真检查，确保无破损、渗透或其他缺陷。

6. 盛装医疗废弃物达到包装容器的3/4时，应当使用有效的封口方式，使包装物的封口处紧实、严密，然后交专人销毁处理。

7. 检测后的标本，在保存期后，由实验室专人负责收集，集中统一处理。

8. 医疗废弃物由专人管理，统一按院内运送路线运送。

9. 加强医疗废弃物的交接管理，各实验室指派专人与医疗废弃物运送人员进行交接，并做好记录，登记资料需保存至少3年。

10. 若医疗废弃物发生流失、泄露、扩散和意外事故时，工作人员应遵守应急预案，采取相应的处理措施，并按规定时限上报主管部门。

第七节　临床实验室其他安全管理

一、临床实验室化学试剂安全管理

临床实验室应只保存满足日常使用量的化学试剂。若保存大量的试剂，应储存在指定的房间或建筑物内，其储存、使用和处置应符合化学实验室处理标准。临床实验室对危险化学品应有明显标识，对于使用剧毒性或可用于制毒的危险化学品，如叠氮钠等，实验室所在医疗机构应在当地公安机关备案，实行专库、专柜，双人双锁管理，对实验室内危险化学品的废弃和安全处置应有明确的书面程序。实验室试剂管理人员应认真做好出入库及使用的登记。

二、临床实验室电离辐射安全管理

为了限制电离辐射对人体的有害影响，应当遵守相应的国家标准，控制使用放射性核素。当有其他技术可用时，不应使用放射性核素物质，若没有其他替代方法，尽量使用穿透力或能量低的放射性核素。在电离辐射工作不影响实验效果的前提下，尽可能减少实验人员在放射性物质实验操作中的暴露时间，尽可能增加与辐射源之间的距离。增加屏蔽设施，在辐射源与实验室的工作人员或其他人员之间放置用于吸收或减弱辐射能量的防辐射屏蔽。

三、临床实验室噪声危害与防护

临床实验室的噪声危害主要来自各种设备的运转。长时间暴露在噪声中可导致听力损害；引起头晕、头疼、失眠和焦虑等神经系统症状；影响心血管系统，诱发高血压、冠心病等；导致消化系统功能紊乱，出现食欲缺乏、消化不良等症状。超标噪声会对实验人员的生理和心理造成危害。噪声引起的震动还会降低仪器的可靠性，还可造成高灵敏度仪器无法正常工作。

实验室选址及设计时应考虑采取噪声控制措施如远离噪声源，或在排风机的进出风口安装消音器等。在不能控制噪声水平的地方以及过度噪声暴露的地方，制订听力保护方案以及用于确定噪声对工作人员影响的医学监测方案。

四、临床实验室用电与消防安全管理

1. 用电安全　对所有电器设备定期进行检查和测试，包括接地系统，在实验室电路中要配置断路器和漏电保护器。断路器不能保护人员安全，主要用于保护线路不发生电流超负荷从而避免火灾，漏电保护器则用于保护人员避免触电。实验室所有的电器均应接地，最好采用三相插头。实验室的所有电器设备和线路须符合国家电器安全标准和规范的要求。

2. 消防安全　实验室应在显著位置设置火警标志及紧急通道标志，确保消防器材位于固定位置并能正常使用。实验室工作人员应保证实验室自动烟雾、热量探测及报警系统的正常运行，定期对重点防火部位，易燃、易爆化学品使用情况进行检查，及时消除隐患，并定期进行火灾发生时的应急演练和消防器材使用等方面的培训。

本章小结

加强临床实验室的生物安全管理，是医院感染控制的需要，事关临床实验室相关工作人员的健康，更是关乎国家和人民的生命安全。因此，在实验室安全管理中，应健全生物安全管理体系，制定生物安全的质量管理目标，完善实验室安全管理制度；严格执行实验室安全管理制度和操作规范；建立生物安全危险事故应急预案；加强实验室人员的安全培训，使实验室人员了解临床实验室危害的来源，不断提高安全防护意识；完善实验室安全硬件设施，设置科学、合理的实验室防护装置，有效防范实验室危害发生，确保临床实验室人员、实验样本和环境的安全，促进医疗卫生事业及临床实验室实现可持续发展。

习　题

扫码“练一练”

一、选择题

1. 下列关于实验室生物安全说法错误的是

A．实验室生物安全需避免危险生物因子对实验室人员及相关工作人员的危害

B．实验室生物安全需避免危险生物因子对环境的污染

C．实验室生物安全无需避免危险生物因子对公众的伤害

D．实验室生物安全对实验室的安全责任有明确要求

E．实验室生物安全应符合相关法规、标准

2. 下列哪种危害源不属于临床实验室的物理污染源

A．电离辐射危害

B．紫外线危害

C．患者样本中的微生物

D．电危害

E．火灾危害

3．下列哪种标识不属于危险化学品警示标识

A．感染性物品标识　　B．爆炸品标识

C．压缩气体标识　　D．易燃品标识

E．剧毒化学品标识

4．二级生物安全实验室必须配备的设备是

A．生物安全柜和培养箱　　B．生物安全柜和高压灭菌器

C．生物安全柜和水浴箱　　D．离心机和高压灭菌器

E．培养箱和水浴箱

5．下列关于二级生物安全柜说法正确的是

A．用于保护操作者、样品和环境

B．柜内可以使用明火

C．在使用时不需要对工作台面进行清理

D．产生气溶胶的操作，不需要在生物安全柜中进行

E．以上都不正确

6．常规微生物操作规程中的安全操作要点，以下哪项叙述是错误的

A．禁止非工作人员进入实验室

B．禁止在工作区饮食、吸烟

C．所有培养物、废弃物在运出实验室之前不必进行灭菌

D．以移液器吸取液体，禁止口吸

E．按照实验室安全规程操作，降低溅出和气溶胶的产生

7．实验室生物安全防护水平分为四级，其中（　）实验室防护水平最高。

A．一级　　B．二级　　C．三级　　D．四级　　E．零级

8．采集病原微生物样本应当具备的条件中不正确的是

A．具有与采集病原微生物样本所需要的生物安全防护水平相适应的设备

B．具有掌握相关专业知识和操作技能的工作人员

C．具有有效防止病原微生物扩散和感染的措施

D．疑似某病原微生物感染症者整个临床病期均可采集样本

E．具有保证病原微生物样本质量的技术方法和手段

9．BSL–2实验室表达不正确的是

A．BSL–2实验人员均接受过致病因子处理方面的特殊培训

B．BSL–2实验室入口处应有明确的生物安全防护标识

C．BSL–2实验室可开展艾滋病病毒的研究

D．BSL–2在进行实验时，限制人员进入实验室

E．BSL–2实验室应配置生物安全柜

10．根据病原微生物的传染性以及感染后对个体或群体的危害程度，将病原微生物分为（　）类。

A．两　　B．三　　C．四　　D．五　　E．六

二、简答题

1. 进入BSL-2实验室，应如何进行个人防护？

2. 临床实验室某工作人员在进行检验分析的过程中，由于操作不慎，将装有培养物等传染物质的容器打碎，容器内装有的液体发生了溅洒。他应采取哪些措施进行处理？

（邹明静）

第十一章

临床实验室信息系统

学习目标

1. **掌握** 医院信息系统、临床实验室信息系统的基本概念。
2. **熟悉** LIS与HIS的无缝连接、与仪器的双向通信、样本唯一性标识。
3. **了解** 实验室信息系统的功能需求。
4. **学会** LIS中标本信息录入及条形码的形成。
5. **具备** 信息规范管理、保护患者信息的意识。

扫码“学一学”

第一节 临床实验室信息系统概述

临床实验室信息系统是医院信息系统中的一个重要组成部分，通过对临床检验数据的数字信息化管理，强化了实验室的管理，提高实验室的工作效率，也保障了实验室的数据安全，在医院数字信息化建设过程中起着举足轻重的作用。

一、实验室信息系统的定义

（一）医院信息系统

医院信息系统（hospital information system，HIS）是指利用计算机软硬件技术、网络通讯技术等现代化手段，对医院及其所属各部门的人流、物流、财流进行综合管理，为医院所属各部门提供对患者诊疗信息和行政管理信息的收集、存储、处理、提取及数据交换的能力，并满足所有授权用户的功能需求，从而为医院的整体运行提供全面的、自动化的管理及各种服务的信息系统。医院信息系统的运用，是医院现代科学管理的重要标志。

（二）实验室信息系统

实验室信息系统（laboratory information system，LIS）是将以数据库为核心的信息化技术与实验室管理需求相结合的信息化管理工具，是一类用于实验室管理和处理实验室过程信息的人机系统，一般涉及检验医嘱、条码打印、标本采集、运送、编号、信息录入、检验、结果报告整个检验过程，也包括了实验室人力资源管理、质量管理、仪器设备与试剂管理、环境管理、安全管理以及实验室设置模式与管理体制、管理机构与职能、建设与规划等。实验室信息系统作为优化实验室管理模式的一种方法，不仅提高工作效率和工作质量，也是实验室由经验管理向科学管理、规范化管理发展的需要。

考点提示 LIS和HIS的定义。

二、实验室信息系统的发展历程

实验室信息系统最早于20世纪60年代末在国外提出，已经历了几十年的发展，大致可以分为3个阶段：第一阶段的LIS是根据用户实验室的具体要求，由用户自行开发的LIS或由有关计算机软件公司特别定制的。此时的LIS功能不够完善，只能满足单个用户的部分需求，无法满足用户不断变化的需求。第二阶段，软件开发商考虑到各个实验室的不同要求，把各种实验室所需要的功能尽可能多地设计到自己的LIS产品中去。这种LIS的优点是不需要用户提出太多自己具体的要求，软件的技术支持和版本升级都非常容易，具有很长的使用寿命。缺点是在安装之后需要做大量的用户化工作，即编写一些程序满足用户特定的需求。第三阶段，LIS是一种完全面向实验室工作人员的产品，在安装后就不需要用户化工作，只需要按照用户的具体要求进行简单的设置即可以正式投入使用，克服了第二阶段的LIS的缺点。

近几年来，采用Internet和Web技术，统一的浏览器界面和以Web服务器为中心的分布式管理体系，代表了最新的计算机网络技术在LIS系统中的应用，数据处理能力显著提高，再加上采用先进的管理思想，使得LIS的功能更加强大，基本满足了现代实验室的管理要求。

三、实验室信息系统的发展趋势

实验室信息系统从最初仅仅完成数据存储、有限的网络功能，发展到现在可以处理海量数据，具备完善的管理职能，并且能够运行于Internet之上，极大地提高了实验室的运行效率，大幅度节约了实验室的运营成本。未来，LIS将在系统集成、仪器联结与仪器控制、光谱采集与处理、化学结构与多媒体支持、生物科学等诸多方向不断深入，朝着专家系统、集成最新、最先进的专用分析方法的方向发展，结合手机移动通信技术、宽带网络技术以及电子商务技术，将成为一个功能极其完备的复杂系统，能更好地服务于实验室的管理。

知识链接

ISO 15189对实验室信息系统管理的要求

在ISO 15189《医学实验室质量和能力的专用要求》中，提出了实验室应能访问满足用户需要和要求的服务所需的数据和信息、实验室应用文件化程序以确保始终能保持患者信息的保密性的总则要求。对临床实验室信息管理系统也提出了要求，具体包括：程序手册、系统安全（安全是首要问题）、数据输入与报告、数据检索与储存、硬件与软件、系统维护等。临床实验室应制订相关的LIS规章制度、设立LIS管理员、建立规范的LIS操作程序，从而提高LIS的服务质量和能力，推动和指导实验室的信息化建设。

第二节　实验室信息系统的建设

一、实验室信息系统的建设要求

实验室信息系统主要由计算机网络结构和数据库系统结构组成。计算机网络结构是由计算机和通信系统组成的网络，由数台计算机通过传输介质和软件以物理作用连接在一起；数据库系统是指为适应数据处理的需要而发展起来的一种较为理想的数据处理机构，包括数据库管理系统和数据库应用程序。为了满足临床实验室质量管理和流程监控的需要，实验室信息系统建设应当满足以下基本要求。

1. 系统应具有足够的能力记录、处理海量的数据集，储存每个患者的终身结果，为临床提供有意义的报告。

2. 应具有标本采集、标本条码打印、运送、编号、信息录入、检验、结果报告整个检验过程信息管理功能。

3. 应具有与实验室专用仪器设备进行双向通讯能力，通过条形码识别查询或直接下工作单方式控制设备运作，能自动接收来自分析仪的测定结果，并对应到LIS的患者信息形成检验报告单。

4. 检验结果自动检查，以检验项目的参考区间、预警范围及仪器的线性范围为条件，将超出范围的结果以各种方式进行报警提示。

5. 应具有质控数据自动接收、绘制质控图以及自动统计打印功能。

6. 应具有统计分析功能，能统计分析国家卫生健康委临床检验中心发布的质量指标数据。

7. 与HIS可以无缝连接。

8. 应具有适当的行政、财务管理能力。

扫码“看一看”

二、LIS与HIS集成的标准

HIS是针对医院及其所属部门的综合管理系统，而LIS只是一类实验室管理和处理过程信息的应用系统，这是两套独立的软件系统。在医院内，只有将LIS与HIS进行集成，才能真正实现实验室与医院其他部门的信息资源共享，提高工作效率和实验室的自动化程度。如果LIS和HIS不能实现集成，就会在各自的系统内形成数据自采自用，成为“信息孤岛”。因此，同一或不同开发者在进行LIS与HIS开发时，应遵循同一个标准，使数据编码和数据格式统一有序，开发的LIS和HIS之间的数据能直接进行交换。或者在LIS与HIS互联时，根据HIS或LIS的数据编码和格式开发专门的接口软件，进行数据交换。HIS与LIS相互之间的数据交换模式见图11–1。

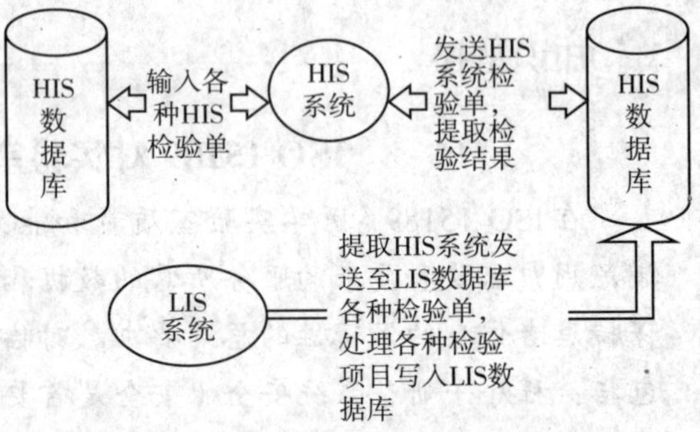

图11–1　HIS与LIS数据交换模式

国际卫生行业推行的标准有HL7、ICD、LOINC、SNOMED、DICOM等涉及数据编码标准化和系统接口标准化的系统协议。其中，HL7（Health Level Seven，HL7）标准是目前医疗信息交换过程中使用最普遍的标准。它由美国国家标准学会（ANSI）批准颁布实施，是医疗领域不同应用系统之间电子数据传输的协议，是各型医疗信息系统间，如临床、检验、保险、管理及行政等各项电子资料交换的标准。HL7标准可以实现信息交换、软件组织、文档与记录架构、医学逻辑等功能；可以在不同的系统中进行接口的编址。这些系统可以发送或接收一些信息，包括通用查询、患者管理（入院、出院、转院和注册）、医嘱处理、患者记账系统、临床观察、医疗信息（文档）管理、资源与预约、患者转诊等。采用HL7标准的LIS和HIS可以完全做到无障碍互联和医学数据信息的无障碍交换，为和医疗服务机构内部各部门之间的数据交换和区域医疗服务机构之间的资源共享奠定了基础。自1990年HL7标准2.1版正式颁布以来，在世界各国医疗卫生机构，特别是医院的影响力日益广泛，我国于2000年初建立了HL7中国协作中心。

三、样本的唯一性标识

样本的唯一性标识就是给样本确定一个唯一的串号或叫作编码、号码之类的，以便于管理和使用，防止不同样本的混淆和误用。唯一性标识主要有电子标签和条形码标签两类。电子标签是由见证人在模块制作时嵌入，而条形码标签是由见证人张贴在原材料的表面或包装外。实验室所面对的样本来源多样、检测类型多种，样本从采集或被接收开始、经过前处理、检测、结果报告生成、保存，整个转运过程少则1天，多则几个月，这些都要求样本在实验室内不被混淆，不被损坏，还要保证样本有可溯源性，所以实验室必须建立样本唯一性标识来完善实验室样本管理。当前，实验室样本唯一性标识最常用的是条形码标签。

条形码标签内容包括条形码（barcode，供机器识别）和一组与条形码对应的阿拉伯数字（供人眼识别）。中华人民共和国国家标准GB/T 12905—2000对条形码的定义为“条形码是由一组规则排列的条、空及其对应字符组成的标记，用以表示一定的信息”（图11–2）。常见的条形码有25码、交叉25码、39码、128码、库德巴码等一维条形码，目前临床实验室自动化仪器，基本上都支持几种不同的条形码。一个实验室要建立条形码检验标本系统，必须采用本实验室内所有仪器设备都支持的同一种条形码。临床实验室条形码系统主要由条码符号设计、制作及扫描识读组成（图11–3）。

图11–2　条形码标签示意图

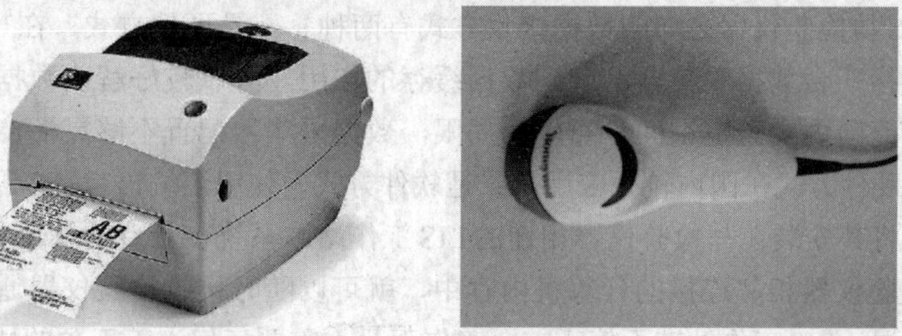

图11–3　条形码打印机及扫描器

条形码赋予检测样本标志的唯一性，LIS利用条形码系统大量代替实验室内整个样本分析过程中涉及手工操作的步骤，从样本的采集、储存、运输，到患者信息的传递、样本的接收、核对与处理、分析检测、查询结果、报告打印、样本保存等（图11–4）；极大简化了实验室的常规操作，方便了医生和患者获取相关信息。同时，LIS在利用条形码技术实现检验流程无纸化方面也起到了重要作用。在流程管理中最能体现LIS功效的是条形码技术的应用和检验流程的无纸化。

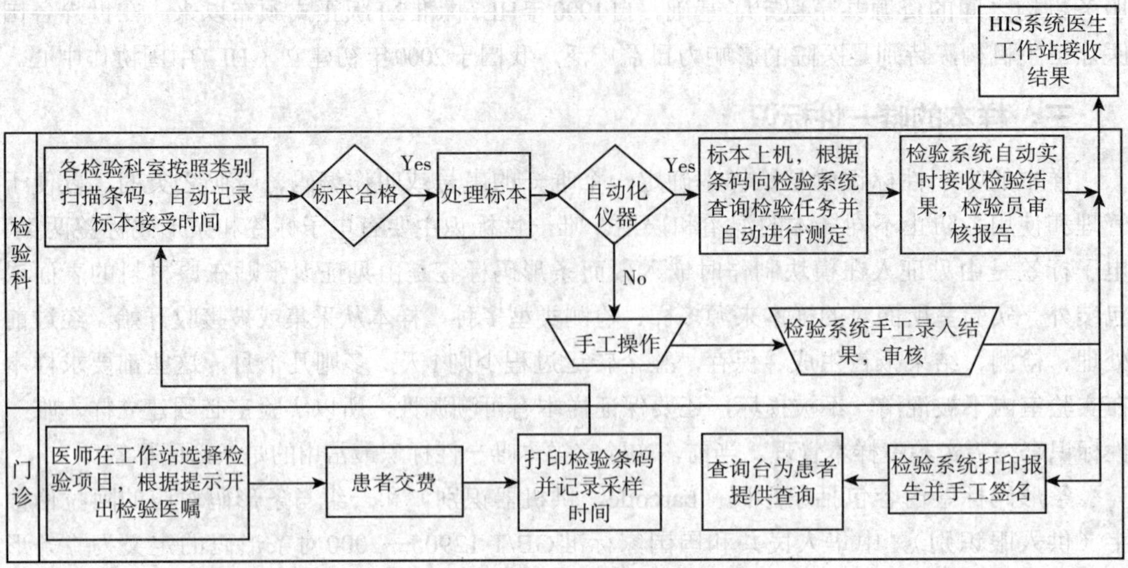

图11-4　条形码在临床实验室的应用

四、LIS与仪器的双向通信

LIS与仪器的双向通信是指LIS不仅可以接收检验仪器自动传输的检验结果，而且可以向仪器发出各种运行指令，检验仪器自动完成LIS系统给予的这种指令，从而实现信息从LIS到检验仪器和从检验仪器到LIS的双向传输。相对于检验仪器只向LIS系统发送检验结果，而不接受LIS系统发出的任何指令的单向通信技术而言，双向通信技术的应用促进了临床实验室信息应用技术的飞跃发展。实际上，也只有应用了实验室条形码系统，LIS与检验仪器之间才真正实现双向通信，从而使样本进入检验仪器后在不需要人工录入检验项目的情况下实现真正意义上的全自动化检测。双向通信技术的应用彻底改变了实验室传统的工作流程，从根本上解决了标本位置调错、项目输错等人为差错。

LIS与实验室检验仪器的双向通信最为普遍的是采用电缆连接LIS工作站的RS-232串口与检验仪器的RS-232串口的串行口通讯方法，这种连接由于距离很近而不需要调制解调器的参与。LIS与检验仪器之间的数据接收方式有两种。一是硬件方式，在LIS工作站与检验仪器之间连接一台数据采集器，起到数据缓存的作用，可以较好解决数据在收发过程中丢失的问题。但国内实验室空间分布较为局限，数据采集器配置不够灵活，并且成本相对比较高，这种硬件方式在国内较少应用。二是软件方式，使用汇编语言、C语言等编写数据接收程序，并将其安装在与检验仪器相连的LIS工作站，系统一旦启动就使其驻留于LIS网络系统中与检验仪器相邻连接的计算机内存中，就可以随时接收检验仪器通过串口连接线发送过来的数据，LIS工作站在不停止前台工作而且不需要任何人工干预的情况下，后台通讯方式可以实时自动接收数据。这种方式具有不需要硬件成本，配置灵活等优点，已经成为各种LIS实现数据接收的最主要方式。

五、实验室信息系统的选择和建立

实验室信息系统经过几十年的发展，已经逐渐成熟完善，种类也较为繁多。临床实验室选择正确的实验室信息系统进行工作，会极大提高实验室工作效率，在质量控制、服务标准和服务水平方面会取得显著的成效。合适的实验室信息化系统一般具有以下特点：①操作简便，功能齐全；②数据查询功能强大；③灵活而全面的统计分析；④高度智能化，提高工作效率；⑤急诊报告及时处理；⑥条形码系统应用；⑦安全可靠，防错严密；⑧历史资料比较，利于结果审核；⑨规范质控方法；⑩权限管理严密；⑪通用性强；⑫仪器数据接收和控制功能强大。

建立实验室信息系统一般需要经过确定项目负责人和建立团队、建立LIS方案的初步架构（功能需求）、供应商的调查、功能需求进一步完善、核准、供应商计划书评估、供应商选择、购买、安装、人员培训、系统验收、记录和评估、系统维护、升级等步骤；其中确定项目负责人、选择合适团队、建立LIS目标和初步架构、在LIS中使用条形码技术、与仪器双向通信和无纸化应用、供应商的评估原则是构建LIS的基本框架。实验室信息系统建立后，具有系统设置、业务系统、统计查询、资料打印、质量管理、代码设置等基本模块。

考点提示　条形码在临床实验室样本唯一性标识的应用。

第三节　临床实验室信息系统的功能需求

现代临床实验室是以患者标本为中心、以检验结果的准确性和及时性为目标的管理服务模式。全自动检验分析仪器在临床实验室的广泛使用，为以患者标本为中心的服务模式的流程改造提供了基本条件和物质基础，而临床实验室服务模式的转变又有赖于LIS的应用与完善。现代化的LIS已不再是以简单地替代实验室技术人员纷繁复杂的手工劳动、完成标本检验为目的而建立的，而是在不断完善检验前、检验和检验后流程的基础上，进一步改造和优化检验流程，解决临床实验室传统的检验流程中许多制约标本管理流程、检验质量和检验效率的瓶颈问题（图11-5）。

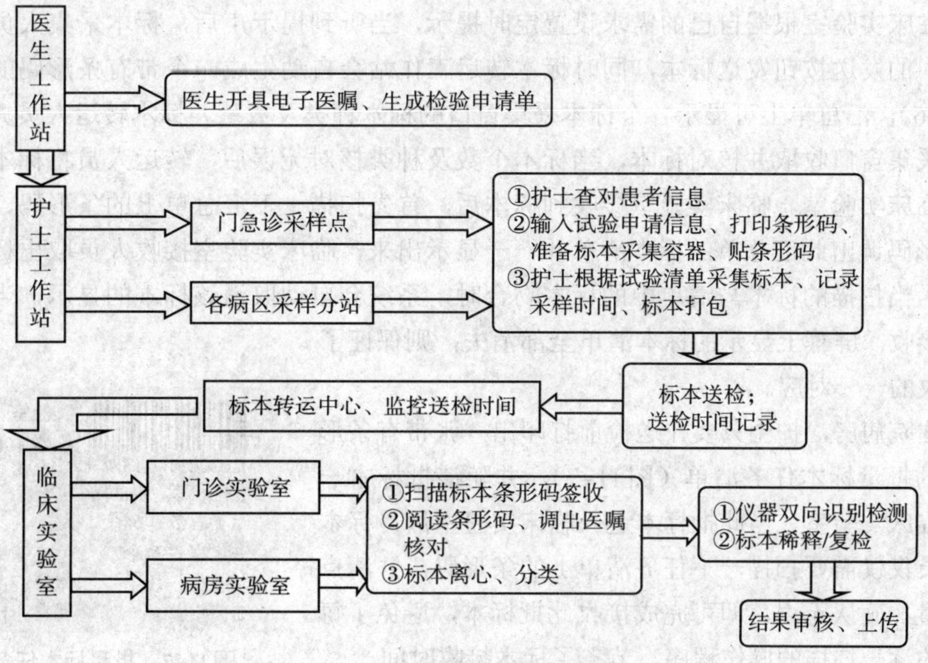

图11-5　优化后的临床实验室管理流程

检验标本流程管理，特别是在实验室外部的流程管理一直是实验室标本管理中的一个难点问题，经常由于管理不到位造成标本丢失、损坏，采用传统的手工登记交接方式无法对流程进行有效管理。随着实验室信息系统的应用，特别是条形码技术的使用，通过对标本条形码扫描加强了对标本的流程管理。

一、标本采集流程的功能需求

标本采集流程主要包括检验申请、信息录入、患者准备、采样容器的正确选取和标本采集、运送等环节。临床实验室应当制定患者准备、标本采集、标本储存、标本运送等标准操作规程，严谨规范的标本采集流程是保证临床实验室结果质量的基础。

一个理想的LIS应在充分分析了解影响标本质量和时效性的根本原因上，针对标本采集流程存在的问题优化系统功能，具体包括：①临床实验室LIS与医院HIS进行无缝连接，为医生工作站编写检验申请模块，使临床医生可以利用HIS实现网上检验申请；②建立条形码标识系统，使在HIS上形成的检验申请，通过网络和条形码传递到LIS，避免了临床实验室重复输入检验申请信息的操作，节省了上机时间。③为解决标本运输滞后的问题，有条件的大型综合性医院，可以设置标本气道传输系统，或成立标本运送中心，建立标本定期运送的物流体系，由专人负责标本的运输。根据方便快速检测的原则，建立门诊标本采集中心。这些措施的制定是为了减少标本在病房或门诊的停留时间，确保采集后的标本能及时送检。

二、标本前处理流程的功能需求

标本进入临床实验室，从标本签收到上机检测这一过程可以称之为临床实验室标本前处理，此流程属于临床实验室内部可控范畴。临床检验室可以将标本前处理现代管理理念和方法融入LIS中，如建立统一的标本前处理室，用LIS来接收、核查和跟踪标本，进一步优化标本核对/签收程序，标本签收时既可以用条形码扫描器对每份标本逐个扫描确认，又可以对同病区同批标本进行批量扫描确认。针对门诊标本，可在门诊标本采集区配置定时器，临床实验室根据自己的需求设置定时提示，当听到提示声后，标本采集人员通过点击系统中的发送按钮发送标本，同时标本转运工作站会自动生成一个带有条形码的汇总单（图11–6），汇总单上可显示各个标本采集窗口的标本种类及数量。标本转运人员凭汇总单到标本采集窗口收取并核对标本，当标本个数及种类核对无误后，转运人员将标本和汇总单送往临床实验室。临床实验室接收到标本后，首先扫描一下汇总单上的条形码，系统会根据条形码调出此汇总单的标本清单并一一显示出来，临床实验室接收人员取出标本并逐个接收，当扫描的标本与清单中的标本吻合时，系统会自动取消该标本的显示，当工作人员完成接收，屏幕上显示的标本清单全部消失，则保证了标本接收的一一对应。

在住院病房，护士只要在送检前打印出一张带有条形码标签的批量标本任务清单（图11–7），并随该批标本一起送往临床实验室。当此批标本进入临床实验室后，标本核收人员仅仅需要扫描一下任务清单上的条形码，并清点标本数量，确认无误，即可完成接收此批标本，避免了每份标本的逐一扫描的操作程序，节省了标本接收时间。

实验室
标本中心
02032231–2138
送检科室：内科病区　07:28am
标本总数：64个　发送人：吴
生化室：26个　免疫室：11个
血液室：10个　体液室：12个
细菌室：4个　其它：1个

图11–7　批量标本任务清单

门诊检验标本汇总单

5 45439 23572 5

	体液	生化	免疫	发光	血液	PCR	总数	送出时间	送出签名	备注
1号窗										
2号窗										
3号窗										
4号窗										
5号窗										
6号窗										
合计										

流转人：________ 送出时间：________ 接收人：________ 接收时间：________

图11-6　门诊检验标本汇总单

三、标本检验流程的功能需求

标本检验流程包括分析仪器的检测、应变、备份。标本检验是临床实验室最主要的工作任务之一，已经成为大多数临床实验室科学技术发展的焦点。临床实验室通过建立LIS对标本检验流程进行再造，从而降低标本检验差错频率。LIS除了通过与检验仪器双向通信来合理化处理包括依据工作量直接找到适当仪器检测、召回需要重复检测的标本、直接标本稀释、执行自反性检测、添加另外的测试和记录检测结果等分析请求外，LIS还应具有以下功能。

1. 跟踪和联系特定检测，记录检测所需的全部要素，特别是手工分析和那些与临床实验室建立的试剂相关的方法。

2. 系统管理每个检测适当的标准化操作程序，可以根据检验人员的要求很容易显示或打印。

3. 对每个患者的测试记录检测仪器。

4. 系统应该产生临床实验室具体工作量的清单，便于人工和自动化检测批处理和结果，同时跟踪还未完成的申请。如果额外的标本在工作清单创立以后到来，工作清单应该通过扫描增加标本的条形码进行清单扩增。

5. 试验中“未完成的清单”是已得到正式加入但是还没有完成的测试，要强调那些超出申请种类规定时间的测试，应该在要求时被显示，如果非常需要，也应该在连续报告屏幕上显示。

四、标本检验后处理的功能需求

标本检验后处理流程包括检验结果审核、报告打印、签名确认、报告分发、派发等环节。LIS在标本检验后处理流程优化中应具有以下功能。

1. 能以不同格式记录结果，定期向医院信息系统上传网络检验结果，并能够接收来自其他实验室的不同形式的结果。

2. 可以使用先进的专家决策支持进行结果的自动验证。

3. 可以根据用户需求，提供用于患者医疗不同形式的报告。

4. 建立各工作站检验结果自主打印报告系统以及急诊工作站的共享打印报告系统，向临床提供最快、最直接的服务。

5. 应该具有先进的“有意义结果”通知能力。对于某些结果（如“危急值”），系统具有选择通知用户的机制和时机。

6. 为了提高结果回报的效率，可以使用电子签名，实现检验全流程的无纸化。

五、在试剂、耗材管理中的功能需求

试剂、耗材管理是临床实验室物资管理的重要组成部分，也是临床实验室质量管理的重要组成部分。临床实验室由于检验项目多、工作量大，人工进行试剂、耗材出入库管理、数量统计、成本核算是非常困难的，往往容易出现试剂、耗材无法及时供应或过期失效的情况，影响检验诊断结果时效性、正确性和可靠性。临床实验室通过LIS强化试剂、耗材有效管理，明确管理部门、采购部门、使用部门的责任，严格了质量和合格证明、供应商档案、供货合同的执行等记录，规范出入库程序、申购程序；减少浪费，节约成本，提高经济效益。LIS试剂、耗材管理一般具有供应商信息管理（建立供应商、厂家档案）、试剂（耗材）信息管理（建立试剂、耗材档案）、试剂（耗材）计划管理（用量、质量、供货周期计划）、试剂（耗材）验收管理、试剂（耗材）储存管理、试剂（耗材）领用管理、试剂（耗材）质量管理等功能。

六、在行政管理中的功能需求

LIS给临床实验室管理带来全面、深远、革命性影响，给临床实验室管理的方法、组织、决策都带来全新的概念。现代临床实验室管理需要访问各种不同层次的整合数据。因此，LIS也应该包括行政管理功能。

1. 临床实验室消费品、人员等运行成本的跟踪。

2. 定价、盈利、“制造或购买”决策工具和外联客户管理能力的分析。

3. 基于登录时间、试验验证的数量和仪器原检测数量以及用户输入内容的工作量统计。

4. 产生临床实验室检测能力和管理效率的定期报告。

5. 库存物资（如试剂、耗材等）管理功能。

6. 文件管理系统完全集成在LIS中，具有从检测信息菜单中容易获取的程序指南，及通过适当的一方定期通知、审核和认证的机制。

7. 具有工作人员成本报告、跟踪凭证、能力培训、继续教育及绩效评估等员工管理能力。

考点提示 临床实验室检验流程中LIS的应用。

第四节 临床实验室信息系统的运行、维护及安全管理

一、运行及维护管理

实验室信息系统运行管理是指对系统的运行进行实时控制，记录其运行状态，进行必要的修改与功能扩充。运行管理包括日常运行管理、运行情况记录、运行情况检查与评价。

运行管理不是简单等同于计算机的管理和维护。实验室信息系统运行管理主要有硬件的管理，如设备使用管理，定期检修，备用配件、各种试剂的使用与管理；机房的环境管理，如温湿度、防尘、防静电、防磁、电气、空调等；工作环境管理、安全问题管理。运行管理需要做好运行记录，包括工作数量、工作效率、系统的维护修改情况、系统的故障情况等内容。运行管理评价体系由系统建设、系统性能、系统应用等方面构成。

维护管理就是有计划、有组织地对系统进行必要的更新或升级，以保证系统中的各个要素随着环境的变化始终处于最新的、正确的工作状态。维护有4种类型，即纠错性维护、适应性维护、完善性维护、预防性维护。维护管理主要有系统的可靠性管理，包括数据库管理（管理员密码、数据库性能调整）、数据字典维护（基础数据字典维护更新、关键数据内容备份与恢复）、用户管理（权限设置和分配、管理制度）；系统的备份和恢复维护，包括对操作系统和数据库定期进行脱机全备份、定期对现行数据库进行联机全备份、确保备用机的可用性；客户机管理，包括制定严格的规章制度保证系统正常运行、保护计算机软件平台不受破坏、利用远程监控系统方便软件维护、采用克隆技术快速恢复、定期进行设备的日常保养、建立档案制度。

二、安全管理

实验室信息系统安全性管理应该涉及计算机硬件安全、信息系统数据安全、数据使用安全等内容。实验室信息系统必须防止未经授权的内部和外部访问，并且要根据适用的法律和规章保护健康档案的机密性，同时不阻碍合法用户的功能性。因此，实验室管理者应当对LIS的使用进行分别授权。LIS的授权应详细，只有被授权的工作人员才能对系统中的相关文件进行管理和更改，防止无关的或非授权的用户对其进行更改或破坏，任何人不得越权使用计算机和LIS。如果医院其他部门系统信息可通过实验室的计算机系统获得，应设有适当的计算机安全措施防止非授权获得这些信息及非授权进行更改。授权进入LIS的人员应维护信息系统中患者的机密性。经授权使用者必须保管好用户名和密码，防止他人盗用，在不使用LIS时应及时退出，并在LIS无任何操作时提供快速自动注销，甚至采用生物识别或频射识别的先进登录能力。应保护实验室内部和外部通过网络传输的数据不被非法接收或拦截。

三、信息系统故障应急处理措施

信息系统故障的应对，包括成立应急领导小组和应急控制中心，建立高效的应急预警系统，制定紧急补救措施，如启用单机版、手工或备用机完成日常工作。制定针对人为入侵和破坏的应急预案以及针对恶性计算机病毒爆发的应急预案等。

1. 故障发生后的措施 故障发生后，应将所有严重的计算机故障迅速报告给指定人员，并按照应急操作预案进行操作。记录所有意外停机、系统降级期（如反应时间减慢）和其他计算机故障的原因和所采取的纠正措施。

2. 制定应急预案 信息系统连续运行过程中最主要的目标是尽量减少正常工作中的停工时间和数据丢失。信息系统的中断可能影响检验结果的进程和质量，制定信息系统紧急预案可以减少信息系统中断和故障造成的不良影响，制定应对计算机系统突发事件的书面处理方案，可以在发生信息系统失效或停机时，维持实验室提供的服务，以及在其他系统（如HIS）停机时，能够确保患者数据的完整性。应制定验证在其他系统恢复和数据文件更换或更新时的程序。

3. 测试应急计划 实验室应有文件化的应急计划，应急计划中需要包括信息系统中断后员工使用的替代程序，实验室测试应急操作预案，测试数据恢复程序，并指导员工进行数据备份，以确保在发生计算机或其他信息系统故障时，能快速有效地发出患者结果报告。

本章小结

实验室信息系统（LIS）自20世纪60年代出现以来，伴随着计算机技术、通信技术、网络技术、数字化和智能化等现代化手段的发展而不断发展完善，已成为医院信息管理的重要组成部分。现代临床实验室提供信息的复杂性与日俱增，而且随着大规模分析技术的出现，产生的数据量将是几个数量级，LIS作为实验室管理的现代工具越来越突显其巨大的无可替代的作用。LIS采用与HIS无缝对接、与仪器的双向通信、样本唯一标识等技术，对实验室标本采集处理、实验流程、实验数据、人力资源、试剂（耗材）购置与使用、行政管理等各种实验室信息进行简化有效的管理，从而整体提高临床实验室综合效能。实验室信息系统作为优化临床实验室管理模式的一种方法，不仅提高了工作效率和工作质量，也是实验室由经验管理向科学管理、规范化管理发展的必需。因此，掌握实验室信息系统基本概念，了解现代LIS的功能特点，结合临床实践接触到LIS后的感性认识，可以更深入了解这门涉及了现代管理学、临床医学、检验医学、信息学、机械电子学以及通信技术等多学科交叉的综合学科的无限前景。

扫码“练一练”

习　题

一、选择题

1. 下列哪个系统属于临床实验室信息化管理工具

A. CMS　B. HIS　C. ERP　D. LIS　E. TMS

2. 下列不属于实验室信息系统涉及的内容是

A. 标本采集、运送、编号、信息录入　B. 检验、结果报告

C. 实验室人力资源管理　D. 质量管理

E. 科研管理

3. 下列不属于实验室信息系统建设要求的是

A. 与HIS可以无缝连接　B. 应具有整个检验过程信息管理功能

C. 应具有适当的财务管理能力　D. 应具有整个科研工作流程的管理功能

E. 应具有与仪器设备进行双向通讯的能力

4. 目前医疗信息交换过程中使用最普遍的标准是

A. HL7　B. ICD　C. LOINC　D. DICOM　E. SNOMED

5. 临床实验室检测样本唯一性标识的方法是

A. 用笔做标记　B. 视频　C. 人工记忆

D. 电子标签　E. 条形码标签

6. 下列特点中不属于实验室信息化系统一般特点的是

A．操作简便，功能齐全　　B．条形码系统应用

C．科研项目数量汇总　　D．历史资料比较，利于结果审核

E．急诊报告及时处理

7. 不属于标本采集流程的是

A．检验申请　　B．信息录入

C．标本采集、运送　　D．采样容器的正确选取

E．标本接收

8. 下列不属于LIS与检验仪器双向通信合理化处理的功能

A．依据工作量直接找到适当仪器检测　　B．召回需要重复检测的标本

C．直接标本稀释　　D．执行自反性检测

E．解决仪器故障

9. 下列不属于标本检验后处理流程的是

A．检验结果审核　B．疾病分析　C．报告打印　D．签名确认　E．报告分发

10. 下列不属于LIS试剂、耗材管理功能的是

A．供应商信息管理　　B．试剂（耗材）信息管理

C．试剂（耗材）计划管理　　D．试剂（耗材）验收管理

E．实验室运行成本的跟踪

二、简答题

1. 简述现代临床实验室信息系统的功能特点。

2. 简述如何实现样本唯一性标识。

（徐文鑫）

第十二章

临床实验室认可

学习目标

1. **掌握** 实验室认可的概念及实验室认可的意义。

2. **熟悉** ISO 15189《医学实验室质量和能力的专用要求》的要素。

3. **了解** ISO 15190《医学实验室—安全要求》、ISO/IEC 17025《检测和校准实验室能力的通用要求》以及CAP实验室认可的内容。

4. **学会** 实验室认可原则、认可准则及认可流程。

临床实验室为疾病的诊断、治疗过程监测及疾病预后判断提供依据，其提供的检测数据直接关系到患者的生命安全。随着经济全球化和区域经济一体化的推动，克服技术壁垒、减少不必要的重复检测和重复评价的要求愈加迫切。“一个标准、一次检测，全球承认”已成为国际共识。各国认可机构认可结果的互认成为迫切要求。为了推动临床实验室质量管理水平和能力建设，相关国际组织建立并实施实验室认可制度，对临床实验室能力进行评价并予以正式承认。

扫码“学一学”

第一节 实验室认可概述

一、实验室认可的定义

实验室认可（laboratory accreditation）是指由第三方权威机构对实验室及其人员是否有能力进行规定类型检测所给予的一种正式承认的活动。

实验室认可是一个国际体系。加入该体系并按照组织体系的要求开展认可、签署互认协议，其实验室检测的结果可获得组织内相关国家的承认，是证实实验室能力的国际制度安排。经认可的实验室，其认可领域范围内的检测能力被政府所承认，其结果也被社会和贸易双方所接受。同时，认可具有国际性，认可实验室其认可领域范围内的检测结果还可以通过国家认可机构与国际组织达成的互认协议，得以广泛的国家间承认。

目前大多数国家的实验室认可机构主要依据ISO/IEC 17025《检测和校准实验室能力的通用要求》对所有检测和校准实验室开展认可活动，依据ISO 15189《医学实验室质量和能力的专用要求》对医学实验室开展认可活动。CAP的实验室认可计划也作为一种权威的认可模式在全球被许多医学实验室所采用。

考点提示 实验室认可的概念，认证和认可的区别。

二、合格评定、认证、认可的概念与区别

（一）合格评定的概念

合格评定（conformity assessment）是实验室认可和质量体系认证的统称。常采用抽样、检测及检查的方式来确定被检对象是否满足技术法规或标准，并作出符合性评价、证实和保证，或给予注册、认可和批准。

国际标准化组织认证委员会从1985年起更名为国际标准化组织合格评定委员会（ISO Committee on Conformity Assessment），促进了认证和认可的标准化和统一管理。

（二）认证的概念

认证（certification）指第三方权威机构对产品（服务）、过程或质量管理体系符合规定要求给予书面保证的活动。

ISO于1987年应用质量管理体系ISO 9000系列标准，在全球范围内启动了质量管理体系认证活动，自此实验室认可和质量体系认证逐步开展起来，现已得到广泛应用。

（三）认可的概念

认可（accreditation）是指第三方权威机构对组织或个人是否有能力完成特定任务所给予的一种正式承认的活动。

实验室认可体系最先由澳大利亚在20世纪中叶成立，随后以英国为首的欧洲国家也逐步开始了实验室认可。到目前为止，实验室认可已在全球范围开展。

扫码“看一看”

（四）合格评定与认证、认可的区别

合格评定源于认证，是认证概念的发展与扩大。合格评定活动包括自我声明、认证、认可、检验、检查等。

三、实验室认可的意义

临床实验室认可可以规范实验室的质量管理活动，推动临床实验室质量管理水平和能力建设，还可推进国际实验室之间的学术交流。将客观公正的专业行为、严谨务实的行业作风在临床实验室大力推广，确保检验结果的质量，对医学实验室具有重要意义。

1. 表明具备了按相应认可准则开展检测和校准服务的技术能力 实验室认可表明了开展相应的认可项目的检测和校准的能力。ISO 15189对医学实验室检验、校准活动质量和能力提出了具体的管理和技术要求，严格按照其要求去做，不仅使实验室的检验和校准质量得到保证，而且还能提高实验室的社会信誉度，提升单位的形象，满足客户要求，提高服务质量。

2. 增强市场竞争能力，赢得政府部门社会各界的信任 实验室认可是通过权威机构来实施的，其权威通常源自政府，具有极大的社会公信力，可以广泛地赢得政府部门、社会各界的信任。

3. 获得签署互认协议方国家和地区认可机构的承认 实验室认可可以获得签署协议方国家和地区认可机构的承认，其出具的检测和校准数据与报告可被这些国家和地区承认和

接受。

4. 有机会参与国际间合格评定机构认可双边、多边合作交流 实验室认可表明该实验室具备了国家认可的检测技术和管理能力，可以促进国内医学实验室与国际接轨，为医学实验室国际间交流搭建了一个很好的平台，从而促进国际间的交流。

5. 使用认可标志 可在认可的范围内使用CNAS国家实验室认可标志和ILAC国际互认联合标志。

6. 列入获准认可机构名录，提高知名度 获得认可的实验室可以在官方网站、媒体进行登载，提高其社会知名度。

第二节 医学实验室认可的主要标准

医学实验室既包括临床检验实验室，也包括公共卫生、卫生检疫等领域的实验室。在我国，对临床检验实验室采用ISO 15189《医学实验室质量和能力的专用要求》作为认可依据；对检测和校准实验室应用ISO/IEC 17025《检测和校准实验室能力的通用要求》作为认可依据；对医学实验室的安全采用ISO 15190《医学实验室—安全要求》作为认可准则。下面对这些标准进行简单介绍。

一、ISO 15189《医学实验室质量和能力的专用要求》

（一）ISO 15189的简介

ISO 15189经过了标准起草、草案协议形成、国际标准草案、国际标准发布的过程。最终于2003年由ISO发布正式文件ISO 15189《医学实验室质量和能力的专用要求》。ISO 15189以ISO/IEC 17025为母本文件，从医学专业角度，同时结合临床实验室的特点，规定了临床实验室的专用要求，使得它的专用性更强，更贴切临床实验室的属性。与ISO/IEC 17025相比较，ISO 15189增加了对伦理、安全及实验室信息系统的要求，同时特别强调了风险管理。

该标准的2007版被我国等同采纳为国家标准GB/T 22576：2008《医学实验室质量和能力的专用要求），2018年根据其2012版修订为GB/T 22576-1：2018《医学实验室质量和能力的要求 第1部分：通用部分）；CNAS-CL02《医学实验室质量和能力认可准则》等同采用该标准，目前最新版本为CNAS-CL02：2012。

临床实验室的服务对于患者医疗很重要，因而应满足患者及负责患者医疗的临床人员的需求，这些服务包括检验申请的安排，患者准备，患者识别，样本采集，运送和保存，临床样本的处理和检验以及后续的解释、报告及建议，此外，还包括临床实验室工作的安全和伦理方面的相关事项。

该标准规定了临床实验室质量和能力的要求，可用于临床实验室建立质量管理体系和评估自己的能力，也可用于实验室客户、监管机构和认可机构承认或认可临床实验室的能力。简而言之，ISO 15189既可被临床实验室用于自身质量管理和能力建设，也可作为外部机构的评价依据。

（二）ISO 15189：2012的要求

ISO 15189：2012的核心内容包括管理要求和技术要求两部分。

1. 管理要求 第4章“管理要求”分15个要素，包括4.1组织和管理责任、4.2质量管理体系、4.3文件控制、4.4服务协议、4.5受委托实验室的检验、4.6外部服务和供应、4.7咨询服务、4.8投诉的解决、4.9不符合的识别和控制、4.10纠正措施、4.11预防措施、4.12持续改进、4.13记录控制、4.14评估和审核、4.15管理评审。在管理者责任、服务协议、受委托实验室的要求以及评估和审核方面，更贴切医学检验活动。

2. 技术要求 第5章“技术要求”包括10个要素，分别是：5.1人员、5.2设施和环境条件、5.3实验室设备、试剂和耗材、5.4检验前过程、5.5检验过程、5.6检验结果质量的保证、5.7检验后过程、5.8结果报告、5.9结果发布、5.10实验室信息管理。

技术要求与ISO/IEC 17025存在较大的不同，其中最大的不同是ISO 15189更强化了过程管理，将检验活动分为“分析前”“分析中”“分析后”（也称为检验前、检验和检验后）三个过程，同时强调了实验室的信息系统（LIS）管理。LIS对于实验室样本采集和管理、检验过程控制、质量控制、记录控制、检验时限控制、危急值报告以及检验结果传递和使用均有着极其重要的作用。

二、ISO 15190《医学实验室—安全要求》

（一）ISO 15190的简介

本标准规定了医学实验室建立并维持安全工作环境的要求，包括环境安全、生物安全、操作安全、化学品安全、电器安全等方面。要求细化到试验室的所有工作人员和每一项任务，实行责任分工、专人负责、明确到人。每一项任务都需要进行风险评估，以消除其潜在危险。如果有无法消除的潜在危险，需采用其他方法替代，没有方法可以替代时，需采取保护措施，包括个人防护和专业设施设备防护。该标准已在临床实验室服务领域中广泛使用。

对每项任务进行风险评估，目的在于尽可能消除危险。如果无法消除危险，则应按下列的优先顺序使各种危险的风险减至尽可能低的水平：①使用替代方法；②采用防护方法；③使用个人防护措施和设备。

该标准被我国等同采纳为国家标准GB 19781—2005《医学实验室—安全要求》，并规定其全部技术内容为强制性。

（二）ISO 15190的要求

ISO 15190作出20个方面的规定，分别是：风险分级，管理要求，安全设计，员工、程序、文件、检查和记录，危险标识，事件、伤害、事故和职业性疾病的报告，培训，个人责任，服装和个人防护装备，良好内务行为，安全工作行为，气溶胶，生物安全柜，化学安全罩及柜，化学品安全，放射安全，防火，紧急撤离，电气设备，样本运送，废物处置。

三、ISO/IEC 17025《检测和校准实验室能力的通用要求》

（一）ISO/IEC 17025的简介

ISO/IEC 17025的前身ISO/IEC导则25起草于1978年，在吸取了ISO 9000标准中有关管理要求的内容，并经过修订后于1999年12月发布ISO/IEC 17025：1999《检测和校准实验室能力的通用要求》，2005年进行了更新（ISO/IEC 17025：2005），现已更新至ISO/IEC 17025：2017。与上一版相比，规定性的需求减少，相应增加了对业绩的要求。同时标准的制定增强了对实验室运行的信任，促进实验室与其他机构合作，有助于实验室间的交流，也有助于标准程序的协调统一，促进结果的国际互认。

该标准的2005版被我国等同采纳为国家标准GB/T 27025—2008《检测和校准实验室能力的通用要求》；CNAS–CL01《检测和校准实验室能力的通用要求》亦等同采用该标准，目前其最新版本为CNAS–CL02：2018。

该标准规定检测和校准实验室为证明其在有效管理体系下运行、具有技术能力并能提供正确技术结果所必须满足的要求，规定实验室进行检测和（或）校准的能力（包括抽样能力）的通用要求。这些检测和校准包括应用标准方法、非标准方法和实验室制定的方法进行检测和校准。该标准适用于所有从事检测和（或）校准的组织，以及将检测和（或）校准作为检查和产品认证工作一部分的实验室。

（二）ISO/IEC 17025：2018的要求

该标准要求实验室策划并采取措施应对风险和机遇。应对风险和机遇是提升管理体系有效性、取得改进效果以及预防负面影响的基础。实验室有责任确定要应对哪些风险和机遇。

该标准共分8章，内容包括：范围、规范性文件、术语和定义、通用要求、结构要求、资源要求、过程要求、管理体系要求。

其中“通用要求”包括：公正性、保密性。“资源要求”包括：总则、人员、设施和环境条件、设备、计量溯源性、外部提供的产品和服务。“过程要求”包括：要求标书和合同评审，方法的选择、验证和确认，抽样，检测和校准物品的处置，技术记录，测量不确定度的评定，确保结果有效性，报告结果，投诉，不符合工作，数据控制和信息管理。“管理体系要求”包括：方式、管理体系文件（方式A）、管理体系文件的控制（方式A）、记录控制（方法A）、应对风险和给予的措施（方式A）、改进（方式A）、纠正措施（方式A）、内部审核（方式A）、管理评审（方式A）等。

第三节　我国实验室认可简介

我国大陆地区从1986年开始质量认证工作，中国实验室认可委员会（CNACL）于1993年底成立，自此我国实验室认证工作正式开始与国际接轨。2002年中国实验室国家认可委员会（China National Accreditation Board for Laboratory，CNAL）成立。2006年成立中国合格评定国家认可委员会（China National Accreditation Service for Conformity assessment，CNAS），统一负责对认证机构、试验室和检查机构等认可工作。

一、认可机构

中国合格评定国家认可委员会（CNAS）是根据《中华人民共和国认证认可条例》的规定由国家认证认可监督管理委员会批准设立并授权的国家认可机构，CNAS组织机构包括：

全体委员会、执行委员会、认证机构技术委员会、实验室技术委员会、检查机构技术委员会、评定委员会、申诉委员会、最终用户委员会和秘书处，CNAS秘书处是CNAS的常设机构，负责CNAS认可工作的具体运作。CNAS是国际实验室认可合作组织（ILAC）的正式成员。

考点提示 我国实验室认可的机构是中国合格评定国家认可委员会（CNAS）。

二、医学实验室认可文件

医学实验室认可文件是由国家认可机构制定和颁发的，文件用以规范认可权威机构的工作及实验室认可的准备和申请过程。我国的实验室认可文件由CNAS制定和颁发，文件分为认可方针政策和规则、认可准则及认可指南三部分。实验室可向CNAS获取相关认可文件。

1. 认可规则 如CNAS-RL01：2011《实验室认可规则》，CNAS- RL05：2008《实验室生物安全认可规则》等。

2. 认可准则

（1）基本认可准则 如CNAS-CL01：2018《检测和校准实验室能力认可准则》（ISO/IEC 17025：2017），CNAS-CL02：2012《医学实验室质量和能力认可准则》（ISO 15189：2012，IDT），CNAS-CL05：2009《实验室生物安全认可准则》等。

考点提示 我国医学实验室认可和检测、校准实验室认可最常采用的准则。

（2）认可应用准则 如《医学实验室质量和能力认可准则》的应用说明，CNAS-CL02-A001：2018《医学实验室质量和能力认可准则在临床血液学检验领域的应用说明》，以及CNAS-CL02-A002：2018、CNAS-CL02-A003：2018、CNAS-CL02-A004：2018、CNAS-CL02-A005：2018和CNAS-CL02-A010：2018等。

3. 认可指南 如CNAS-GL14：2007《医学实验室安全应用指南》等。

三、医学实验室认可原则

考点提示 我国医学实验室认可的原则。

CNAS制定的《实验室认可管理办法》明确规定了实验室认可原则：自愿申请原则、非歧视原则、专家评审和国家认可原则。

1. 自愿申请原则 在我国，目前实验室认可完全是实验室自身的自觉自愿的行为，

2. 非歧视原则 是指任何实验室，不论其隶属关系、级别高低、规模大小、所有制形式，只要能满足认可准则的要求，均可获得认可。

3. 专家评审原则 是指为保证认可的客观公正性和科学性，由训练有素的技术专家（主要是由CANS聘用的注册评审员和技术专家）担任评审，而非由政府官员来完成。

4. 国家认可原则 在我国实验室认可只能由CANS代表国家进行，没有任何其他机构可以进行此项工作。获得认可的实验室，意味其技术能力和所出的数据均得到国家的承认。

四、医学实验室认可过程

考点提示 我国实验室认可过程的三个阶段。

我国实验室认可过程大致可以分为认可申请、现场评审及评定批准三个阶段。具体流程见图12-1。

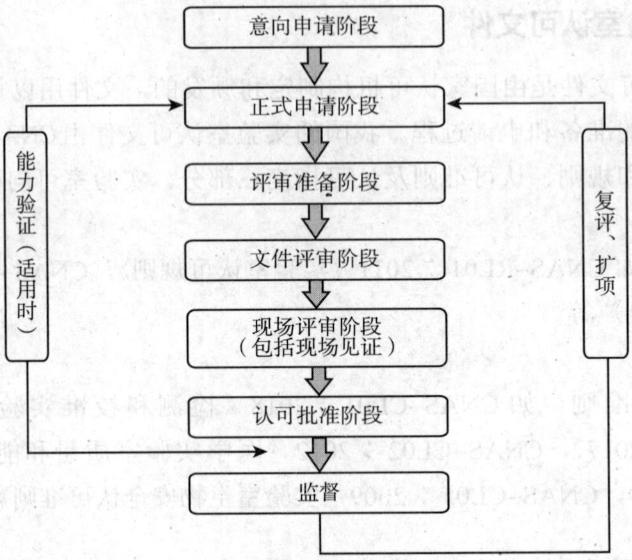

图12-1　实验室认可流程图

（一）认可申请

申请前临床实验室必须做好充分的思想准备、知识准备和工作准备。在思想上必须明确认可的目的，理解实验室体系的根本出发点。做到对全体工作人员进行思想动员，保证全员参与。知识上做到熟悉CNAS对临床实验室认可的相关政策、规定，全面阅读并理解认可文件，了解认可规则、认可准则、认可指南、技术报告、申请要求等。工作上梳理原有管理流程，优化现有质量体系文件逐步按ISO 15189的要求改良现有工作流程，完善运行记录。

可在按认可准则建立质量体系文件并运行半年后提出申请，在申请时需进行至少一次的内部审核和管理评审。正式申请可在CNAS网站在线申请，也可通过信函或电子邮件的形式申请。CNAS会对实验室提交的申请资料进行审查，以了解实验室是否能满足认可要求。

（二）现场评审

现场评审过程主要有预备会、首次会、现场观察、现场评审、分析前过程见证、与临床医师及护士座谈会、与实验室人员的沟通会及末次会等环节。对实验室管理体系与ISO 15189的符合性进行全要素评审，评审依据还包括认可规则、认可准则的应用说明和实验室的管理体系文件，并覆盖实验室申请的全部专业项目和所涉及的部门。评审组会在末次会议之前形成评审结论，与实验室商定整改方法及完成时间，完成评审报告现场评审部分的内容，并得到实验室的确认。

（三）评定批准

CNAS指定专家组成评定工作组，依据现场评审组提交的现场评审资料，包括申请资料、实验室整改报告、能力验证结果及评审员的准备计划，对现场评审活动进行审查并形成报告。CNAS秘书处对报告进行终审，并依据审核情况向实验室提出整改要求，待整改满意后，CNAS正式批准认可。

第四节 美国病理学家协会实验室认可简介

一、美国实验室认可的概况

美国的官方认可机构成立于1976年，主要针对校准实验室，直到1988年才逐步开展检验实验室的认可。美国的实验室认可制度与国际认可合作组织的理念及绝大多数国家的认可制度不同。国际和区域认可合作组织倡导每个国家建立一套统一的国家认可制度，但美国的认可制度是一种动态的、复杂的、多层次的和市场推动的体系。既有联邦政府管理和授权的认可机构，也有州政府管理的认可机构，还有私营机构或学术团体的认可组织。其中与临床实验室有关的认可组织主要有**美国病理学家协会（College of American Pathologists，CAP）**、健康组织认可联合会（JCAHO）、临床实验室认可和教育协会（COLA）、美国血库协会（AABB）等。

美国病理学家协会从事各种项目，主要包括能力验证（PT）、质量监控和实验室认可，协会有三个认可计划即法医尿液检验认可计划（FUDT）、生殖实验室认可计划（RLAP）以及实验室认可计划（LAP），其中LAP是国外实验室认可的主要组织。美国病理学家协会（CAP）对我国的卫生行业和医学实验室有很大的影响力，国内有多家医学实验室获得CAP的认可。

二、CAP认可的检查内容

CAP认可的检测内容包括分析前、分析中和分析后所涉及的各个方面的质量管理，如样本采集与处理、试剂、试验方法、质控物、设备、人员能力要求、结果报告、内部性能评估、外部能力验证、相关文件及记录、实验室信息系统、安全管理等。检查依据CAP的实验室认可准则和检查细则，检查后形成检查员总结报告（ISR），这也是CAP认可检查的三个基本文件。

三、CAP认可的标准

CAP三个认可计划分别有相应的标准，涉及4个方面，分别是：实验室主任及工作人员的责任和作用；实验室的物理设施和安全；实验室质量控制、质量管理及性能改进；外部现场检查及自查。

四、CAP认可的检查细则及更新

CAP认可的检查细则是认可标准的细化，以问题的形式表示，超过3000余条问题，是践行标准的指南，覆盖了认可标准的方方面面。CAP的实验室要求包括：能力验证、质量管理、质量控制、标本和报告、方法性能验证、人员要求、实验室安全、实验室环境设施、计算机与信息管理系统、实验室用水和器皿的洗涤要求。每一条认可检查细则都有唯一的编号，并配有三种可供选择的答案，分别是“YES”“NO”“N/A”，“YES”表示符合要求，“NO”表示不符合要求，“N/A”表示问题不涉及。对于检查过程中碰到的缺陷问题也进行了分级，较轻层面的缺陷实验室只需将整改方案以书面形式报告，较严重的缺陷除了要提交整改计划外，还要提供整改行动和整改效果的支持性文件。较轻的缺陷是指对患者和员工安全无严重影响的缺陷，较重的缺陷是指对实验室服务质量、患者或员工安全有严重影响的缺陷。

认可细则可以帮助申请实验室明确认可的要求和检查的过程，还可帮助检查员明确如何进行检查。检查细则可在CAP的官方网站（www.cap.org）上下载更新。

本章小结

检验结果的质量对于人们的健康至关重要，建立有效的实验室质量管理体系，让实验室具备可靠的服务能力是保证检验结果质量的必要条件。临床实验室检验服务的对象是临床医生和患者，获得实验室认可对建立医生和患者的信任具有十分重要的意义。国际标准化为实验室建立质量管理体系提供了基础方法和依据，实验室认可为实验室的能力和结果承认提供了权威证明的途径。本章通过对实验室认可概念、国际上医学实验室认可的主要标准、我国实验室认可、CAP实验室认可的介绍，让读者对临床实验室质量管理方法和能力证明途径有初步的了解，对ISO 15189《医学实验室质量和能力的专用要求》、ISO/IEC 17025《检测和校准实验室能力的通用要求》、ISO 15190《医学实验室—安全要求》有了进一步的认识，对申报我国实验室认可及美国病理学家协会实验室认可的流程加深了了解。

扫码“练一练”

习　题

一、选择题

1. 开展临床实验室认可的机构是

A. 医院检验科　　B. 市级以上卫生行政部门

C. 县级以上卫生行政部门　　D. 第三方权威机构

E. 医务科

2. 加入国际认可组织体系并按照组织体系的要求开展认可、签署互认协议，其实验室检测的结果可获得

A. 全世界的承认　　B. 组织内相关国家的承认

C. 美国的承认　　D. 世界标准化委员会的承认

E. 世界卫生组织的承认

3. 下列关于合格评定、实验室认可、质量体系认证的描述中正确的是

A. 合格评定是实验室认可和质量体系认证的统称

B. 实验室认可是合格评定和质量体系认证的统称

C. 质量体系认证是合格评定和实验室认可的统称

D．合格评定等同于实验室认可

E．实验室认可等同于质量体系认证

4. 认证指第三方权威机构对以下进行符合规定要求给予书面保证的活动，但除外

A．产品　B．服务　C．过程　D．质量管理体系　E．工作环境

5. 合格评定活动包括下列内容，但除外

A．自我声明　B．认证　C．认可　D．质量管理体系　E．检查

6. 在我国，对临床检验实验室采用以下哪一项作为认可依据

A．ISO 15189《医学实验室质量和能力的专用要求》

B．ISO/IEC 17025《检测和校准实验室能力的通用要求》

C．ISO 15190《医学实验室—安全要求》

D．1999《检测和校准实验室能力的通用要求》

E．2017《检测和校准实验室能力的通用要求》

7. 在我国，对医学参考测量实验室采用以下哪一项作为认可依据

A．ISO 15189《医学实验室质量和能力的专用要求》

B．ISO/IEC 17025《检测和校准实验室能力的通用要求》

C．ISO 15190《医学实验室—安全要求》

D．1999《检测和校准实验室能力的通用要求》

E．2017《检测和校准实验室能力的通用要求》

8. 在我国，对医学实验室的安全采用以下哪一项作为认可依据

A．ISO 15189《医学实验室质量和能力的专用要求》

B．ISO/IEC 17025《检测和校准实验室能力的通用要求》

C．ISO 15190《医学实验室—安全要求》

D．1999《检测和校准实验室能力的通用要求》

E．2018《检测和校准实验室能力的通用要求》

9. ISO 15189经过了标准起草、草案协议形成、国际标准草案、国际标准发布的过程，最终于（　）年由ISO发布正式文件

A．1999　B．2000　C．2003　D．2008　E．2010

10. ISO 15189的要求分为管理要求和技术要求两部分，其中管理要求分15个要素，不包括下列哪一项

A．实验室组织管理　B．质量管理体系

C．文件控制、合同评审　D．人员、设施

E．预防措施、持续改进

11. ISO 15189的要求分为管理要求和技术要求两部分，其中技术要求分10个要素，不包括下列哪一项

A．实验室组织管理　B．人员、设施

C．环境条件、实验室设备　D．检验过程、检验结果质量保证

E．检验后过程、结果报告、结果发布

12. 目前我国的认可机构是

A．ILAC　B．CNAS　C．ISO　D．CAP　E．JCAHO

13. CNAS制定的《实验室认可管理办法》明确规定了实验室认可的原则是

A．自愿申请、非歧视原则、专家评审和国家认可原则。

B．公平原则

C．合法、合规原则

D．安全第一原则

E．准确度第一原则

14. 我国实验室认可过程大致分为认可申请、现场评审及评定批准3个阶段，其中现场评审中不包括

A．预备会、首次会、末次会

B．现场观察、现场评审

C．实验室整改报告

D．分析前过程见证

E．与临床医师及护士座谈会、与实验室人员的沟通会

15. CAP认可的标准涉及4个方面，但除外

A．实验室主任及工作人员的责任和作用

B．实验室的物理设施和安全

C．实验室质量控制、质量管理及性能改进

D．外部现场检查及自查

E．实验室质量管理体系

二、简答题

1. 简述实验室认可的意义。

2. 简述我国医学实验室认可的过程。

（柏　彬）

参考答案

第一章

1. B 2. C 3. A 4. D 5. A 6. B 7. D 8. C 9. D 10. D

第二章

1. B 2. E 3. D 4. B 5. A 6. C 7. A 8. B 9. B 10. E

第三章

1. B 2. C 3. D 4. E 5. C 6. A 7. C 8. B 9. A 10. E 11. C 12. E 13. C 14. D 15. C 16. A 17. C 18. A 19. D 20. B

第四章

1. E 2. E 3. C 4. A 5. D 6. A 7. B 8. A 9. B 10. A 11. C 12. C 13. B 14. E 15. D 16. D 17. A 18. E 19. C 20. A

第五章

1. A 2. E 3. D 4. B 5. C 6. A 7. B 8. B 9. E 10. C

第六章

1. C 2. E 3. B 4. D 5. A 6. C 7. D 8. E 9. A 10. C 11. C 12. D 13. B 14. E 15. E

第七章

1. E 2. A 3. C 4. B 5. A 6. D 7. C 8. B 9. E 10. D 11. C 12. A 13. A 14. C 15. B 16. A 17. C 18. A 19. D 20. A

第八章

1. E 2. A 3. A 4. B 5. D 6. C 7. B 8. A 9. B 10. E

第九章

1. C 2. D 3. B 4. E 5. C 6. C 7. A 8. D 9. E 10. E

第十章

1. C 2. C 3. A 4. B 5. A 6. C 7. D 8. D 9. C 10. C

第十一章

1. D 2. E 3. D 4. A 5. E 6. C 7. E 8. E 9. B 10. E

第十二章

1. D 2. B 3. A 4. E 5. D 6. A 7. B 8. C 9. C 10. D 11. A 12. B 13. A 14. C 15. E

参考文献

［1］王前，邓新立.临床实验室管理［M］.3版.北京：中国医药科技出版社，2015.

［2］李艳，李山.临床实验室管理学［M］.3版.北京：人民卫生出版社，2013.

［3］尚红，王毓三，申子瑜.全国临床检验操作规程［M].4版.北京：人民卫生出版社，2015.

［4］杨惠，王成彬.临床实验室管理［M］.北京：人民卫生出版社，2015.

［5］洪国粦.临床实验室管理［M］.北京：人民卫生出版社，2015.

［6］吴阿阳，李树平.临床实验室管理［M］.武汉：华中科技大学出版社，2017.

［7］丛玉隆.临床实验室管理学［M］.北京：中国医药科技出版社，2017.

［8］龚道元，赵建宏.临床实验室管理学［M］.武汉：华中科技大学出版社，2014.

［9］王治国.临床检验方法确认与性能验证［M］.北京：人民卫生出版社，2009.

［10］中华人民共和国卫生部. WS/T 227-2002 临床检验操作规程编写要求［S］.2002

［11］中国合格评定国家认可委员会.CNAS-CL02医学实验室质量和能力认可准则（ISO 15189：2012，IDT）［S］.2013

［12］中国合格评定国家认可委员会. CNAS-CL01检测和校准实验室能力认可准则（ISO/IEC 17025：2017）［S］.2018

［13］中国合格评定国家认可委员会.CNAS-GL037临床化学定量检验程序性能验证指南［S］.2019

［14］中国合格评定国家认可委员会.CNAS-GL038临床免疫学定性检验程序性能验证指南［S］.2019.

［15］中华人民共和国国家卫生和计划生育委员会.WS/T 505-2017定性测定性能评价指南［S］.2018.

［16］中华人民共和国国家卫生和计划生育委员会.WS/T 494-2017临床定性免疫检验重要常规项目分析质量要求［S］.2018.

［17］王治国.临床检验质量控制技术［M］.北京：人民卫生出版社，2014

［18］傅征，任连仲.医院信息系统建设与应用［M］.北京：人民军医出版社，2002

［19］中华人民共和国国家质量监督检验检疫总局 中国国家标准化管理委员会. GB 19781- 2005/ISO 15190：2003医学实验室安全要求［M］.北京：中国标准出版社，2005

［20］中华人民共和国住房和城乡建设部.生物安全实验室建筑技术规范［M］，北京：中国建筑工业出版社，2011.

［21］国家食品药品监督管理局. YY0569-2011 Ⅱ级生物安全柜［S］.2011

［22］中华人民共和国国家卫生和计划生育委员会.WS 233-2017病原微生物实验室生物安全通用准则［S］.2017

［23］中华人民共和国国家卫生和计划生育委员会. WS/T442-2014临床实验室生物安全指南［S］.北京：中国标准出版社，2014

名词索引

（以汉语拼音为序）

Q

R

S

T

W

X

Y

Z